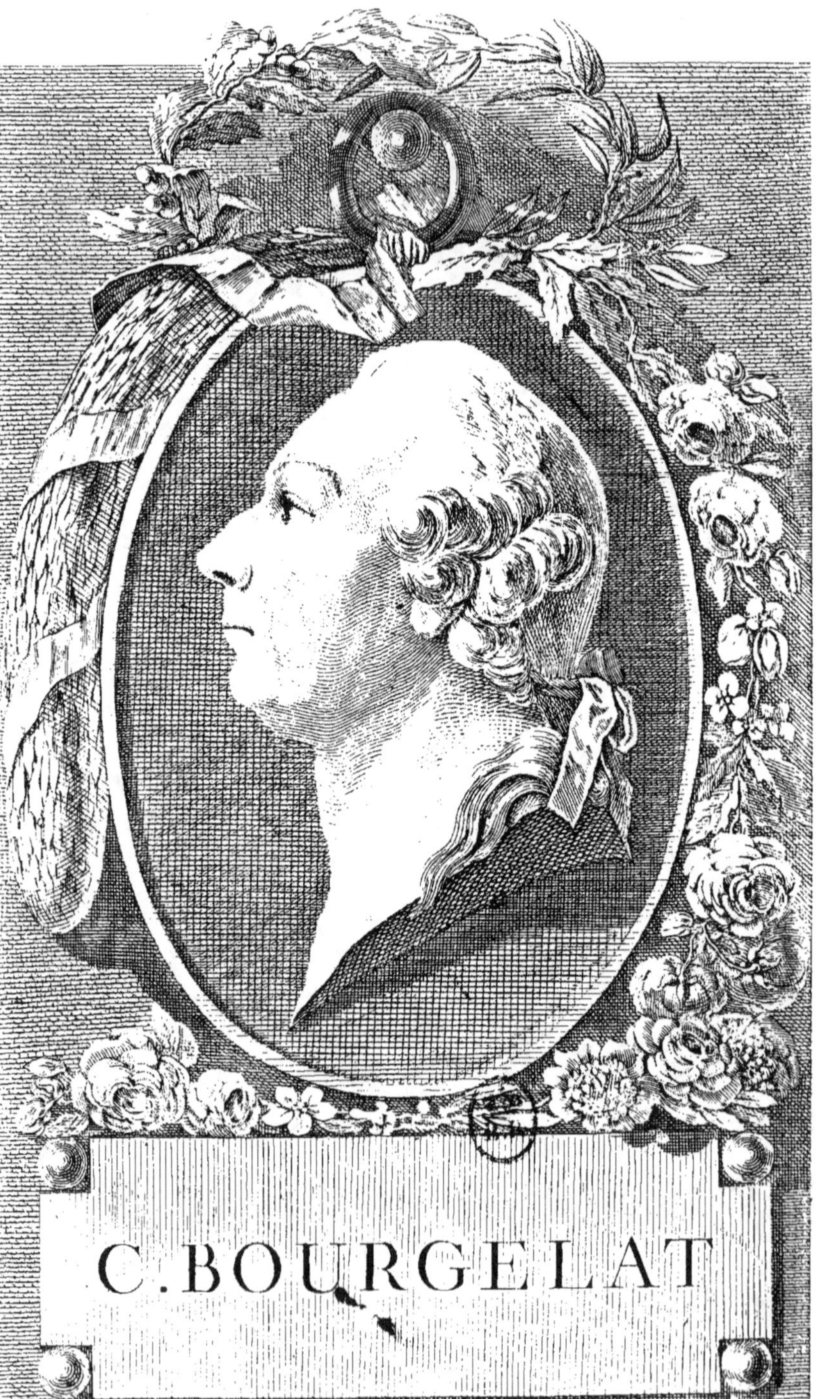

C. BOURGELAT

# ÉLÉMENS

## DE
## L'ART VÉTÉRINAIRE.

# TRAITÉ

### DE LA

## CONFORMATION EXTÉRIEURE
## DU CHEVAL;

De sa beauté, de ses défauts; des considérations auxquelles il importe de s'arrêter dans le choix qu'on doit en faire pour les différens services; des soins qu'il exige pour le conserver en santé; de sa nourriture; de sa multiplication, ou des Haras, etc.

A L'USAGE DES ÉLÈVES DES ÉCOLES ROYALES VÉTÉRINAIRES ET DES ÉCOLES D'ÉQUITATION.

### Par Cl. BOURGELAT.

#### HUITIÈME ÉDITION,

Publiée avec des Notes par J.-B. HUZARD, Vétérinaire, membre de l'Académie royale des Sciences de l'Institut de France, Inspecteur général des Écoles royales vétérinaires, etc.

AVEC FIGURES.

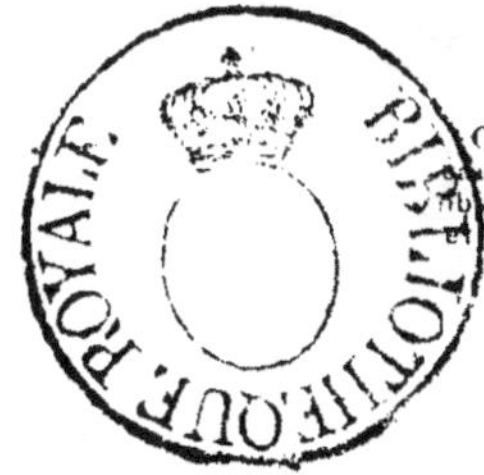

On peut avoir vu une prodigieuse quantité de chevaux sans en être plus éclairé, parce que qui n'a d'autres objets que ceux que lui développe sa faible vue ne fera et ne donnera jamais que de trivoles observations.

ÉLÉMENS D'HIPPIATRIQUE, Disc. prélim. T. I, p. x.

# A PARIS,

CHEZ M<sup>me</sup>. HUZARD (née VALLAT LA CHAPELLE), LIBRAIRE,
RUE DE L'ÉPERON, N°. 7.

## 1832.

Imprimerie de M<sup>me</sup>. **HUZARD** ( née **VALLAT LA CHAPELLE** ),
Rue de l'Éperon, n°. 7.

# PRÉFACE DE L'ÉDITEUR.

Si l'histoire d'un ouvrage est utile à l'histoire de l'art dont il traite, les amateurs de l'art vétérinaire et les élèves ne liront pas sans intérêt la notice de celui dont je publie aujourd'hui la huitième édition.

L'École vétérinaire de Lyon était établie depuis 1762, et celle de Paris depuis la fin de 1765 (1); *Bourgelat* n'avait encore publié que ses *Élémens d'Hippiatrique;* ils ne remplissaient plus son but, et les élèves perdaient un temps précieux à copier les cahiers qu'ils devaient étudier : désirant remédier à cet inconvénient, il fit imprimer, à Lyon, en 1765, une *Matière médicale raisonnée*, et à Paris, en 1766, une *Zootomie* ou *Anatomie comparée.*

La première partie du *Traité de la conformation extérieure du Cheval* fut imprimée en 1768, la seconde en 1769, avec un titre particulier : *Traité du choix des chevaux et des soins qu'ils exigent; à Paris, chez Vallat la Chapelle, libraire, au Palais.* Ces deux parties réunies forment un volume in-8°, de 270 pages pour le texte et 4 pour les titres; l'auteur y joignit, en 1770, une *Explication des proportions géométrales du Cheval*, rédigée *par M. Vincent,* l'un de ses élèves, professeur de dessin à l'École d'Alfort, imprimée d'abord seule, in-8°, de 14 pages, avec un titre particulier et une planche, et réimprimée ensuite à la fin de l'ouvrage, qui eut alors 282 pages (2).

Le titre général qu'il avait donné à cette première édition :

---

(1) On peut voir l'histoire de l'établissement de ces Écoles dans les *Instructions et Observations sur les maladies des animaux domestiques,* publiées par *MM.* Chabert, Flandrin *et* Huzard, 1809-1824, six volumes in-8°, avec figures.

(2) Déjà *Bourgelat* avait fait construire et décrire par M. *Goiffon,* son ami et son compatriote, un instrument qu'il appela *Hippomètre, ou instrument propre à mesurer les chevaux et à juger des dimensions et proportions des parties différentes de leur corps, avec l'explication des moyens de faire usage de cet instrument. A Paris, chez* Vallat la Chapelle. 1768. In-8°, de 38 pages et 2 feuillets pour le titre et l'approbation.

*De la conformation extérieure des animaux ; des considéra-*
*tions auxquelles on doit s'arrêter dans le choix qu'on doit en*
*faire ; des soins qu'ils exigent ; de leur multiplication, etc.,*
ainsi que celui de *Zootomie* ou *Anatomie comparée*, qu'il
avait également donné à la première édition de son *Anato-*
*mie du Cheval*, annoncent la vaste étendue du plan de ces
ouvrages dans lesquels *Bourgelat* voulait successivement
comprendre toutes les différentes espèces d'animaux domestiques.

Cette édition porte au bas de la première page de chaque
feuille l'indication de *Tome II*, parce que la *Zootomie*
ayant été publiée avec le titre préliminaire et général d'*Élé-*
*mens de l'Art vétérinaire*, que *Bourgelat* voulait donner à
tous ses ouvrages, qui auraient ainsi formé un corps complet, celui-ci était réellement le second volume avec cette
indication, qu'il n'avait pas donnée à la *Matière médicale*,
publiée à Lyon en 1765. Il m'a paru d'autant plus important
de faire cette remarque, que l'on ne trouve souvent cet ouvrage cité que sous le titre d'*Élémens de l'Art vétérinaire*,
*tome II.*

La seconde édition parut en 1775, *à Paris, chez la*
*veuve Vallat la Chapelle ;* elle est aussi in-8°, de 303 pages,
y compris l'*Explication des proportions géométrales du*
*Cheval* et un catalogue de librairie, plus, 4 pages pour
le titre et un avertissement, que je crois devoir conserver ici.

« Cet Ouvrage, consacré dès le principe à l'instruction
» des élèves des Écoles vétérinaires, nous a été demandé de
» toutes parts dans un temps où il ne nous était pas permis
» d'en changer la destination. Il a été traduit, copié, criti-
» qué même par ceux qui cherchaient à s'en approprier les
» principes, et il est devenu insensiblement public. La pre-
» mière édition en a été épuisée, nous en donnons une se-
» conde. L'accueil favorable qu'on a fait à la première nous
» fait espérer que celle-ci ne sera pas moins bien reçue.
» Nous y avons donné tous nos soins ; et, du reste, on ne
» pensera pas qu'il en est ici comme de la plupart des pro-
» ductions de certains auteurs, dont les éditions nouvelles
» et multipliées n'exigent, de la part du libraire, que le
» changement du frontispice d'une année à l'autre. »

*Bourgelat* ne permit, pendant long-temps, de vendre cet
ouvrage qu'aux élèves des Écoles vétérinaires et à quelques
corps de cavalerie de la maison du Roi, en sorte qu'il se ré-

pandit peu : voilà pourquoi les Allemands, qui ont traduit très promptement tout ce qui est sorti de sa plume, ne l'ont connu et traduit que tard ; et telle est, sans doute aussi, la raison pour laquelle il a échappé à ceux qui se sont occupés de la bibliographie vétérinaire (1).

Les copies et les critiques dont l'auteur se plaint dans cet avertissement regardent particulièrement l'ouvrage que M. *Brugnone* avait publié à Turin, en 1774, in-8°, sous le titre de *Metodo per conoscere le vere proporzioni, le bellezze, i diffetti, l' eta' e le malattie esterne del cavallo, o la Mascalcia ridotta ai suoi veri principi, ec*, dans lequel, en effet, il a reporté une partie de celui de *Bourgelat,* en y ajoutant des notes et des observations toutes les fois que l'occasion s'en est présentée.

Il fut traduit littéralement par M. *Odoardi*, secrétaire de la Société d'agriculture de Belluno, dans l'État de Venise, et il forme le troisième volume des œuvres vétérinaires de *Bourgelat,* qu'il publia en italien (2) ; le traducteur y ajouta le discours préliminaire du premier volume des *Élémens d'Hippiatrique* et quelques notes, la plupart prises de l'ouvrage de M. *Brugnone,* dont je viens de parler. Cette traduction, de 444 pages de texte, 20 pour les titres, le discours préliminaire, et la planche des proportions du cheval, fut faite sur la première édition, ainsi qu'on le voit par le titre général qu'elle porte, et parut en 1777.

M. *Knobloch,* savant professeur en l'art vétérinaire, alors à Prague, depuis à la tête de l'École impériale vétérinaire de Vienne, et à qui l'Allemagne est redevable de plusieurs ouvrages et de bonnes traductions vétérinaires, a publié aussi celle de cet ouvrage sous ce titre : *Herrn* Bourgelat's, *directors, etc. Anweisung zur kenntnisz und behandlung der Pferde. Aus dem französischen übersetzt durch* Johann Knobloch, *etc. Prag und Leipzig,* 1789-1790. Petit in-8°, tome I, de 2 feuillets et 139 pages ; tome II, d'un feuillet et 158 pages, avec le tableau des proportions du cheval. Cette traduction est littérale.

----

(1) *Vitet, Amoreux, Portal, Haller, Hérissant, Coquereau* son éditeur et son continuateur ; *Buc'hoz, Henz, Boehmer, Lastri, Josephi, F. Re, Nicolaj,* ont cité les autres ouvrages de *Bourgelat,* et n'ont pas parlé de celui-ci.

(2) *Opere veterinarie del sig.* Bourgelat. *In Belluno, per* Simone Tissi. 1776-1779. In-8°, huit volumes.

( 6 )

Don *Estevez*, l'un des directeurs du Collége royal de vétérinaire établi par le roi d'Espagne à Madrid, et élève des
Écoles vétérinaires françaises, a aussi traduit en espagnol,
à l'usage des élèves du Collége, l'ouvrage de *Bourgelat*.
avec des augmentations. Il a paru, en 1794, à Madrid, sous
le titre de *Exterior del Caballo*, en deux volumes petit
in-4°, le premier de XLIV pages pour le titre, la préface,
la table, l'explication d'une planche, et 259 pages de texte
et l'errata ; le second de XVI pages pour le titre, la table et
l'errata, 427 pages de texte et 2 planches. Il forme les
tomes cinq et six des *Elementos de Veterinaria*, publiés en
onze volumes, par MM. *Malatz* et *Estevez*, à Madrid, de
1793 à 1800.

La seconde édition française, au surplus, ne diffère de la
première que par l'avertissement qui est en tête, et par
l'augmentation du nombre des pages ; augmentation qui est
uniquement due à ce que le caractère de cette édition est un
peu plus fort que celui de la première ; elle porte, comme
elle, l'indication de *Tome II* au bas des premières pages de
chaque feuille.

La troisième édition, publiée en 1785, aussi in-8°, chez
le même libraire, est absolument conforme à la seconde pour
le nombre des pages ; il n'est pas fait mention dans le titre
que c'est une troisième édition ; ce qui eut lieu alors pour
éviter les embarras du renouvellement du privilége.

J'ai donné mes soins à cette édition, à laquelle j'ai ajouté
quelques notes ; dans celle de la page 287 j'annonce la suite
de l'ouvrage, et je promets de la publier bientôt : quant aux
observations générales que *Bourgelat* avait recueillies sur le
bœuf, le mouton et les autres animaux domestiques, dont il
est également fait mention dans cette note, le progrès des
connaissances acquises sur ces objets et les ouvrages publiés
depuis cette époque, rendent aujourd'hui cette partie de son
travail bien moins nécessaire aux élèves.

La quatrième édition, que j'ai publiée en l'an V (1797),
in-8°, chez Mᵐᵉ. *Huzard*, a 512 pages de texte et 16 pour
les titres et la préface ; elle diffère des précédentes par la
forme et par le fond.

1°. Je l'ai interligné, et l'on sait qu'il est plus facile de
lire et d'étudier un ouvrage interligné que celui qui ne l'est
pas ; à la vérité, il devient plus considérable et plus dispen-
dieux, mais j'ai regagné une partie des interlignes en faisant

mettre dans la composition plus d'ordre et d'uniformité qu'il n'y en avait eu dans les éditions précédentes.

2°. J'ai conservé le texte en entier, et ne me suis permis d'y faire aucun changement; j'y ai ajouté des notes, soit pour l'éclaircir lorsqu'il m'a paru en avoir besoin, soit pour rétablir ou vérifier des faits, soit pour indiquer des ouvrages postérieurs. J'ai dû annoncer que ces notes étaient de l'éditeur, et je l'ai fait en mettant un (*É.*) au bas de chacune. J'ai aussi vérifié et mis en note les citations des auteurs dont parle *Bourgelat;* ces notes n'étant que de simples indications, il m'a paru inutile de dire à qui elles appartenaient.

3°. La seconde partie n'avait que des divisions marginales, et l'étude en était très fatigante ; j'ai placé, comme dans la première partie, ces divisions dans le texte, qui se trouve ainsi coupé par des repos naturels, plus commodes pour les élèves.

4°. La troisième partie, qui traite des *Haras,* a été imprimée ici pour la première fois; elle était depuis long-temps manuscrite entre les mains des élèves, et les copies en avaient été successivement altérées au point que, dans plusieurs, il n'était plus possible d'en reconnaître le sens et de déchiffrer les noms des auteurs cités. J'ai fait ma copie sur le manuscrit même de *Bourgelat,* pendant mon séjour à l'École d'Alfort, je l'ai collationnée avec plusieurs autres ; elle est par conséquent aussi exacte qu'il est possible qu'elle le soit.

On sera étonné, en lisant cette troisième partie, de reconnaître des détails et des morceaux entiers qu'on trouve dans quelques ouvrages modernes sur les haras (1); mais si on se rappelle la date de ces ouvrages, et l'époque où celui de *Bourgelat* a commencé à se répandre parmi ses élèves ( vers 1770 ), on reconnaîtra bientôt quel en est le véritable auteur.

La publication de cette partie m'a paru d'autant plus importante pour les élèves des Écoles vétérinaires, qu'étant destinés par le Gouvernement à répandre dans les campagnes des lumières propres à améliorer et à perfectionner les races des différens animaux domestiques, et le Gouvernement voulant donner toute l'extension possible à nos Haras, il

_______________

(1) Voyez , entr'autres , ce qu'en dit M. *de Lafont-Poulou,* dans son *Nouveau régime pour les haras. Paris ,* 1787. In-8°, pages 335-339.

faut que les élèves reçoivent dans les Écoles des leçons capables de les rendre dignes de la confiance dont ils pourront être honorés.

La cinquième édition a paru en l'an XI (1803), in-8°, de 580 pages, chez le même libraire ; j'y ai ajouté des notes, et l'exécution typographique en a été bien soignée. Cette édition, quoique tirée à un plus grand nombre qu'aucune des précédentes, a néanmoins été enlevée plus rapidement encore. L'ouvrage de *Bourgelat* est du petit nombre de ceux qui ne peuvent que gagner à être connus.

La sixième édition, qui n'a que 576 pages, aussi in-8°, a quelques notes de plus que la précédente, à laquelle d'ailleurs elle est parfaitement semblable ; elle a été publiée en 1808, chez le même libraire, et tirée au même nombre d'exemplaires.

Les sept premiers chapitres du tome premier des *Élémens d'Hippiatrique*, qui ont paru à Lyon en 1751-1753, en trois volumes in-8°, forment la base des deux premières parties de l'ouvrage ; *Bourgelat*, en les y reportant, leur a donné l'extension dont ils étaient susceptibles, et il y a ajouté tout ce qui concerne l'hygiène, ou la conservation du cheval en santé, comme la construction des écuries, leur tenue, la nécessité du pansement de la main, les alimens, la boisson, les soins que le cheval exige en voyage, l'exercice, le repos, etc., toutes parties intéressantes et encore peu connues de la vétérinaire.

Des écrivains modernes ont critiqué les proportions géométrales que *Bourgelat* a fixées pour le cheval ; il a répondu d'avance à ces critiques, et je ne répéterai pas ici ce qu'il a dit dans la seconde partie de son ouvrage ; je me contenterai d'observer qu'il n'est pas le premier qui ait eu cette idée, qu'il n'a fait que perfectionner, en assujettissant ces proportions à une mesure fixe et invariable.

Quelques écuyers italiens, quelques hippiatres qui écrivaient dans les seizième et dix-septième siècles, avaient déjà donné des proportions pour le cheval (1). Parmi les écuyers français, *Tacquet* et *Solleysel*, qui écrivaient l'un au commencement et l'autre à la fin du dix-septième siècle,

---

(1) Tels sont *L. Ruse*, 1531 ; — *C. Corte*, 1562 ; — *F. Grisone*, 1565 ; — *F. Scaccho*, 1591 ; — *L. Palmieri*, 1625 ; — *F. Liberati*, 1669 ; — *G.-B. Ferraro*, 1671 ; — *Le duc de Peschiolanciano*, 1711 ; etc.

en avaient aussi parlé. *Solleysel*, dont on n'a dit tant de mal que parce qu'on ne s'est pas donné la peine de le lire tout entier, et dont le second volume du *Parfait Maréchal* renferme des élémens précieux et vrais, qui n'ont souvent été que développés depuis, connaissait celles que ses prédécesseurs avaient établies ; il a fait des observations judicieuses sur les proportions que les anciens peintres et sculpteurs donnaient aux chevaux, et il a indiqué celles qu'il serait à désirer qu'on leur substituât pour imiter la belle nature (1).

Parmi les peintres et les sculpteurs, il paraît que le premier, le plus ancien de ceux qui en ont parlé, et qui, sans doute, a servi de modèle à tous ceux qui sont venus postérieurement, est *H.-S. Beham*, peintre de Nuremberg, élève d'*Albert Durer*, dont l'ouvrage date de 1528 (2); viennent ensuite *Lomazzo, Saly, Falconet, Gois, Vincent*, etc., qui en ont donné des exemples ; on trouve, dans la traduction française du *Traicté de la proportion naturelle et artificielle des choses*, de *Lomazzo*, qui écrivait à la fin du seizième siècle, la description et les figures des proportions du cheval vu dans ses trois principaux aspects, comme *Bourgelat* l'a fait depuis ; et *Saly* regrettait de n'avoir pas connu plutôt ces proportions indiquées par *Bourgelat*; proportions qu'il a presque toujours trouvées justes, et qui lui auraient épargné les études nombreuses auxquelles il s'est livré pour l'exécution de la statue équestre de Frédéric V, roi de Danemarck (3).

Au surplus, ceux qui l'ont critiqué, et quelques écuyers qui ont écrit depuis lui, tels que *Dupaty de Clam* et *Thiroux*, ont néanmoins tellement senti la nécessité des propor-

---

(1) *Philipica, ou Haras de chevaux*, de J. Tacquet, escuyer. *Anvers*, 1614. In-4°, avec figures, page 139.

*Le Parfait Maréchal*, par le S. de Solleysel, écuyer. *Paris*, 1754. In-4°, tome II, chapitre III, page 20. Les premières éditions sont de la fin du dix-septième siècle.

(2) Il est en allemand et intitulé : *Dieses büchlein zeiget an, und lernet ein mass oder proportion des Ros, nüzlich jungen gesellen, malern und goldschmieden.* Sebaldus Beham *pictor noricus faciebat. Gedrukt zu Närnberg, im 1528 jar.* In-4°, avec figures. C'est au moins, jusqu'à présent, le plus ancien de tous ceux qui sont parvenus à ma connaissance.

(3) *Description de la statue équestre que la compagnie des Indes Orientales de Danemarc a consacrée à la gloire de Frédéric V. Copenhague*, 1771-1773. In-8°, seconde partie, page 48.

tions, pour asseoir d'une manière certaine la beauté du cheval, qu'ils n'ont fait qu'en substituer d'autres à celles de *Bourgelat*, auquel ils reprochaient d'en avoir établi d'arbitraires et d'inadmissibles.

La septième édition et celle-ci ne diffèrent de la sixième que par une exécution typographique encore plus soignée et plus économique, par une table des matières, et par quelques notes que j'y ai ajoutées.

Paris, le 1<sup>er</sup>. novembre 1831.

# TRAITÉ

## DE LA
## CONFORMATION EXTÉRIEURE
## DU CHEVAL.

## PREMIÈRE PARTIE.

### DE LA CONFORMATION EXTÉRIEURE DU CHEVAL.

### DIVISION ET DÉFINITION DES PARTIES.

On doit toujours se proposer un ordre dans la considération et dans l'examen de tout objet compliqué : celui qui nous paraît le plus simple et le plus naturel à suivre pour parvenir à porter et à asseoir un jugement certain sur la belle ou défectueuse conformation du cheval, résulte de la division de cet animal en trois parties. Ces trois parties seront l'*avant-main*, le *corps* proprement dit, et l'*arrière-main*.

On considérera :

1°. Dans l'*avant-main*, la tête, le cou ou l'encolure, le garrot, le poitrail, les épaules et les extrémités antérieures.

2°. Dans le *corps* proprement dit, le dos, les reins, les côtes, le ventre, les flancs, les parties de la génération dans le cheval, et les mamelles dans la jument.

3°. Dans l'*arrière-main*, la croupe, les hanches, les fesses, le grasset, les cuisses, les jarrets, les extrémités postérieures, l'anus ou le fondement, la queue, et la nature dans la cavale.

Mais cette division générale ne suffirait point et ne suggérerait que des idées encore trop vagues, il faut nécessairement descendre à des subdivisions; ainsi nous dirons que la *tête* comprend :

1°. Les *oreilles*, ou ces deux parties cartilagineuses qui sont placées près de son sommet, et qui forment un cône large et ouvert.

2°. Le *toupet*, ou cette portion de la crinière passant entre les deux oreilles, et tombant sur le front.

3'. Le *front*, ou la partie supérieure et antérieure qui est au dessus des salières, du chanfrein et des yeux.

4°. Les *tempes*, vulgairement appelées *larmiers*, et qui répondent, ainsi que les *joues*, aux *tempes* et aux *joues* de l'homme.

5°. Les *salières*, ou les enfoncemens plus ou moins profonds que l'on remarque au dessus des sourcils.

6°. Les *sourcils*, qui sont directement au dessous des salières, et au dessus des yeux.

7°. Les *yeux*, dont la situation est assez connue.

8°. Le *chanfrein*, ou la partie antérieure qui s'étend depuis les sourcils jusqu'aux naseaux.

9°. Les *naseaux*, répondant aux ouvertures que dans l'homme on appelle les *narines*.

( 13 )

10°. Le *bout du nez*, ou la portion qui commence
à l'endroit de la terminaison du chanfrein, et qui
finit à la lèvre antérieure, entre les deux nascaux.

11°. Les *lèvres*, ou les parties extérieures de la
bouche; l'une *antérieure*, répondant à la lèvre supérieure de l'homme; l'autre *postérieure*, répondant
à la lèvre inférieure (1).

12°. Le *menton*, ou cette élévation arrondie, placée précisément au dessus de la lèvre postérieure.

13°. La *barbe*, située un peu supérieurement à
cette dernière partie, et directement à l'endroit de
la symphyse.

14°. Enfin, la *ganache*, formée proprement par
l'os de la mâchoire postérieure. Il en résulte, depuis
le gosier jusqu'à la barbe, une espèce de canal,
qu'on nomme l'*auge* (2).

Il faut distinguer, dans la seconde partie com-
prise dans l'avant-main, c'est à dire dans l'*encolure*, deux portions :

1°. La *supérieure*, ou la *crinière*, formée par

---

(1) On a reproché à *Bourgelat* cette distinction des *lèvres*
en *antérieure* et en *postérieure*, et ce reproche paraît fondé si
on considère la position plus ou moins horizontale de la tête
de la plupart des chevaux; mais on verra plus loin que,
d'après la position perpendiculaire qu'il donne à cette partie,
il ne pouvait donner aux *lèvres* une autre dénomination.
C'est ainsi qu'il a également divisé les mâchoires en antérieure et en postérieure. (*L.*)

(2) On peut voir la description des os et des autres parties
internes dont il est parlé dans cet ouvrage, dans le *Précis
anatomique du corps du cheval*, par le même auteur, 4e édition. Paris, 1807, 2 volumes in-8°.

les crins qui se montrent depuis la nuque jusqu'au garrot.

2°. L'*inférieure*, vulgairement appelée le *gosier*, qui embrasse une grande étendue du trajet de la trachée-artère et de l'œsophage, avant l'introduction de ces canaux dans les cavités qui logent les viscères auxquels ils se rendent.

Le *garrot*, ou la troisième partie de l'avant-main, est cette portion élevée, et plus ou moins tranchante, située au lieu de la sortie de la partie supérieure de l'encolure. Il est formé par les apophyses épineuses des sept ou huit premières vertèbres dorsales.

Le *poitrail*, ou la quatrième partie de l'avant-main, est à la face antérieure de l'animal. Il commence dès le point d'élévation de la portion inférieure du cou.

Les *extrémités antérieures* comprennent :

1°. Les *épaules*, formées par un seul os, appelé l'omoplate ;

2°. Le *bras*, qui résulte de l'os connu sous la dénomination d'humérus.

L'une et l'autre de ces parties, revêtues des muscles et des tégumens, ont été très long-temps confondues et prises pour l'épaule seule, et cette erreur séduit encore le plus grand nombre.

3°. L'*avant-bras*, formé par le cubitus, placé au dessous du bras, et se terminant au genou.

4°. Le *coude*, situé à la partie supérieure et postérieure de l'avant-bras, et résultant de l'apophyse olécrâne.

5°. L'*ars*, ou plutôt la *veine céphalique*, qui chemine au devant ou au dedans de l'avant-bras. .

6°. La *châtaigne*, ou cette espèce de corne molle et spongieuse, dénuée de poil, placée au dessus de chaque genou, à la partie interne de l'extrémité inférieure de l'avant-bras.

7°. Le *genou*, composé de nombre de petits os ou osselets, formant l'articulation de l'avant-bras et du canon.

8°. Le *canon*, s'étendant depuis le genou jusqu'au boulet, et étant situé à la partie antérieure de l'extrémité dont il s'agit.

9°. Le *tendon*, qui en fait la partie postérieure.

10°. Le *boulet*, étant entre le canon et le paturon.

11°. Le *paturon*, étant entre le boulet et la couronne.

12°. Le *fanon*, ou le toupet de poil qui se trouve derrière le boulet.

13°. L'*ergot*, ou la corne de même nature et de même consistance que la châtaigne, mais dont le volume est plus petit, et qui se trouve couverte et cachée par le fanon.

14°. La *couronne*, c'est à dire cette portion qui couronne la portion supérieure du sabot, et qui est plus compacte que la peau partout ailleurs.

15°. Le *sabot* ou l'*ongle*, qui, terminant les quatre extrémités inférieures, forme le pied de l'animal. La partie supérieure en est la *couronne*; la partie inférieure la *fourchette* et la *sole*; la partie antérieure la *pince*; la partie postérieure les *talons*; enfin, les parties latérales interne et externe sont distinguées par les noms de *quartier de dedans* et de *quartier de dehors*.

16°. La *fourchette*, ou cette corne qui forme dans la cavité du pied une espèce de fourche en s'avançant vers les talons. Elle tire son nom de cette bifurcation.

17°. La *sole*, tapissant toute la partie cave du pied qui n'est pas occupée par la fourchette ; la consistance en est beaucoup plus dure que celle de cette dernière partie (1).

On doit considérer dans la subdivision du *corps* :

1°. Le *dos*, situé entre le garrot et les reins, et contenant une partie de l'épine et des vertèbres dorsales, ainsi qu'une partie des côtes.

2°. Les *reins*, ou plutôt les *lombes*, situés directement à l'extrémité du dos, entre celui-ci et la croupe, formés par les vertèbres lombaires.

3°. Les *côtes*, communément au nombre de dix-huit de chaque côté, se terminant au ventre ou à l'abdomen, renfermant une partie des viscères de cette cavité et tous ceux de la poitrine.

4°. Le *ventre* ou l'*abdomen*, dit aussi par quelques uns le *coffre*, placé à la partie inférieure du corps, au bas et en arrière des côtes, et renfermant l'estomac, les intestins, le mésentère, le foie, la rate, les reins, etc.

5°. Les *flancs*, ou les parties latérales du ventre,

_______

(1) Ainsi nommée de sa ressemblance à une sandale ou à une semelle de soulier (*solea*), ou au poisson qui porte le même nom. Quelques auteurs latins appellent le fer à cheval *solea ferrea*, semelle de fer, comme on appelle les sabots *solea lignea*, semelle de bois. (*É.*)

bornés supérieurement par les lombes, antérieurement par les fausses côtes, postérieurement par les hanches, inférieurement par le ventre.

6°. Les *parties de la génération*, dans le cheval, occupant la portion inférieure et postérieure du ventre (1).

7°. Les *mamelles*, dans la jument, au nombre de deux, situées inférieurement et à la partie la plus reculée de l'abdomen. Dans certains chevaux, on les trouve sur le prépuce (2); elles sont plus visibles dans les uns que dans les autres; il en est dans lesquels on n'en rencontre pas le moindre vestige. Elles sont très sensibles dans les ânes.

On envisagera dans l'*arrière-main* :

1°. La *croupe*, ou la partie supérieure du train de derrière. Elle s'étend depuis le lieu de la terminaison des reins jusqu'à la queue (3).

---

(1) Ces parties sont composées du *fourreau*, du *membre* nommé aussi *verge*, *pénis*, et des *testicules*.

On trouve encore à la partie inférieure du ontre, en avant de l'ouverture du fourreau, une légère protubérance, quelquefois une cavité, ou une petite cicatrice, qui forme le *nombril* ou l'*ombilic*. (É.)

(2) C'est à dire, à la partie antérieure et inférieure du *fourreau*, près de l'orifice qui donne issue au membre. (É.)

(3) La *queue*, qui est la continuation de la croupe, est cette partie flottante, garnie de crins, qui est formée par l'extrémité de la colonne vertébrale ou du rachis.

L'*anus* ou le *fondement* est l'ouverture placée immédiatement sous la queue, formant l'extrémité de l'intestin rectum, et servant à l'expulsion des excrémens.

Les *parties de la génération*, dans la jument, placées

2

2°. Les *fesses*, commençant directement à la queue, et descendant de chaque côté jusqu'au pli aperçu à l'opposite du grasset.

3°. Les *hanches*, formées par les os des îles, et mal à propos confondues avec la cuisse, lorsque cette dernière partie, ainsi que les premières, sont revêtues de leurs muscles et des tégumens.

On considérera dans les extrémités postérieures :

1°. La *cuisse*, formée par le fémur, articulée supérieurement avec les os des hanches par l'espèce d'union mobile que l'on nomme genou, et inférieurement avec le tibia par celle que nous appelons charnière.

2°. La *jambe*, formée par le tibia, et très improprement appelée jusqu'ici la *cuisse*.

3°. L'*ars*, ou plutôt la *veine saphène*, passant sur la portion latérale et interne de cette partie.

4°. Le *grasset*, ou cette partie nommée ainsi dans le cheval, considérée extérieurement, et placée directement à l'endroit de la rotule, c'est à dire de l'os qui glisse sur l'éminence antérieure de l'extrémité inférieure de celui qui forme la cuisse; il couvre l'articulation de cet os avec le tibia.

5°. Le *jarret*, situé entre le tibia ou la jambe et

---

immédiatement au dessous de l'anus, et composées de la *nature* ou de la *vulve* proprement dite, des *grandes lèvres* et du *clitoris*.

Le *périnée* ou le *raphé* est cette ligne ou cette partie de la peau dénuée de poil, qui s'étend, dans le cheval, depuis l'anus jusqu'au fourreau ; et, dans la jument, depuis la vulve jusqu'aux mamelles. (*E.*)

le canon de l'extrémité postérieure. La partie antérieure en forme le *pli*, la partie postérieure la *tête*
ou la *pointe*, les parties latérales les *faces de dedans*
et *de dehors*.

6°. La *châtaigne*. Sa consistance est la même que
celle que nous avons observée aux parties latérales
internes et inférieures de l'avant-bras; mais ici la
situation en est différente, puisqu'elle se trouve placée au dessous de l'articulation du jarret, à la partie
latérale interne et supérieure du canon, et que,
dans les extrémités antérieures, elle est au dessus
de l'articulation du genou.

7°. Le *canon*, le *tendon*, le *boulet*, l'*ergot*, le
*fanon*, le *paturon*, la *couronne*, le *sabot*, la *fourchette* et la *sole*; toutes ces parties ne différant en
aucune manière de celles dont nous avons fait mention en parlant des extrémités de l'avant-main, si
ce n'est qu'ici le *canon* a un peu plus d'épaisseur, de
longueur ou d'étendue.

## DES BEAUTÉS ET DES DÉFAUTS DES PARTIES DE L'AVANT-MAIN.

La division du corps du cheval, les subdivisions et la dénomination des parties qui le constituent, ne sont qu'une simple introduction à l'étude
que l'on doit en faire. Pour établir sur de vrais
principes la connaissance parfaite de cet animal, il
s'agit de rechercher les beautés et les défauts de
chacune des portions que nous venons de définir, et
dont nous avons marqué la situation.

2.

### DE LA TÊTE EN GÉNÉRAL.

En considérant la *tête* du cheval, il faut en examiner :

1°. Le *volume*. Il est certain que cette partie doit nécessairement correspondre à celles avec lesquelles elle forme un tout, et leur être exactement proportionnée : est-elle trop petite ? est-elle trop grosse ? elle pêche également. L'excès du *volume* peut provenir de deux causes, ou de trop d'amplitude des os, ou d'une trop forte abondance de chair. Dans l'un et dans l'autre de ces cas, la *tête* est également lourde et pesante ; dans le dernier, elle est dite *tête grasse*, et l'animal est alors sujet aux fluxions et aux maux d'yeux, comme celui en qui cette partie est trop décharnée ; car, lorsque la *tête* est grasse, les vaisseaux y sont, pour l'ordinaire, mous, relâchés, et très disposés à des engorgemens ; et dans l'état de décharnement et d'émaciation, ils se trouvent trop près des os, et n'ont pas la même liberté dans leurs oscillations et dans leur jeu : alors les stagnations peuvent être aussi fréquentes. Du reste, on ne doit pas confondre une *tête* dite *sèche* avec celle qui est véritablement *décharnée*, la *tête sèche* et belle étant celle en qui les vaisseaux sont apparens.

2°. La *longueur*. Une *tête* trop courte est défectueuse, par cela même qu'elle n'est point d'accord et en proportion avec les autres parties de l'animal (1). Un artiste qui, par un préjugé singulier,

---

(1) Voyez les *proportions du cheval*, dans la deuxième partie.

associerait à l'encolure et au corps d'un cheval de carrosse la *tête* d'un bidet, dans l'espérance de donner plus de noblesse à sa figure, se tromperait grossièrement ; le *gustoso* n'est qu'une erreur de l'art, ou plutôt du sculpteur et du peintre, quand il les éloigne de la vérité, et qu'il offense la nature.

Il en est de même d'une *tête* trop longue, *tête* que nous nommons *tête de vieille* ; elle pèche par une raison semblable.

3°. La *position*. La *tête* n'est bien placée qu'autant que le front tombe perpendiculairement au bout du nez. Quelques uns, pour désigner cette position, qui donne beaucoup de grace au cheval, et sans laquelle nul homme ne peut saisir le véritable appui de sa bouche et le maîtriser, disent très mal à propos et très improprement que le cheval est *bien bridé* ou *se bride bien*, au lieu de s'exprimer comme on le doit, en disant que le cheval est *bien placé*. Cette partie sort-elle de la ligne perpendiculaire en avant ? le cheval est dit *porter au vent, tendre le nez*. Sort-elle de la ligne perpendiculaire en arrière ? il est dit *s'armer, s'encapuchonner*. Il *s'arme* ou *s'encapuchonne* de deux manières, en appuyant ou contre son poitrail, ou contre son encolure les branches du mors : dès lors, il se rend maître du levier qui devait opérer la pression de l'embouchure sur les barres, et il se soustrait aux efforts d'une main ignorante. Il s'y soustrait aussi quand il *tend le nez*, qu'il *porte au vent* ; et telles sont les deux actions de tout cheval qui veut résister ou se défendre ; car la sortie de la ligne perpendiculaire en avant opère, pour ainsi dire, une disjonction de la *tête* et du corps, et interrompt en quelque sorte la communication des muscles, qui, dans la vraie position de cette partie, se répondent parfaitement, et de manière que la sensation imprimée sur les barres semble se propager à toutes les parties de la machine, ou plutôt en solliciter l'action.

4°. L'*attache*. Une *tête bien attachée* est celle qui part immédiatement du sommet de l'encolure, et qui, bien loin d'être comme plaquée, ainsi que dans certains chevaux, contre cette partie et d'en faire en quelque sorte portion, en est parfaitement distincte et séparée.

### DES PARTIES DÉPENDANTES DE LA TÊTE EN PARTICULIER.

### *Des Oreilles.*

On considérera dans les *oreilles* :

1°. La *longueur*. Il est des peuples qui préfèrent celles qui sont longues, d'autres qui ne font cas que de celles qui sont extrêmement courtes. La saine raison n'approuva jamais les excès ; et, d'ailleurs, une partie qui est une portion de la tête doit être de toute nécessité en proportion avec elle.

2°. La *situation*. Elle doit être telle que leur origine, ni trop en avant, ni trop en arrière, soit près du sommet de la tête, dont elles sont une dépendance. Sont-elles sur ce même sommet? elles sont trop élevées. Cette difformité fait paraître le cheval *oreillard,* comme lorsqu'elles sont trop basses. Il est regardé aussi comme tel quand elles sont trop larges, trop épaisses, trop longues et pendantes.

3°. La *distance.* Placées près du sommet, leur distance n'a rien qui blesse les yeux. Placées trop haut, elles sont trop rapprochées. Placées trop bas, elles sont incontestablement trop éloignées et visiblement difformes.

4°. L'*épaisseur.* Elles doivent être minces et déliées.

5°. La *largeur.* Elle doit être proportionnée à la longueur.

6°. La *hardiesse* et les *mouvemens.* On appelle *oreilles hardies* celles dont les pointes, se présentant fermes et en avant lorsque l'animal est en action, semblent s'unir l'une à l'autre et se rapprocher beaucoup plus toutes les deux à cette extrémité qu'à leur naissance et à leur origine.

Ces parties battent-elles, pour ainsi dire, sans cesse, et ont-elles un mouvement continuel de haut en bas, et de bas en haut dans l'animal qui marche? elles sont appelées *oreilles de cochon* (1).

Accompagne-t-il chaque pas qu'il fait d'une action par laquelle il baisse et relève sa tête continuellement, on dit très improprement qu'il *boite de l'oreille,* puisque cette même action n'a aucune sorte de rapport avec ces parties.

Couche-t-il ses *oreilles* en arrière? ce mouvement

-----

(1) Lorsque l'*oreille* est large, plate, et qu'elle tombe de côté, à la manière de celle des chiens, soit par accident, soit naturellement, le cheval est dit *clabaud.* (*É.*)

annonce la volonté dans laquelle il serait de mordre ou de frapper avec le pied.

Porte-t-il en cheminant tantôt une *oreille* et tantôt l'autre en avant ? il projette quelque défense. Il arrive très souvent aussi que cette action est un indice de la faiblesse et de l'incertitude de sa vue.

Du reste, il est appelé *moineau* quand il a été *bretaudé*, c'est à dire quand on lui a coupé les deux *oreilles; courtaud,* quand, outre les deux *oreilles* coupées, la queue l'a été aussi (1).

Nous ajouterons que, quelquefois, on rapproche les *oreilles*, et que, quelquefois, on les diminue, soit de longueur, soit de largeur. Ces opérations, imaginées par les maquignons, sont aisément décelées et reconnues par les points de suture faits lors de la première, et que l'on remarque entre la nuque et ces parties, et par le défaut de poil à l'endroit où, lors de la seconde, le cartilage a été coupé, ainsi que par le cartilage lui-même, qui demeure souvent à découvert lorsque cette section a été mal faite.

## Du Front.

Il faut considérer dans le *front* :

1°. La *largeur,* cette partie ne devant être ni

(1) Depuis long-temps l'anglomanie a fait introduire en France deux mots nouveaux pour exprimer les mêmes choses. On appelle *cheval craps* ou *crapé* celui qui a les *oreilles* coupées, et *cheval niqué* ou *niqueté* celui qui a la queue coupée. Voyez ce que j'ai dit à ce sujet dans le *Dictionnaire de médecine* de l'*Encyclopédie méthodique*, 1790, tome **II,** article *Amputation de la queue,* page 190 et suivantes. (*É.*)

trop large ni trop étroite, proportionnément au volume de la tête.

2°. La *conformation*. Si la portion inférieure en est enfoncée, et pour ainsi dire creuse, elle constitue ce que nous appelons *cheval camus*; si cette partie est avancée, relevée, et pour ainsi dire tranchante, la tête est dite *busquée* ou *moutonnée*, par sa ressemblance avec la tête ordinaire des moutons. Les chevaux anglais, les napolitains, les barbes, et ceux qui en sont échappés, ont communément le *front* fait ainsi (1).

3°. L'*étoile*, ou la *pelote*, qui n'est autre chose qu'un épi ou rebroussement de poils blancs. Les chevaux en qui cette marque existe sont dits *marqués en tête*. Ceux en qui elle n'existe pas sont appelés *zains*, pourvu néanmois qu'ils n'aient aucun poil blanc sur aucune des autres parties du corps : ils ne seraient pas moins appelés ainsi, si les poils blancs qu'on apercevait en eux étaient la suite de quelque blessure, de quelques frottemens, et n'étaient point naturels (2).

***

(1) Les Anglais ont à peu près fait disparaître entièrement cette race de chevaux à tête *busquée*, qui a été long-temps à la mode. (*É.*)

(2) Il est souvent difficile ou impossible d'assurer si les poils blancs qu'on aperçoit sur quelques parties du corps de l'animal sont naturels ou accidentels ; et quelquefois les marques blanches accidentelles sont trop multipliées, ou trop considérables pour que le cheval puisse être appelé *zain*; on ne doit donc conserver cette épithète qu'à celui qui n'a aucun poil blanc. (*É.*)

Il est des nations qui font le plus grand cas des chevaux *zains*, et d'autres chez lesquelles ils sont dans le mépris. Anciennement on pensait qu'ils devaient être vicieux ou malheureux, et c'est sans doute dès cette époque, qui n'est pas l'époque des lumières, que les maquignons imaginèrent d'imiter la nature, en pratiquant artificiellement une *étoile*, au moyen d'une plaie faite par une voie quelconque en cet endroit : on distingue fort aisément cette marque factice de celle qui est naturelle, en ce qu'au milieu de la première, il est un espace sans poils, et en ce que les poils blancs qui la forment ne sont jamais égaux aux autres.

### *Des Salières.*

On considérera dans l'examen des *salières* :

Leur *conformation*. Elles doivent être pleines et non creuses. Une trop grande cavité est une difformité, qui n'est pas, comme on l'a pensé, un signe certain de la vieillesse du cheval, ou de celle du père dont il est une production, puisque ce défaut se rencontre souvent dans de jeunes chevaux qui doivent le jour à de jeunes étalons.

On a, au surplus, tenté de sauver la difformité de ces parties quand elles sont trop caves, par la voie des topiques astringens, par celle de l'introduction de l'air à la faveur d'un chalumeau dans lequel on souffle avec force ; entreprise d'ailleurs inutile et superflue, puisqu'elle ne produit qu'un effet momentané, et cet effet n'en démontre que mieux, bientôt après, l'insigne mauvaise foi du marchand sur un point qui, d'ailleurs, n'est pas même de la plus légère importance.

*Des Sourcils.*

Il faut considérer dans les *sourcils* :

1°. Leur *longueur*. Elle ne diffère en aucune manière de celle des poils qui constituent la robe de l'animal.

2°. Leur *couleur*. Elle est la même que celle de ces mêmes poils (1), si ce n'est dans les chevaux qui ont *cillé*, c'est à dire dont les *cils* sont devenus blancs avant l'âge, ce qui les rend alors plus sensibles.

3°. Leurs *usages*, qui sont ignorés. Ils ne peuvent être comparés aux fonctions qu'on leur a supposées dans l'homme, et c'est ici principalement une des circonstances où l'analogie ne nous conduit à rien. On les a crus chargés, dans ce dernier, de retenir tous les corpuscules qui nagent dans l'air, et qui, tombant supérieurement, pourraient nuire à l'organe : on a pensé encore qu'ils s'opposaient à la chute des gouttes de sueurs qui, découlant du front, pourraient s'introduire dans l'œil ; mais à l'é-

______

(1) Si la longueur et la couleur des poils qui occupent, dans le cheval, la place que les *sourcils* occupent dans les animaux qui en sont pourvus, ne diffèrent point de celles des poils des autres parties du corps, il faut nécessairement en conclure que le cheval n'a point de *sourcils*, c'est à dire qu'il n'a point cette touffe particulière de poils, qui, dans l'homme, par exemple, porte ce nom. (*É.*)

gard du cheval, nous dirons que les poils du reste de la peau, et avec lesquels les *sourcils* sont confondus, suffisent pour arrêter les petits corps qui voltigent sans cesse sur la cornée, et que les vapeurs en gouttes, vrai produit de la transpiration sensible, qui tomberaient des parties supérieures du front de l'animal, pouvant être reçues dans des salières creuses et profondes, ou détournées par l'éminence et la rondeur résultantes de la force du muscle crotaphite, et de la quantité de graisse qui garnit, dans certains chevaux, la fosse zygomatique, et encore par la position oblique des paupières, elles ne sauraient couler directement dans l'œil et l'offenser.

## Des Yeux.

Les *yeux* sont, de toutes les parties à examiner dans un cheval dont on fait choix, celle qui est encore aujourd'hui la moins connue. L'inspection répétée, mais malheureusement toujours superficielle de cet organe, n'a pu mener à aucune connaissance solide de ses vices ou de ses beautés intérieures. C'est avec raison qu'on pourrait dire à ceux qui, d'après *Solleysel*, ont soutenu et soutiendraient qu'*une pratique longue et assidue fera découvrir la vingtième fois ce qu'on n'avait pas aperçu la première* (1), qu'une pareille opinion n'est pas moins étrange que celle qui tendrait à persuader

---

(1) *Le Parfait Maréchal*, édition citée, tome II, page 41, chap. VII.

que, pourvu qu'un homme ait des yeux fixés dix ans sur une page d'un livre, il parviendra, n'eût-il point la faculté de distinguer la forme différente des lettres, à comprendre leur figure, et la signification des mots imprimés, écrits ou gravés.

Il faut donc nécessairement en venir à des principes tirés de la composition et du mécanisme de l'organe dont il s'agit. Nous en abrégerons néanmoins ici l'exposition autant qu'il nous sera possible. Nous considérerons d'abord les parties qui servent à sa défense ; nous descendrons ensuite dans le détail de celles qui environnent le *globe ;* nous passerons de là à l'étude de celles dont il est formé, et les unes et les autres nous étant clairement connues, nous assignerons les moyens de faire l'application de ces lumières acquises aux circonstances dans lesquelles nous aurons à juger de la bonté ou du défaut de la vision dans l'animal.

En envisageant les parties qui servent de défense à l'*œil*, on examinera :

1°. Les *paupières*, au nombre de deux pour chaque *œil*, l'une *supérieure*, l'autre *inférieure*.

2°. Leur *union*, ou leur *commissure*, d'où résultent deux *angles*, l'un *interne* du côté du chanfrein, qu'on appelle aussi le *grand angle ;* l'autre *externe*, du côté opposé, qu'on nomme encore le *petit angle*.

3°. Leur *position*, plutôt oblique que transversale, au dessous et au dessus de la convexité antérieure de l'*œil*, dont elles suivent la direction, qui n'est point horizontale comme dans l'homme ; le petit angle étant supérieur au grand, et l'un et l'autre se répondant sur un plan incliné.

4°. Leur *structure*, qui, quant aux parties communes, est la même que celle de la peau recouverte de l'épiderme et des poils, et qui, eu égard aux parties qui leur sont propres, est musculeuse, membraneuse et cartilagineuse; les cartilages et les ligamens qui les soutiennent étant, au surplus, comme la base de ces espèces de voiles ou de rideaux.

5°. Les *tarses*, n'étant autre chose que ces cartilages, qui sont assez minces, et qui, situés au bord de chacune des *paupières*, empêchent que, lors de leur action, ou même de leur repos, leurs fonctions ne soient altérées ou troublées par des rides, des replis, ou des froissemens irréguliers; ces segmens cartilagineux, plus grêles à leur extrémité du côté du petit angle que du grand, étant d'ailleurs attachés l'un et l'autre par des ligamens ou des allongemens larges ou membraneux, formés par la rencontre du périoste orbitaire et du péricrâne, et qui, depuis le bord inférieur ou supérieur de l'orbite, se prolongent et se propagent jusqu'à eux, en se glissant entre la conjonctive et le muscle orbiculaire.

6°. Les *muscles*, dont l'un, dit l'*orbiculaire*, qui est celui dont nous venons de parler, est commun aux deux *paupières*, et l'autre, propre et particulier à la *paupière supérieure*. Le premier présente une couche mince de fibres qui s'étendent autour de la circonférence de l'orbite, où elles s'attachent, ainsi qu'à la face interne de la peau, et qui, de là, couvrent sans interruption les deux *paupières* jusqu'aux cils, etc. Lors de sa contraction, il ferme l'ouverture de l'orbite, et cache tout le globe, cet effet étant opéré principalement par l'abaissement de la *paupière supérieure;* car l'action et le jeu de l'*inférieure,* dont l'étendue est, au surplus, très bornée, sont d'une obscurité qui les rend insensibles.

Le second *muscle,* particulier, comme nous venons de l'observer, à la *paupière supérieure,* et qui est l'antagoniste de celui-ci, en est appelé le *releveur.*

7°. La *conjonctive,* ou cette membrane fine, lâche, mobile, transparente. et parsemée d'une multitude de vaisseaux capillaires sanguins dans la portion qui couvre la surface interne des tarses et de leurs ligamens, cette membrane se repliant vers le bord de l'orbite, et se propageant par une autre portion sur la partie antérieure du *globe,* où elle adhère faiblement à la tunique tendineuse ou albuginée, formée par l'expansion des tendons des quatre muscles droits. Là, elle est blanchâtre et paraît même blanche, attendu sa diaphanéité, qui permet de voir la couleur de l'albuginée; et c'est ainsi que l'une et l'autre de ces membranes forment ce que l'on nomme le *blanc de l'œil.* Les vaisseaux dont cette partie de la *conjonctive* est garnie semblent, dans l'état naturel, n'être que des vaisseaux séreux. Du reste, cette membrane affermit et assujettit le *globe* sans porter atteinte à la liberté singulière avec laquelle il se meut.

8°. Les *cils,* ou cette rangée de poils qui se

trouvent à la marge aplatie de la *paupière supérieure*, et qui se portent du petit angle jusqu'à
environ un doigt de l'angle interne, la direction
de cette *paupière* cessant à cette distance d'être
horizontale et commençant à décrire une ligne oblique; ce qui persuade que ces poils, plus longs dans
le milieu de leur marche qu'aux extrémités ou à
l'endroit où leurs rangées triples et doubles commencent et se terminent, ont été ainsi disposés pour
mettre l'*œil* à couvert de l'impression trop vive des
rayons de lumière qui tombent perpendiculairement, d'autant plus que leur éloignement du grand
angle est précisément fixé, de ce même côté, au
dessus du lieu où finit l'ouverture transversalement
elliptique, d'où résulte la prunelle, et que la *paupière inférieure* en est absolument dégarnie.

9°. Les *points ciliaires*, étant de petits trous, ou
d'étroites lacunes, que l'on observe à la face interne
des *paupières* et à leur bord, et qui sont les orifices
des émissaires qui partent de quelques follicules
légers logés dans les sillons de la face interne des
tarses, et découverts dans l'homme par *Meibomius*,
qui les a envisagés comme des glandes; l'humeur
que ces points laissent échapper étant en quelque
sorte sébacée, et prévenant l'excoriation et l'inflammation qui pourrait résulter de la mobilité et des
froissemens de ce voile, destiné par son expansion
à conserver extérieurement l'humidité des parties
qu'il recouvre, à en empêcher le desséchement et
l'opacité, à les défendre de tout ce qui pourrait y
donner atteinte, et par son action, à les laver, à

les nettoyer, et à les débarrasser, en un mot, de tous les corpuscules qui peuvent leur être nuisibles.

10°. Les *points lacrymaux*, ou les orifices ouverts à quelques lignes du grand angle, au milieu d'une sorte de mamelon que l'on aperçoit en cet endroit au bord des *paupières*, ces *points* étant au nombre de deux, un pour chacune d'elles, et tellement disposés qu'ils se rencontrent exactement lorsque l'*œil* est clos; un cercle blanchâtre très léger, et qui paraît être une appendice cartilagineuse du tarse, maintenant ces orifices de manière à les empêcher de se fermer; un canal répondant à chacun d'eux, et ce canal se rendant dans un réservoir, appelé le *sac lacrymal,* qui, pénétrant dans les fosses nasales par un trou assez considérable, percé dans la partie supérieure des os angulaires, et dans l'orbite même, près du grand angle, y vide la liqueur surabondante et inutile, que les *points lacrymaux* sont chargés d'absorber (1).

11°. La *membrane clignotante* de *Briggs* et de *Willis,* que *Verheyen* a regardée comme un huitième muscle. Elle est située dans le grand angle, entre la caroncule lacrymale et le *globe;* cette prétendue membrane formant un croissant qui, de cet angle, se porte

---

(1) L'obstruction du *canal lacrymal* donne lieu à la maladie qu'on appelle *fistule lacrymale,* qu'on reconnaît au larmoiement continuel, à l'éraillement de la paupière inférieure et à une petite tumeur qui occupe le grand angle; cette petite tumeur, qui n'est due qu'à la dilatation du *sac lacrymal,* disparaît par la pression : alors les larmes sortent par regorgement et coulent le long du chanfrein. (*É.*)

à la circonférence de la cornée lucide, et qui consiste
en un cartilage recelé dans un second repli que la conjonctive fait en cet endroit, et enveloppé de toutes
parts dans sa base d'un corps glanduleux assez solide,
dont les canaux excréteurs s'ouvrent par trois, par
quatre, et quelquefois par cinq orifices à sa partie
supérieure, où la conjonctive présente une sorte de
valvule sigmoïde; l'humeur filtrée par cette glande
paraissant séreuse, limpide, et destinée à lubrifier
cette partie, qui peut être tirée de façon à couvrir
toute la cornée lucide, et à garantir par son expansion l'*œil* des injures et des atteintes qu'il pourrait
essuyer, son mouvement dépendant d'une part de
ceux du *globe,* sur lequel elle glisse quand il est
légèrement tiré en dedans et déterminé du côté du
grand angle, et de l'autre de celui de la *paupière* à
laquelle elle adhère, puisqu'elle est renfermée dans
la tunique qui tapisse intérieurement ce voile. Au
surplus, cette espèce de second rideau a été accordée
aux oiseaux, ainsi qu'au plus grand nombre des
quadrupèdes.

Après s'être ainsi assuré de la composition
des parties qui mettent l'organe à l'abri de toute
insulte, et de celles qui, par leur position, leur sont
vraiment inhérentes, il faut examiner les différentes
portions dont le *globe* est entouré, et considérer :

1°. La *caroncule lacrymale,* ou la masse grenue,
oblongue, noire et très dure, qui, située précisément au grand angle, est garnie d'une multitude
de petits poils enduits d'une humeur épaisse et
blanchâtre, et capables de retenir les ordures de

l'*œil*. Cette masse faisant l'office d'une digue s'oppose à ce que la lymphe lacrymale superflue, qui va d'abord la frapper, ne franchisse l'obstacle qu'elle lui présente, et ne coule le long du chanfrein ; elle la repousse ou la renvoie dans les points lacrymaux qu'elle enfile, et qui doivent la reprendre. La *caroncule lacrymale*, au surplus, étant, dans certains chevaux, plus considérable et naturellement plus saillante hors du grand angle que dans d'autres, a été quelquefois prise par des maréchaux très peu instruits, pour une maladie connue sous le nom d'*onglée* ou de *ptérigion*, et enlevée très mal à propos par eux (1). La même chose leur est arrivée en ce qui concerne la membrane clignotante ; et l'animal n'aurait pas été la victime de pareilles erreurs, si, avant de se livrer témérairement à de semblables opérations, ils avaient eu les moyens et les secours nécessaires à quiconque veut être instruit à fond des principes de l'art.

2°. La *glande lacrymale*, située dans la partie supérieure du petit angle, et formée de plusieurs lobules dont la réunion fait un corps de l'espèce des glandes conglomérées. Des canaux excréteurs, bien plus apparens dans le cheval et dans le bœuf que dans l'homme, et connus sous le nom de *canaux*

______

(1) L'augmentation du volume de la *caroncule lacrymale* peut être aussi occasionée par l'inflammation et l'engorgement de cette partie, comme cela a lieu dans l'*ophthalmie* ; c'est là véritablement ce qui constitue la maladie appelée aussi *ongle*, *onglée* ou *onglet*, pour laquelle l'amputation ne convient pas mieux que dans l'excès naturel du volume. (*É.*)

3.

*hygrophthalmiques,* partent de ces lobules, descendent presque parallèlement dans l'épaisseur de la portion de la conjonctive qui est à la paupière supérieure, percent cette tunique en dedans vers le bord supérieur du tarse, et versent, dans l'état naturel, sans cesse et lentement, entre le globe et la surface interne de cette paupière, l'eau limpide et lacrymale, à qui la cornée ne doit pas moins sa transparence qu'à l'humeur aqueuse, et qui entretient la netteté, la flexibilité, la mollesse et la mobilité des *yeux.*

3°. Les *muscles du globe,* au nombre de six dans l'homme, et qui sont au nombre de sept dans l'animal, quatre *droits,* deux *obliques,* et un *orbiculaire;* des quatre *droits,* l'un étant dit le *releveur,* l'autre l'*abaisseur,* l'autre l'*adducteur* ou l'*interne,* et le quatrième l'*abducteur* ou l'*externe.* Des deux obliques, l'un étant appelé *grand oblique, trochléateur, muscle très long de l'œil, muscle oblique supérieur;* l'autre nommé *petit oblique, oblique inférieur, muscle très court de l'œil;* leurs attaches, leur trajet et leurs usages ayant été assez exactement décrits dans le *Précis myologique,* nous nous croyons dispensés d'en parler ici (1).

4°. Les *graisses,* qui remplissent une partie de la fosse zygomatique et le fond de la cavité orbitaire. Elles assujettissent le *globe,* infiniment plus petit que cette cavité; elles lui servent de coussin; elles

_______________

(1) Voyez le *Précis anatomique du corps du Cheval,* déjà cité, tome I, page 178 et suiv.; art. 123, 124 et 125.

le lubrifient ; elles le défendent contre la dureté des parois, qui l'auraient blessé ; elles entretiennent, en un mot, les muscles dans une mollesse qui seule peut assurer et faciliter la continuation et la possibilité de leurs mouvemens ; d'où il est aisé de juger jusqu'où s'étendaient les lumières des auteurs qui ont conseillé de tirer et d'arracher avec une sorte d'érigne ces *graisses*, dans la circonstance d'une fluxion périodique sur les yeux, ce qu'ils appelaient *dégraisser les yeux par le haut*, tandis qu'ils prétendaient les *dégraisser par le bas*, en extirpant la membrane clignotante et la caroncule lacrymale.

Les parties qui constituent essentiellement le *globe* sont, en premier lieu, des tuniques qui présentent une espèce de coque, et qui le forment principalement ; et, en second lieu, des humeurs plus ou moins fluides, renfermées dans des capsules membraneuses qui leur sont propres, ou dans les espaces que laissent entr'elles les tuniques ; l'albuginée et la conjonctive n'étant véritablement que des tuniques accessoires. Il est encore des vaisseaux de toute espèce, dont nous ne ferons pas mention ici (1).

Dans la recherche des *tuniques du globe*, il faut considérer :

1°. La *sclérotique* ou la *cornée*. Elle s'offre la première, elle se montre comme un corps sphérique

---

(1) Voyez, dans le *Précis anatomique* déjà cité, le *Précis splanchnologique*, tome II, page 323 et suiv., art. 390.

imparfait, extrêmement compacte, dur, opaque, diminuant insensiblement d'épaisseur, mince, diaphane dans sa portion antérieure, où, par cette raison, cette même tunique est nommée *cornée lucide* : c'est ce que les maréchaux et les connaisseurs appellent encore aujourd'hui la *vitre*. Cette membrane, percée vers le milieu de la portion postérieure de sa convexité, où elle reçoit le nerf optique, peut être divisée en plusieurs couches ou lames, qui, quoiqu'infiniment unies, sont néanmoins très distinctes à l'endroit de sa diaphanéité, lieux où sa convexité saille au delà de la *cornée opaque*, en sorte que la *cornée lucide* paraît véritablement comme le segment d'une petite sphère, ajouté au segment d'une sphère plus grande, cette tunique, quelle que soit sa consistance, étant obliquement traversée par de petits vaisseaux sanguins et par des filamens nerveux, et étant, dans sa portion transparente, criblée d'un grand nombre de pores par où suinte continuellement une liqueur très fine et très subtile qui s'évapore à mesure qu'elle en sort. On y a vu aussi des vaisseaux séreux, qui, par leur oblitération, donnent quelquefois lieu à de petits filets, ou à des raies blanchâtres, barrant et coupant cette portion dans certains chevaux.

2°. La *choroïde*, ou la seconde tunique du *globe*, infiniment plus déliée que la sclérotique, dont elle tapisse la surface concave, ayant deux lames, l'externe sensiblement plus forte que l'interne, qui est enduite d'une matière noirâtre, dont la source est peut-être la même que celle de la liqueur noire ou

brune qui se trouve dans l'intérieur de la plupart
des glandes ; cette couleur noire pouvant d'ailleurs
modifier, éteindre et absorber les rayons lumineux, comme le fluide cérumineux qui enduit l'o-
reille peut de même modifier, éteindre et absorber
les rayons sonores et arrêter la vivacité de leurs
impressions ; car la nature a dû placer, dans les organes des sens, des agens qui les défendent et qui
en assurent l'énergie et l'intégrité. Quoi qu'il en
soit, la lame externe, qui est du côté de l'humeur
vitrée, à la capsule de laquelle elle est visiblement
unie dans le cheval, est d'une couleur azurée, mêlée, dans de certains endroits, d'un rouge vif ; cette
même tunique, ainsi composée de deux lames, se
porte jusqu'à l'endroit où commence la cornée lucide, et où se termine la cornée opaque, à laquelle
sa lame externe adhère dans tout ce trajet par un
tissu cellulaire et quelques vaisseaux tant sanguins
que nerveux.

Là elle s'attache exactement à toute la circonférence de la première membrane, et cette attache,
ce cintre blanchâtre et bien différent, par sa couleur,
de la tunique dont il est formé, est ce que quelques
anatomistes du corps humain ont appelé *ligament*,
et les autres *orbicule ciliaire*. Ce *ligament* est de
la largeur d'une ligne environ, au delà la lame
interne ou postérieure de la *choroïde* prend particulièrement le nom d'*uvée*, et sa lame externe ou
antérieure celui d'*iris*, attendu la variété et la diversité des couleurs qu'elle présente. Ces couleurs,
naturellement plus foncées dans le cheval, et le plus

souvent approchant de celle de son poil, sont distribuées différemment que dans l'homme. Dans celui-ci, les rayons que forme l'*iris* s'étendent de la circonférence au centre; dans l'animal, elle est comme marbrée, parce que ces rayons sont circulaires et transversaux. Il est, au surplus, des chevaux dans lesquels cette partie est presque toute blanche, et n'est colorée que dans l'espace de deux ou trois lignes autour de la prunelle; c'est ce que vulgairement on appelle *yeux vairons*.

Toute contiguité, toute adhérence cesse alors entr'elle et la cornée. Elle est flottante dans l'espace qui sépare la cornée lucide et le cristallin, c'est à dire qu'elle est comme une espèce de cloison dans cet espace qu'elle divise en deux portions, dont l'antérieure, qui répond à la cornée lucide et à l'*iris*, a été nommée *chambre antérieure*, et la postérieure, qui répond à l'*uvée* et au cristallin, a été nommée *chambre postérieure*.

De l'*orbicule ciliaire* partent encore plusieurs petits filets noirâtres qui semblent naître uniquement de la lame interne de la *choroïde*. Ces petits filets ont été appelés *procès ciliaires;* ils avancent jusque sur le bord du cristallin, par dessus sa capsule, où ils se terminent, et laissent, lorsqu'on les a enlevés, des vestiges et des traces noires sur la surface antérieure du corps vitré.

Dans le cheval, il est, outre ces *procès ciliaires,* d'autres prolongemens de cette même *uvée,* qui se montrent tantôt en haut et tantôt en bas de la prunelle; quelquefois en haut seulement, et toujours dans la *chambre antérieure*, comme des espèces de fongus très distincts et très visibles lorsque la cornée lucide n'est point obscurcie, et lorsque l'humeur aqueuse a sa limpidité naturelle. En examinant attentivement ces fongus, désignés par *Solleysel* et par ses copistes sous le nom de *grains de suie* (1), on voit qu'ils ne consistent qu'en quelques petites vésicules remplies de l'humeur qui colore cette tunique, quelques fibres rayonnées s'étendant sur leur surface, et tirant, lorsqu'elles opèrent la dilatation de la prunelle, ces vésicules en dedans. Quelques personnes, et particulièrement M. *Neuffer*, dans une thèse soutenue à Tubingen, le 29 mars 1745, sur la mydriase, ont regardé ces fongus comme des excroissances capables d'empêcher la dilatation de la prunelle, et M. *Lower*, comme une maladie très fréquente dans les chevaux (2). Ce dernier ignorait sans doute ce point de la conformation de cet organe dans l'animal, et les vues que la nature a peut-être eues dans cette singularité, au moyen de laquelle il paraît que l'*œil* du cheval, lorsqu'il est exposé au grand jour, reçoit moins de rayons lumineux, et ressent une impression moins vive de ces mêmes rayons.

En ce qui concerne la *prunelle* ou la *pupille*, elle n'est autre chose que l'ouverture transversalement elliptique dans le cheval, comme dans tous les ani-

---

(1) *Le Parfait maréchal*, volume cité, page 44.

(2) *Collection académique* ( partie étrangère ), 1755, tome II, page 123.

maux herbivores, percée dans le milieu de la cloison qui résulte de la portion flottante de la *choroïde*, c'est à dire de l'*uvée* et de l'*iris*. Le grand diamètre de cette ouverture et sa position facilitent à ces animaux, obligés par leur structure naturelle de porter la tête en bas pour chercher leur nourriture, les moyens d'apercevoir les objets placés de côté et d'autre, et d'éviter dès lors ce qui pourrait leur nuire et les incommoder.

Entre ces deux lames sont deux plans de fibres très minces qui paraissent charnues ; les fibres de l'un étant autour de la *prunelle* et l'environnant, les fibres de l'autre étant rayonnées, s'étendant depuis le *ligament* ou l'*orbicule ciliaire* jusqu'au bord de la *prunelle*, et coupant les autres à angles droits ; celles du premier plan resserrant par leur contraction cette ouverture, et les rayonnées, par leur traction du côté de leur point fixe, ne pouvant que la dilater.

3°. La *rétine*, ou la troisième tunique du *globe*, d'une substance molle, baveuse et blanchâtre, s'étendant depuis l'insertion du nerf optique, se terminant par un cercle à l'orbicule ciliaire, et lui étant, dans tout ce trajet, également adhérente ; elle paraît être une continuation de ce nerf ; aussi l'envisage-t-on comme l'organe immédiat de la vue.

Dans l'examen des *humeurs du globe*, il faut considérer :

1°. L'*humeur vitrée*, ainsi nommée attendu sa ressemblance au verre en fusion, occupant et remplissant la plus grande partie de la capacité du *globe*, puisqu'elle s'etend depuis la rétine jusqu'au commencement de la chambre postérieure ; cette liqueur gélatineuse étant très transparente, très flexible, plus dense que l'humeur aqueuse, moins dense que le cristallin, partout convexe, ayant dans sa partie antérieure une cavité ou une fossette, qu'on en appelle le *chaton*, dans laquelle est logée l'humeur cristalline, et étant enveloppée dans une *capsule* qui lui est particulière et propre, et qui en porte le nom (1). Cette *capsule* est composée de deux lames ; elle est de toutes parts attachée par de petits filets de la dernière ténuité à la concavité de la choroïde. L'existence de ces lames ne peut d'ailleurs être niée ; car si l'on fait geler le *corps vitré* dont il s'agit, on aperçoit distinctement alors une quantité d'allongemens cellulaires et des cloisons entrecoupées d'une finesse extrême, que jette dans toute l'épaisseur de cette masse la lame interne de sa *capsule*, et qui pénètrent dans son fond le plus intime.

2°. Le *cristallin* (2), ou l'espèce de lentille solide, située dans le chaton de l'humeur vitrée, vis à vis la prunelle, à quelque distance de l'iris, et semblable au cristal par sa transparence ; il est composé d'un nombre infini de couches membraneuses parallèles, qui sont formées d'une multitude de vaisseaux que parcourt une liqueur dia-

---

(1) On la nomme aujourd'hui *membrane hyaloïde,* comme les anciens appelaient l'*humeur vitrée humeur hyaloïde.* (*E.*)

(2) Que les anatomistes appellent aussi *humeur cristalline, corps cristallin, lentille cristalline.* (*E.*)

phane et des plus déliées ; ces couches ou ces pellicules infiniment ténues et concentriques, pouvant être aperçues à l'aide du microscope, et séparées, dans un *cristallin* desséché, jusqu'à la réduction de ce corps, plus convexe d'ailleurs dans sa face postérieure que dans l'antérieure, en un petit noyau imperceptible. Il est renfermé dans une *capsule* particulière, très apparente, membraneuse, formée par la duplicature de la tunique vitrée (1); la lame externe revêt la face antérieure, la lame interne qui garnit le chaton dans lequel il est fixé en recouvre la face postérieure. La première de ces lames a paru au célèbre M. *Winslow,* dans l'œil de l'animal dont il s'agit, composée de deux pellicules unies par un tissu spongieux très fin et très serré. Cette humeur est albumineuse de sa nature, elle se durcit au feu ; tandis que l'humeur vitrée, qui est de nature gélatineuse, s'y réduit en une eau un peu salée, à l'exception d'une petite partie élastique, qui paraît être le tissu folliculeux qui la contient.

3°. L'*humeur aqueuse,* ou la sérosité très limpide et très fluide, qui n'a point de capsule particulière, et qui, occupant les deux chambres de l'*œil,* procure non seulement des réfractions, mais empêche qu'il ne s'éteigne, que la cornée lucide ne se ride, qu'elle ne s'affaisse, et que, de sphérique qu'elle est, elle ne devienne plane, ainsi qu'on l'observe dans les chevaux morts ou mourans, lorsque, cessant

_______________

(1) On la nomme *membrane cristalloïde. (É.)*

d'être poussée par l'action du cœur dans l'extrémité ou dans les porosités des artérioles qui la déchargent, elle ne chasse et ne soutient plus en dessous cette tunique, et ne la détermine plus en avant. *Hovius* a pensé qu'elle est produite par une espèce de transsudation au travers des humeurs vitrée et cristalline, et que cette portion la plus limpide et la plus fine du suc nourricier de ces corps transparens s'échappe au travers des pores de la cornée, pour faire place à l'humeur qui se produit de nouveau. Quoi qu'il en soit, elle maintient l'uvée suspendue, de manière que cette tunique ne peut tomber ni sur la cornée ni sur le cristallin ; elle lubrifie, elle humecte, elle entretient la transparence des parties délicates qu'elle baigne et qu'elle arrose. Il est certain qu'elle est repompée dans la masse et reprise par de petites veines absorbantes ; elle suinte aussi par les porosités de la cornée lucide : s'il en était autrement, elle s'accumulerait de façon à causer l'*hydropisie du globe*, et dès qu'elle croupirait, elle serait bientôt viciée, colorée, épaissie. La preuve de sa régénération ou de son renouvellement est évidente dans l'opération de la cataracte par extraction, ou par abattement, ou par abaissement.

Ce n'est qu'après s'être muni de toutes ces connaissances qu'on peut décider sûrement de l'intégrité de cet organe, de la réalité, comme des raisons de sa dépravation et des causes des dérangemens multipliés dont sont susceptibles les instrumens nombreux qui concourent à ses fonctions, car on ne doit attendre et espérer aucun secours certain d'une expérience informe et dénuée de toute théorie.

Je veux examiner les *yeux* d'un cheval. Je le place à l'abri du grand jour pour diminuer jusqu'à un certain point la quantité des rayons lumineux, et je le fais ranger de manière à m'opposer à la chute de ceux qui, tombant perpendiculairement, causeraient une confusion qui ne me permettrait plus de distinguer clairement les parties. Je fais attention encore à ce qu'aucun objet capable de changer la couleur naturelle de *l'œil*, en s'y peignant, ne soit voisin de l'abri que j'ai choisi; et il est bon de savoir que plusieurs maquignons, dans le dessein de déguiser les défauts des *yeux* des chevaux qu'ils vendent, ont le soin trompeur de faire blanchir le mur qui se trouve vis à vis la porte des écuries où ils les font arrêter, pour en soumettre les *yeux* à la critique des acheteurs.

Quoi qu'il en soit, je me place ensuite moi-même de manière à chercher les différens points d'où je pourrai distinguer le plus clairement toutes les portions de l'organe dont je me propose de juger, et j'en considère :

1°. La *grandeur*. Elle est une beauté dans le cheval comme dans l'homme. De *petits yeux* sont nommés *yeux de cochon*.

2°. La *position*. Ils doivent être à fleur de tête. Des *yeux* enfoncés donnent à l'animal un air triste et souvent vicieux ; de *gros yeux*, des *yeux* hors de la tête le font paraître hagard et stupide.

3°. L'*égalité*. Un *œil* grand et l'autre petit doivent

inspirer de la défiance. Il est vrai que cette disproportion peut être un vice de conformation, et alors
les *yeux,* quoiqu'inégaux, n'en sont pas moins bons.
On distingue le vice de conformation de celui qui
est contre nature, en ce que, dans le dernier
cas, les parties qui défendent le *globe,* ou celles qui
l'entourent, ou celles qui le composent, ne se
montrent jamais dans un état sain.

4°. Les *paupières.* Leur agglutination, la rétraction, l'abaissement involontaire de la *supérieure,* le
relâchement ou le renversement de l'*inférieure,* qui,
comme nous l'avons remarqué, si elle est douée de
mouvemens, ne peut en avoir que de très obscurs ;
les tumeurs qui surviennent quelquefois à l'une et
à l'autre, le doublement des cils qu'on remarque au
bord de la *supérieure,* l'*inférieure* en étant dépourvue, ainsi que nous l'avons dit ; un hérissement de
ces mêmes cils produit par différentes causes, qui
en détermine et en dirige la pointe contre la cornée, etc., sont autant de circonstances maladives.
On doit, surtout, faire attention à la *paupière inférieure,* fendue, dans quelques chevaux, à l'endroit
du point lacrymal. Cette fente est occasionée par
l'âcreté des larmes qui découlent dans le cas de la
*fluxion périodique,* qui a fait appeler très improprement l'animal qui en est atteint *cheval lunatique.*
Au surplus, cette maladie est annoncée encore par
d'autres signes constans, hors le moment du période, et dans l'instant où il existe : tels sont, hors
le moment, la disproportion des *yeux,* celui qui est
attaqué étant plus petit que l'autre, le trouble de

ce même œil ; et dans l'instant de la fluxion, l'enflure des deux *paupières*, principalement de l'*inférieure*, l'inflammation de la conjonctive, un écoulement continuel de larmes, la couleur de l'*œil*, dont l'obscurcissement présente celle d'une feuille morte, la folie et les actions effrénées de l'animal, etc. (1).

5°. La *netteté* ou la *diaphanéité*, sans laquelle on ne peut discerner clairement ni l'iris, ni la prunelle, ni les fongus, et porter ses regards au delà. Elle dépend de celle de la *cornée lucide*, et de celle de l'*humeur aqueuse* renfermée dans les chambres antérieure et postérieure. Une *tache*, une *taie*, ou un véritable *albugo*, qui s'étendent plus ou moins sur la première de ces parties, en occasionent, suivant leur épaisseur, le plus ou moins d'opacité ; et si le point d'obscurcissement est borné, mais se trouve placé vis à vis de la prunelle, il intercepte l'entrée des rayons lumineux, et l'animal ne peut recevoir l'impression des objets. Il en est de même dans la circonstance de l'épaississement de l'*humeur aqueuse*, dans celle d'une collection de matière purulente derrière la *cornée lucide*, en conséquence de quelques coups (2); enfin, dans l'obscurcissement plus ou moins considérable de cette même humeur, à raison d'une cause quelcon-

---

(1) La *fente* ou l'*éraillement de la paupière inférieure* et le larmoiement continuel peuvent être dus aussi à la fistule lacrymale, comme je l'ai dit ci-devant, page 33. (*É.*)

(2) C'est ce que l'on nomme *hypopyon*. (*É.*)

que ; suivant le degré de ce même obscurcissement, les objets sont entièrement dérobés , ou ne frappent l'*œil* vicié que d'une manière très indistincte. Il faut savoir aussi que dans les poulains , dans ceux qui jettent, ou qui sont prêts à jeter, dans ceux qui mettent les dents, et surtout les coins et les crochets, comme dans les chevaux qui sont atteints de quelques maladies graves, la *cornée lucide* et même l'*humeur aqueuse* sont plus ou moins chargées de nuages ; elles s'éclaircissent peu à peu et par degrés insensibles à mesure que l'auge se vide ou se dégage, que le sang se dépure , que la dentition s'achève, et que les maux cèdent à l'efficacité des remèdes. Du reste , pour bien juger de l'étendue de l'opacité ou du trouble de la *cornée*, il faut nécessairement que l'observateur en parcoure tous les points , en se plaçant de manière à les suivre, et en variant sa position pour en diversifier les jours. Il faut encore , lorsqu'il est question de s'assurer si l'opacité ou l'obscurcissement ne réside que dans l'*humeur aqueuse*, la *cornée* étant parfaitement intacte, qu'il se place de côté, et qu'il laisse la *cornée lucide* entre le jour et lui ; si les rayons lumineux pénètrent cette membrane également dans toute sa surface et dans toute sa superficie, le défaut sera incontestablement dans l'*humeur aqueuse*.

6°. La *cornée opaque*, dont la portion apparente occupe, dans certains chevaux, plus d'espace que dans d'autres. Cette circonstance a fait appeler les *yeux*, dans lesquels cette tunique propagée diminue l'étendue de la cornée lucide, des *yeux cerclés*.

On a même pensé qu'ils étaient totalement défectueux; mais cette idée est destituée de tout fondement, car on ne voit pas comment cette anticipation pourrait intéresser l'organe. Nous avons dit que la conjonctive, qui tapisse la surface interne ou postérieure de la paupière, se repliait pour s'étendre sur la *cornée opaque* : ainsi la rougeur qui caractérise ce qu'on nomme *ophthalmie* est véritablement l'inflammation de cette membrane lâche, mobile et transparente, et non celle de la *cornée*.

7°. Le *cristallin*, situé plus près de la cornée lucide que de la rétine, et dans un lieu où son centre passe par l'axe de la vision et le forme. Ce corps, étant transparent et n'ayant aucune couleur par lui-même, ne peut pas être distinctement aperçu. On n'entrevoit aussi dans un *œil* sain, au delà de la prunelle, qu'une couleur noire, qui n'est autre chose que la réflexion naturelle de l'uvée au travers des humeurs du *globe*. Dans de vieux chevaux, il devient terne comme dans l'âge de caducité des hommes; dans d'autres, on le trouve quelquefois opaque, et cette opacité règne dans tout le contour ovale de la prunelle : alors ce corps lenticulaire est plus terne, il présente une couleur blanche, verdâtre et comme transparente, et l'*œil* est dit *cul de verre*. Cette opacité gagnant peu à peu toute l'étendue du *cristallin*, il en résulte ce que dans l'*œil* humain on appelle *cataracte*, et ce que dans l'*œil* des chevaux on a nommé *dragon*. Assez communément cette maladie commence aussi par quelques points blancs très petits, et en quelque sorte imperceptibles, principalement aux yeux de ceux qui n'ont aucune idée de la conformation de cet organe ; mais, dans tous les cas, la *cataracte*, une fois formée et parvenue à sa maturité, abolit totalement le sens, en s'opposant au passage des rayons de lumière. Le *cristallin* n'est point, en effet, l'organe essentiel et principal de la vision ; sa présence est nécessaire seulement à la perfection de la vue, car la faculté de voir n'est pas anéantie par son absence ; aussi, dès que ce corps opaque a été abattu, ou, pour mieux dire, extirpé, ce qui est une opération bien plus sûre, l'animal discerne, à la vérité, plus confusément les objets, mais il recouvre la puissance qu'il avait perdue (1).

8°. Les *mouvemens de l'iris*. On a vu entre l'uvée et l'*iris* deux plans de fibres charnues, les fibres de l'un d'eux environnant la prunelle, et resserrant, par leur contraction, cette ouverture, sa dilatation étant opérée par les fibres du second plan. Le premier de ces mouvemens a lieu dans l'*œil* exposé au grand jour, le second dans l'*œil* exposé à une lumière plus faible, ou réduit à l'obscurité : or, il est des chevaux dont les *yeux* paraissent parfaitement beaux et sains, et qui sont néanmoins privés de la

---

(1) Il résulte des nombreuses opérations de *cataracte* qui ont été faites jusqu'à présent sur les chevaux, qu'ils recouvrent effectivement la vue, mais que ce sens n'étant plus aussi parfait que dans l'état naturel, les chevaux voient mal et deviennent ombrageux, craintifs, peureux ; ce qui les rend d'un service souvent plus difficile que lorsqu'ils étaient aveugles. (*É.*)

faculté de voir, et il n'est d'autre moyen de juger
en eux de l'abolition de la vue, que celui de s'attacher à l'examen de ces mêmes mouvemens.
Abaissez la paupière supérieure, tenez-la dans cet
état pendant un instant ; laissez ensuite ouvrir l'*œil*,
remarquez si la prunelle se resserre, et à quel point
est portée cette action ; dès qu'elle est totalement
dénuée de mouvement, le sens est irrévocablement
aboli. On peut encore procéder à cet examen d'une
manière plus sûre. L'animal placé, comme nous
avons dit qu'il devait l'être, faites-le reculer insensiblement dans un lieu plus obscur, la *prunelle* doit
se dilater alors visiblement. Ramenez-le en avant et
pas à pas ; à mesure qu'il revient au grand jour,
la *prunelle* doit se resserrer. Cette méthode est
d'autant plus certaine, qu'en s'y conformant exactement, tous les mouvemens de la *pupille* sont extrêmement sensibles, et qu'on peut observer en
même temps ses divers états dans les deux *yeux*,
conclure du plus ou moins de constriction le plus
ou moins de sensibilité de l'un et de l'autre, et
décider parfaitement de la force, de la faiblesse,
de l'égalité et de l'absence de la faculté de la *vue*
dans l'animal.

## *Des Naseaux et du Nez.*

La faculté de la respiration de l'animal dépend principalement du passage que livre à l'air
l'ouverture des *naseaux*. En effet, la plus grande
quantité de celui qui est inspiré et expiré passe par
les *fosses* ou *cavités nasales* ; car dans les temps froids,

où les vapeurs des poumons se condensent et forment une espèce de nuage, on les voit sortir en
abondance à chaque expiration, tandis que des vapeurs semblables ne s'échappent de la bouche que
très insensiblement.

On doit considérer dans les *naseaux* :

1°. Leurs *orifices externes*, dont le diamètre considérable est un présage de l'étendue de celui des
*fosses nasales*, et peut, par conséquent, garantir la
liberté de l'entrée et de la sortie de l'air dans les
poumons. Ces *orifices* étant trop resserrés, cette
liberté ne saurait subsister, et l'étroitesse des *fosses*
est souvent une des causes du bruit qui suit dans
l'animal l'action de la respiration, attendu qu'en
pareil cas elle demande des efforts de sa part pour
chasser et attirer l'air (1). Quelques peuples, pour
donner de l'haleine à leurs chevaux, et surtout
pour les empêcher de hennir, leur fendent les *naseaux*
à leurs *orifices*. Cette pratique est très bonne, spécialement lorsqu'il s'agit de chevaux destinés pour
des partisans, ou d'autres militaires chargés d'aller
à la découverte. Dans les *orifices* ou dans les *naseaux*
artificiellement dilatés ou fendus, l'air expiré avec
force au moment où l'animal veut hennir, rencon-
trant moins d'obstacle, et souffrant une moindre
collision, en est expulsé sans bruit.

2°. La *membrane pituitaire* ou *muqueuse*, qui

---

(1) Ce bruit est ce que l'on nomme *sifflage*, *cornage* ou
*hallei*, et les chevaux qui le font entendre sont appelés *sif-
fleurs*, *corneurs* ou *cornards*. (E.)

tapisse exactement les *fosses;* elle est d'une couleur vive et vermeille dans les chevaux sains, d'une couleur éteinte, pâle, blanchâtre, et quelquefois jaunâtre dans quelques uns de ceux qui sont malades, et d'une rougeur considérable quand elle est enflammée. Elle est très visible dans le cheval qui est animé et en action, parce que la respiration étant en lui plus fréquente, ses *naseaux* s'ouvrent de plus en plus et la laissent paraître ; on doit prendre garde qu'elle ne soit atteinte d'ulcères chancreux, ce qui arrive dans la *morve*, et ce qui est un des signes univoques de cette maladie (1).

3°. L'*humeur muqueuse*, séparée du sang dans les glandes, et par l'extrémité des vaisseaux de cette même membrane, humeur destinée à former l'enduit qui doit maintenir les mamelons nerveux dans la souplesse requise et nécessaire, à parer au desséchement, à la corrugation, qui seraient l'effet des impressions et du contact continuel de l'air sur la membrane, et à modifier et régler en quelque façon la sensation.

Dans l'état sain, la sécrétion n'en est pas moins abondante ; elle est aqueuse, subtile, elle tombe

---

(1) Mais il ne faut pas confondre avec des chancres, comme la multitude des maréchaux et des demi-connaisseurs le fait journellement, un petit trou rond, quelquefois oblong, de deux lignes environ de diamètre, qui paraît pratiqué comme avec un emporte-pièce, et qui est placé à la partie inférieure près de l'orifice ; c'est l'issue du canal nasal dont il est parlé pages 32 , 33 ; on le nomme le *trou nasal*. Il est quelquefois double. (*É.*)

goutte à goutte, encore faut-il que l'animal ait été quelque temps en action; mais dans nombre de cas et dans l'état contre nature, ce flux, en quelque manière imperceptible, devient extrêmement ample, copieux et même continuel, sans doute à raison de la disposition lâche et spongieuse de la tunique, dont le tissu peut, à en juger par les effets et par l'expérience, être plus aisément forcé dans le cheval que celui des autres couloirs, puisqu'elle est en lui la voie la plus ordinaire par où la nature fait sensiblement effort, et l'issue que le sang se choisit le plus communément pour sa dépuration. Alors l'*humeur* dont il s'agit est plus ou moins épaisse, ou blanchâtre, ou verdâtre, ou noirâtre, ou sanguinolente, ou inodore, ou plus ou moins fétide, suivant les circonstances, et nous disons que le cheval *jette;* ce qui arrive dans la gourme, dans la morfondure, dans la fausse gourme, dans la morve, dans des fièvres pestilentielles et putrides, dans la circonstance d'une métastase ou du reflux de la circonférence au centre d'un virus psorique quelconque, etc.; et nous observerons que, dans le principe de la morve, l'écoulement n'a lieu que par un des *naseaux*, et sur la fin de la maladie par les deux ensemble.

4°. Les *fausses narines* totalement distinctes et indépendantes des *fosses nasales* ou *grandes fosses.* Elles sont formées par la peau, qui sert latéralement de paroi à la cavité échancrée que laissent les os maxillaires entr'eux et l'épine des os du nez. Elle se réfléchit, s'enfonce et se prolonge en montant jusqu'au principe de cette épine, où, d'une part, elle est une sorte de cloison qui divise les uns et les autres de ces os, et où, de l'autre, elle forme les *fausses narines*, c'est à dire une poche ou une cavité de cinq à six pouces environ de longueur, en manière de sac borgne ou de cul-de-sac. Cette poche retient une portion de l'air, qui aborde avec impétuosité dans les *fosses*; elle recèle en même temps une portion des corps odoriférès et actifs, dont la trop vive impulsion et la trop grande quantité auraient incontestablement causé un ébranlement et une irritation capables de blesser, d'éteindre, d'amortir le sentiment, ou de rendre la perception très confuse. Plusieurs confondent cette cavité avec les *grandes fosses*, dont l'entrée est directement derrière le cartilage transversal du côté du cartilage moyen, et les maréchaux qui y ont poussé des injections assez inutilement et sans effet, croyant les adresser dans la vraie route, ne sont pas en petit nombre.

5°. *L'égalité de l'émission de l'air* par les deux *naseaux*; car l'une des deux fosses est embarrassée, si toutes les deux n'en fournissent pas un même volume lors de l'expiration. Tel est aussi un des signes de l'excroissance que l'on nomme *polype*, et que les auteurs en maréchalerie ont appelée la *souris*. J'aperçois dans le cheval une respiration difficile, je porte ma main à l'orifice des *cavités nasales*, et selon l'amplitude du *polype*, je sens que l'une d'elles ne laisse échapper qu'une très petite portion d'air, ou n'en fournit point du tout.

En ce qui regarde le *nez* du cheval, il est certain que la tête doit se terminer toujours en diminuant

insensiblement d'épaisseur, ce qui suppose une dégradation proportionnée ; car, dire que cette partie serait belle, en ce que le *cheval boirait dans un
verre*, c'est se servir d'une expression de marchand
et de maquignon, qui n'offre rien de positif.

### De la Bouche.

La *bouche* n'est pas la partie du cheval qui
exige le moins d'attention. Il est d'autant plus essentiel d'examiner avec soin toutes celles qu'elle
comprend, que tels sont le rapport et la relation
intimes qu'elles ont ensemble, l'art d'emboucher
l'animal et de l'assujettir par le mors demande des
combinaisons infinies pour réparer les défectuosités
des unes sans porter la moindre atteinte aux autres. Ces points divers ne sont pas cependant ceux
qui attachent et qui arrêtent les connaisseurs ou les
amateurs. Le plus grand nombre n'envisage dans
cette partie que les dents, pour s'assurer de l'âge,
et ils laissent en arrière toutes les autres, comme si
elles n'offraient rien d'important.

Il s'agit néanmoins d'envisager dans la *bouche*
en général :

1°. Ses *proportions*. Elle ne doit être ni trop ni
trop peu *fendue*. Dans le premier cas, le mors en
force les coins, et les extrémités de l'embouchure
s'y trouvant, pour ainsi dire, noyées, les font froncer et rider, c'est ce qu'on appelle *boire la bride*, et
alors l'embouchure et la gourmette sont si fort
déplacées, que l'appui est entièrement falsifié. Dans
des *bouches trop peu fendues*, l'embouchure ne trouve

presque point de place, et ne pouvant se loger, elle porte sur les crochets, et fait froncer la lèvre. On doit observer encore que communément les lèvres sont, dans ces sortes de *bouches*, dures et épaisses, et l'appui des barres dur et faux.

2°. Son *tempérament*. On entend et l'on doit entendre par *belle bouche* celle dans laquelle on trouve un appui ferme et léger, c'est à dire celle d'un cheval dont la tête n'est point ébranlée par les différens mouvemens d'une main ferme et bonne, et qui ne s'abandonne point lors de la liberté que cette même main lui accorde dans l'action de rendre. De telles *bouches* sont rarement sèches, elles sont au contraires fraîches; le cheval, en *goûtant* le mors et en le *mâchant* sans cesse, bat et agite continuellement sa salive, qui se montre alors sous la forme d'*écume*. On peut dire que la bonté de cette partie et sa grande facilité naissent principalement de la légèreté de l'animal, de sa bonne inclination, de sa franchise, de son haleine, de la capacité naturelle de ses membres, etc.; comme son incertitude, qui caractérise ce qu'on appelle des *bouches égarées*, procède souvent d'une sensibilité et d'une faiblesse naturelles, de la conformation irrégulière de quelques unes des portions de son corps, de quelques maux dont les jarrets, les pieds, les jambes et les reins peuvent être atteints, de la dureté des premières embouchures, de la forte application des gourmettes mal ordonnées, des efforts excessifs d'une main, dont les mouvemens ont été aussi cruels qu'importuns et irrésolus, de la lenteur et de la faiblesse de celle qui, n'ayant aucune fermeté, a permis au cheval de se livrer à mille actions vagues, dans lesquelles il s'est offensé et blessé lui-même en s'appuyant inconsidérément, des leçons données sans ordre et sans jugement, des arrêts subits et trop précipités, etc.; et l'on doit ajouter à toutes ces causes, qui conduisent l'animal à dérober les barres, à bégayer, à se déplacer, à tourner la tête de côté et d'autre, à se retenir, à s'arrêter, à battre, à tirer à la main, à la forcer, celle d'un défaut de proportions dans les différentes parties qui entrent dans la composition de sa *bouche*.

Ces différentes parties sont :

1°. Les *lèvres*, l'une antérieure, l'autre postérieure. Il faut qu'elles n'aient ni trop d'épaisseur, ni trop de largeur, ni trop de mollesse. Une *lèvre* postérieure trop épaisse, ce qui, comme nous venons de le dire, est le partage des *bouches* trop peu fendues, supportant totalement l'embouchure, s'oppose à son appui sur les barres. Celle qui n'a pas trop d'épaisseur, mais qui est trop large et molle, couvre facilement la gencive ; elle se trouve infailliblement alors pressée par le canon, et la *bouche* du cheval en demeure ouverte, ou du moins amortie ; elle appesantit par conséquent l'appui de la main, parce qu'elle empêche le fer qui doit porter sur les barres de prendre nettement et librement sa vraie place ; c'est ce que l'on exprime ordinairement, en disant que *le cheval s'arme des lèvres*. La belle *lèvre* est donc celle qui, justement proportionnée, et ne péchant par aucun des défauts dont je viens de parler, est si proprement logée, qu'elle ne permet pas d'apercevoir l'embouchure. Au surplus, on doit prendre garde à ce qu'elles n'aient point été entamées par des pièces mal polies et mal jointes : en ce cas, on ne doit point mettre de mors à l'animal, jusqu'à ce que la blessure soit guérie. On doit faire attention encore à ce qu'elles ne soient point intérieurement semées d'une multitude de boutons, d'un très petit volume, et qui empêchent l'animal de manger (1).

2°. Les *barres*, qu'il ne faut pas confondre avec ce que l'on nomme *gencive*, c'est à dire avec ce tissu compacte et serré, ou cette chair d'une espèce singulière, qui couvre les deux faces du bord alvéolaire des deux mâchoires, s'insinue entre les dents, environne le collet de chacune d'elles, y adhère étroitement, et les affermit dans leur situation. Elle garnit exactement aussi l'espace uni ou dépourvu de dents et d'alvéoles, qui sépare les mâchelières et les crochets : or, c'est cet intervalle qu'on nomme proprement les *barres*, dans la mâchoire postérieure. Ici il est bon d'examiner la conformation naturelle de l'os; il est tranchant dans son bord antérieur, mais il s'arrondit du côté de la face externe, et en descendant vers le crochet :

---

(1) Ou de petits ulcères plus ou moins multipliés, connus sous le nom d'*aphthes*, et qui sont une véritable maladie assez commune dans les jeunes chevaux. Voyez ce que j'en ai dit dans les *Instructions et Observations sur les maladies des animaux domestiques*, tome IV, 2ᵉ. partie. (*E.*)

or, c'est précisément sur cet arrondissement, ou sur cette partie mi-ronde, que doit être fixé l'appui de l'embouchure, en prenant garde néanmoins de ne pas l'asseoir si fort à l'extrémité du dehors de la barre, que l'embouchure puisse trébucher sur le bas de la *gencive;* car, alors, sa situation étant fausse, l'appui serait désordonné. Il faut aussi faire attention à ne pas le faire porter sur la partie la plus haute, parce que la chair qui s'y trouve, étant pressée entre le tranchant de l'os et le fer, serait tellement offensée, que la douleur contraindrait l'animal à tenir la bouche ouverte, à grimacer, à remuer la mâchoire sans cesse de côté et d'autre, pour *dérober les barres :* c'est ce que nous appelons *faire les forces.*

3°. La *conformation de ces mêmes barres,* qui ne doivent être ni trop *hautes* ni trop *basses.* Trop de sensibilité et trop de délicatesse accompagnent ordinairement le premier de ces défauts. Elles sont d'ailleurs, et alors, beaucoup plus exposées à l'action de l'embouchure, parce que la langue de l'animal n'en partage point ou en partage très peu l'impression, et ces sortes de *barres* sont aisément endommagées. Nous voyons même que cette hauteur excessive et superflue les rend incapables de l'habitude du plus léger appui. Que si quelquefois des chevaux, en qui ces parties pèchent par le trop d'élévation, ont néanmoins la *bouche dure,* cette dureté ne peut être que l'effet des cicatrices et des sortes de calus qui ont suivi les meurtrissures et les plaies occasionées par des embouchures mal ordon-

nées, et assez souvent par la dureté de mains igno-
rantes et cruelles; plaies qui, renouvelées sans
cesse par la même impression qui les a produites,
ne se consolident que difficilement : aussi est-il très
essentiel de ne pas négliger de voir si les *barres* sont
*calleuses* ou *entamées,* ou même *rompues.* Que
pourrait-on espérer, en effet, d'une *bouche* dont
ces parties auraient été grièvement blessées ? Elles
le sont quelquefois si fortement, que l'os en souffre,
qu'on y aperçoit un gonflement considérable, une
carie, des fistules, etc.

Les *barres basses* sont communément insensibles,
rondes et trop charnues. Au moyen de cette imperfection, la langue est, pour ainsi dire, sur le
même niveau ; elle soutient, en conséquence, l'embouchure; elle essuie la plus grande partie de ses
effets et des actions de la main du cavalier: de là
un nouveau point de dureté, bien plus difficile à
corriger et à vaincre, que si l'insensibilité ne nais-
sait que du seul défaut de hauteur. Il n'est pas impossible aussi que des chevaux dont les *barres* sont
*basses* et l'appui très dur fassent sentir à la main
une véritable irrésolution, qui proviendra alors des
blessures que la langue ou les lèvres auront éprouvées de la part du mors, soit qu'il ait porté trop
vivement sur la première de ces parties, soit que
des pièces mal polies et mal jointes aient endommagé les autres.

4°. La *langue,* logée dans l'espace que laissent
intérieurement entr'elles les deux branches de l'os
de la mâchoire postérieure ; c'est aussi cet espace

que l'on nomme le *canal*. Le trop d'épaisseur de la *langue* doit nécessairement rendre la *bouche dure*, les barres étant, en effet, alors à l'abri de l'effet de l'embouchure ; et si le canal qui la reçoit n'a ni assez de largeur ni assez de profondeur, l'élévation et la saillie de cette partie reçue produiront le même inconvénient. Il est, au surplus, des *langues pendantes*, il est des *langues serpentines*. Une *langue pendante* est fort désagréable à la vue ; les *langues serpentines* remuent sans cesse, elles rentrent et sortent à tout moment, elles s'arrêtent fort peu dedans et dehors, et elles sont fort incommodes (1). On voit encore des chevaux qui, étant embouchés, replient leur *langue* et la doublent ; d'autres la passent par dessus le mors ; ces sortes de chevaux tiennent toujours la *bouche* ouverte ; il est possible de remédier à ces imperfections par la tournure et le choix des embouchures. Nous ajouterons que la *langue* peut avoir été ébréchée par une trop forte compression du fer, et coupée par celle des filets, ou le plus communément par des cordes, ou par les longes du licou, que de très mauvais palefreniers auront passées très indiscrètement dans la *bouche*. Elle peut aussi être attaquée d'une tumeur chan-

---

(1) Quelques écuyers remédiaient à ce défaut par l'amputation de l'extrémité excédante de la langue ; cette opération, qui n'est ni difficile à pratiquer, ni dangereuse pour l'animal, était fréquemment en usage autrefois, surtout en Italie ; mais aujourd'hui que l'art de l'embouchure a été simplifié et réduit à de vrais principes, on y a généralement moins recours. (*É.*)

creuse, qui, la rongeant en très peu de temps sans qu'on s'en aperçoive, en cause quelquefois la chute. C'est cette même tumeur qui arrive dans des maladies épizootiques, non seulement aux chevaux, mais aux bêtes à cornes. Nous croirons assez volontiers que ce mal est le même que celui que les anciens appelaient *pinsanesse*.

Quant au *canal*, il est évident que le tissu qui a formé les gencives diminue notablement de volume à l'extrémité postérieure du bord alvéolaire interne de la mâchoire dont il s'agit ici ; il se confond avec la membrane interne de la *bouche*, et finit de chaque côté par un repli ou une couture, en manière de raphé, que l'on remarque dans ce même *canal* et sous la *langue*. De ces replis partent les excroissances ou les allongemens, en forme de nageoires de poissons que nous connaissons sous le nom de *barbes* ou de *barbillons*, et qui font que les chevaux qui en sont atteints boivent difficilement (1).

---

(1) Ces excroissances naturelles, et plus ou moins prolongées dans certains chevaux, ne les empêchent aucunement de boire ; c'est un préjugé auquel il est étonnant que *Bourgelat* ait donné quelque crédit ; ce sont les extrémités des canaux sécrétoires des glandes maxillaires, qui versent la salive dans la *bouche*. Voyez, dans le *Précis anatomique* déjà cité, le *Précis splanchnologique*, tome II, troisième partie, art. 402, page 382. On sent que l'opération de couper les *barbes*, recommandée par plusieurs hippiatres, est aussi absurde que celle d'extirper la caroncule lacrymale et la membrane clignotante, opération contre laquelle *Bourgelat* s'est élevé avec tant de raison. (*E*.)

5°. Le *palais*, qui ne doit point être trop charnu. On sait que le tissu dont sont formées les gencives, dans la mâchoire antérieure, accroît considérablement en consistance, à mesure qu'il parvient à la voûte palatine. Il la tapisse entièrement, et là il est muni d'éminences et rempli de sillons, évidemment transverses dans le cheval, et fort obscurs dans l'homme, qui s'étendent d'un bord de la mâchoire à l'autre, et qui, dans l'animal, sont au nombre de dix-huit ou vingt. Ces rugosités sont comme autant de segmens de cercles, dont le milieu représente un petit angle aigu. Elles guident le maréchal, qui ordinairement ouvre la veine palatine avec la corne de chamois, entre la quatrième et la cinquième.

Quoi qu'il en soit, si la consistance de ce même tissu est telle que le montant de l'embouchure doive nécessairement l'atteindre, ou il en sera touché avec force et blessé, et alors le cheval bégaiera, battra à la main ; ou il sera touché faiblement, et en ce cas le cheval portera bas, et s'appuiera sans cesse sur le mors, pour fuir une titillation importune. Ce tissu, du côté de la *bouche* et des gencives, est lisse et poli, même dans les rugosités ; dans la face qui regarde la voûte osseuse, il est moins serré et presque spongieux, ce qui facilite son union avec les os, union qui, néanmoins dans de certains cas où le desséchement et la corrugation sont extrêmes, n'est point telle, qu'il ne puisse en être séparé. Dans de jeunes chevaux, il se prolonge contre nature, et de manière à anticiper sur les pinces, alors on dit que l'animal a la *fève* ou le *lampas*, maladie

qui n'arrive qu'en conséquence du relâchement du
tissu, continuellement abreuvé par la mucosité filtrée et séparée dans la membrane pituitaire, et qui
se répand sur celle du *palais* par les ouvertures que lui
présentent les fentes incisives (1). Dans les chevaux
d'un certain âge, son épaisseur devient moindre :
aussi regarde-t-on le décharnement du *palais* comme
un signe de vieillesse. On y trouve quelquefois des
élevures, des fentes, des boutons provenant de la
saleté des alimens, d'un fourrage piquant et chargé

---

(1) Cette excroissance, fréquente dans les jeunes chevaux,
et surtout beaucoup plus dans ceux des parties septentrio-
nales de la France, à l'époque de la protrusion des dents,
ou immédiatement après, se dissipe peu à peu à mesure que
l'animal prend des forces. Le préjugé que cette excroissance
empêche les chevaux de manger ne peut avoir aucun fondement pour ceux qui étudient le jeu des mâchoires dans l'action de la mastication ; et si l'on trouve cette excroissance
dans quelques chevaux dégoûtés, il n'est pas moins certain
qu'elle existe aussi dans beaucoup de chevaux qui ont conservé leur appétit. On doit sentir, d'après ce qui précède,
combien l'opération d'emporter avec l'instrument tranchant,
ou de brûler avec le cautère actuel, la *fève* ou le *lampas*,
est inutile et cruelle ; et combien une pareille opération est
propre à empêcher les animaux de manger, plutôt qu'à faire
disparaître le dégoût, dont il faut chercher la cause dans la
douleur que les dents occasionent lors de leur sortie, et dans
celle produite par la mastication d'alimens trop durs dans
cette circonstance.

Ce mot *lampas*, que l'on trouve aussi écrit *lampast*, *l'am-
pas*, *empas*, nous vient du *lampasco*, *lampasio* des écuyers
italiens, et sans doute d'*impastojare*, gêner, ou d'*impastare*,
empâter, parce que le *palais* est gêné, engorgé, empâté. (*É.*)

d'épines, de quelqu'inflammation produite par une cause quelconque, etc.

D'après toutes ces observations, il est aisé de décider si l'examen de toutes ces portions de la *bouche* est tellement indifférent, que la plupart de ceux qui se vantent d'être connaisseurs aient raison de le négliger. Dès que c'est par l'entremise de cette partie, et en y sollicitant telle ou telle sensation plus ou moins vive, que nous déterminons le cheval à l'obéissance, que nous l'invitons à telle action, que nous en réglons les mouvemens, et que nous en fixons la précision et la justesse, il faut du moins que nous nous assurions de la possibilité des conditions auxquelles nous pouvons le soumettre. Les principes d'après lesquels l'éperonnier devrait agir portent sur la connaissance parfaite de la conformation de la *bouche*, de la conformation de quelques parties de l'animal, des situations respectives que la nature leur a assignées dans chaque individu, des rapports de force, de sensibilité et de mouvemens qu'elle a mis entr'elles et les autres portions du corps, et, enfin, des effets mécaniques de cette machine simple, destinée à entretenir, comme milieu, l'intime réciprocité du sentiment de la *bouche* de l'animal et de la main du cavalier : or, nous sommes bien certain que l'ouvrier, par lui-même, quelqu'élégance, quelque solidité, quelque propreté qu'il mette d'ailleurs dans les formes, dans la construction et dans l'exécution, n'est nullement guidé par de telles lumières. Ce serait donc à l'homme de cheval, à l'homme véritablement instruit et connaisseur, à le diriger dans les différentes tournures, comme dans les différentes dimensions à donner aux parties du mors, et à lui en apprendre les résultats, dont cependant il faut convenir que la théorie générale des léviers ne donne pas toutes les solutions, parce qu'il entre dans les calculs auxquels on pourrait s'abandonner en la consultant une multitude d'élémens purement physiques, qu'il est de toute impossibilité d'apprécier.

### De la Barbe.

Les branches d'un mors de bride doivent être considérées comme un lévier engagé entre deux points opposés de résistance. Ces deux points de résistance sont les *barres* et la *barbe*. Le lévier agit sur les barres par l'embouchure, qui doit être regardée comme une partie de ce lévier, puisque, dans l'action et le repos, ses parties sont, à l'égard de celle de la branche qui la porte, dans la même situation, dans le même arrangement, et qu'elles n'agissent directement que par le mouvement de cette branche. Il agit sur la *barbe* par la gourmette, qui en fait aussi portion, parce qu'elle n'agit que par sa tension, qui la rend contiguë au lévier, et ne peut souffrir aucun dérangement dans ses parties de la part de la puissance appliquée, et qu'enfin sa tension est toujours relative à l'action du lévier, comme l'effet du lévier est dépendant de sa tension et de son appui.

Il s'agit donc de considérer dans la *barbe* :

1°. Le *point sensible*. On sait qu'à la partie inférieure du bord postérieur de l'os de la mâchoire postérieure, il est une arête résultant de la réunion des deux branches; que ce bord devient toujours plus tranchant à mesure qu'il approche de la symphyse, et que cette arête se noie et s'évanouit dans la convexité que l'on appelle le *menton* : or, c'est cette arête qui forme le *point sensible de la barbe;* c'est sur elle que la gourmette exerce son impression et doit faire effet; aussi disons-nous qu'elle doit porter dans le milieu, et non sur les côtés de l'os de la mâchoire. On exige avec raison que cette même gourmette appuie et repose sur celle de ses faces qui se trouve plate; mais on n'a indiqué jusqu'ici aucun moyen sûr de distinguer cette face des autres; aussi voyons-nous des régimens entiers, et nombre de cavaliers et de cochers, dont les chevaux sont très mal *gourmés* (1). Il eût été assez simple cependant de prescrire une règle certaine, en apprenant à ceux que l'on voudrait instruire que cette partie du mors est toujours inévitablement sur la face désirée, lorsqu'après qu'elle a été mise en place on ne peut apercevoir aucune des extrémités des mailles dont elle est formée.

2°. La *conformation.* Elle doit tenir un juste milieu entre la figure plate et concave, et celle qui serait d'une hauteur excessive ; dans l'un et dans l'au-

---

(1) Puisque l'instrument s'appelle *gourmette,* il faut nécessairement dire : des chevaux bien ou mal *gourmettés.* Cette dernière expression, d'ailleurs, ne laisse après elle aucune des équivoques que peut entraîner la première, relativement à la maladie appelée *gourme.* (*É.*)

tre de ces cas, la gourmette ne peut y être fixément assurée. Si elle est, au surplus, charnue, cicatrisée, calleuse, garnie de beaucoup de poils, le sentiment qu'elle doit avoir ne peut qu'être plus ou moins fortement émoussé (1).

3°. Ses *proportions* avec les parties de la bouche. Sa grande sensibilité est un véritable défaut, surtout lorsque l'intérieur de la bouche n'est pas assez solide; comme, par exemple, lorsque les barres sont trop élevées et trop tranchantes, et que le canal se trouve en même temps trop profond, et la langue trop enfoncée dans ce même canal; car, dès lors on ne peut concilier, combiner et proportionner les appuis, c'est à dire, adoucir celui de la gourmette, et augmenter le point de celui que l'embouchure doit faire sur les barres.

### De l'Auge ou de la Ganache.

De même que l'espace qui est entre les deux branches de la mâchoire postérieure forme ce qu'on appelle intérieurement le canal, il en résulte extérieurement ce que nous nommons l'*auge* ou la *ganache*. On considérera :

---

(1) Quelquefois on y remarque une plaie, une fistule, qu'accompagne souvent la carie de l'os de la mâchoire; celle-ci se décèle par la mauvaise odeur que répand la fistule. Dans ces cas, l'animal ne peut souffrir la gourmette, il se défend; les maquignons remédient en partie à ce défaut et le cachent, en garnissant la gourmette d'un cuir plat qui en amortit l'action, ou en ne mettant que ce cuir seulement en place de gourmette. (*E.*)

1°. La *conformation* de ce même os, qui, trop gros, trop rond, couvert de trop de chair, et resserré dès lors à l'angle de la mâchoire, rend la *ganache carrée*, s'oppose à l'entrée ou à l'introduction d'une portion de l'encolure dans l'*auge*, et par conséquent à ce que le cheval se place comme il le doit, et fait enfin de la tête une masse difforme, trop volumineuse, et toujours lourde et pesante.

2°. La *netteté de l'auge*, ce canal extérieur devant être uni dans toute son étendue, et dégagé de tous corps ou glandes tuméfiées, qui le remplissent dans des circonstances maladives, celles qui se montrent le plus ordinairement alors, soit dans les poulains qui n'ont pas jeté, soit dans les chevaux atteints de la fausse gourme, de la morfondure, de la morve, etc., étant du nombre des glandes qui forment un paquet au dessous de la peau, à la partie supérieure de l'*auge*, les vaisseaux qui en partent déchargent dans les veines voisines la lymphe qu'ils charrient. Nous devons avertir ici que souvent il est des personnes qui se trompent, en cherchant à s'assurer, par le tact, de l'existence ou de la non-existence de la tuméfaction des corps glanduleux dans la partie dont il s'agit. On doit, en effet, faire attention que, fréquemment, l'extrémité de la base de la langue se présente comme un de ces corps au moyen de la saillie qu'elle fait. Pour ne pas se tromper sur cette élévation qui en impose, on passera le doigt sur la barre du cheval, on excitera alors le mouvement de la langue ; à mesure qu'elle se meut, cette extrémité, qu'on

prenait pour une glande, participant à ses mouvemens, diminue ; elle disparaît totalement si la
langue s'étend hors de la bouche (1).

Il faut encore prendre garde à l'état de celles qui
sont situées, une de chaque côté, au dessous de
l'oreille, entre la tubérosité de la mâchoire postérieure et le cou. L'inflammation de ces mêmes
glandes, l'augmentation de leur volume, leur dureté, sont les signes de la maladie que les maréchaux
appellent *avives*. Elles ont obtenu d'eux le même
nom, et nous les connaissons ici, comme dans
l'homme, sous celui de *parotides*.

### Des Dents et de la connaissance de l'Age.

Le moyen de s'assurer de l'époque de la naissance
des animaux et d'en connaître *l'âge* consiste à
observer la marche de la nature dans celui des points
où elle est le plus invariable, et où elle s'éloigne
le moins des lois et de la route qu'elle s'est prescrite :
ainsi, la *dentition*, c'est à dire le temps marqué
pour l'éruption des *dents* et le terme assigné pour
la chute de celles qui doivent tomber et faire place
à d'autres qui leur succèdent, étant uniforme et cons-

---

(1) Ce n'est pas, au surplus, dans le milieu et à la partie
supérieure de *l'auge*, où se trouve la base de la langue, qu'il
faut chercher les glandes dont il est ici question, mais bien
sur les côtés, dans la partie moyenne, le long de la face interne, près l'os ; l'engorgement ou la tuméfaction de ces
glandes constitue le *cheval glandé*, et si elles sont en même
temps adhérentes et indolentes, le cheval est plus ou moins
suspect de morve. (*É.*)

tante dans tous les chevaux, elle a été regardée comme la règle la plus certaine et la plus propre à faire juger du nombre des années acquises par les uns et par les autres. Nous simplifierons, autant qu'il sera possible, cette matière, obscurcie par la manière dont elle a été traitée par presque tous les auteurs. Rejetant donc avec soin tout ce que d'autres recherches sur les *dents* pourraient nous présenter de découvertes curieuses, mais inutiles, et qui dès lors n'enrichiraient pas l'art et l'appauvriraient peut-être, en nous détournant de l'étude des objets nécessaires, nous nous contenterons d'en considérer:

1°. Le *nombre :* le cheval en a quarante ; les jumens communément n'en ont que trente-six. Il en est néanmoins qui en ont autant que le cheval, et qui, comme lui, sont pourvues de crochets ; celles-ci sont appelées *bréhaignes.* Les uns les déclarent admirables pour le service, et les excluent des haras ; les autres les préfèrent dans les haras, et les rejettent pour le service. Des opinions aussi distantes et aussi opposées ne prouvent ni un grand fonds de principes, ni même une sorte d'adresse à mettre à profit les leçons de l'expérience : leçons qui devraient tout au moins concilier les esprits sur des points de fait (1).

---

(1) *Bourgelat* laisse lui-même la question indécise ; mais il est constant, au surplus, et l'observation l'a prouvé, que les jumens *bréhaignes* sont, comme toutes les autres, également bonnes au service et pour le haras. Le mot *bréhan* signifiait anciennement et signifie encore, dans quelques endroits, *stérile, infécond :* ce n'est donc point parce que les jumens

2°. La *situation* : il en est dans les parties latérales postérieures, en delà des barres; dans les
parties latérales, en deçà des barres; et dans les
parties antérieures ou inférieures de la bouche. Les
premières sont au nombre de vingt-quatre, six à
chaque côté de chaque mâchoire : on les nomme
*mâchelières* ou *molaires*; elles ne servent en aucune
façon à la connaissance et à la distinction de l'*âge*.
Les secondes sont au nombre de quatre, une à chaque côté de chaque mâchoire : les anciens les appelaient *écaillons*, nous les appelons *crochets*. Ces
*dents* sont celles dont les cavales sont ordinairement
privées; elles sont très petites en elles, lorsqu'elles
en ont : on a vu des chevaux qui n'en avaient point,
mais le cas est rare. Enfin, les troisièmes sont au
nombre de douze, six à chaque mâchoire (1); et
ces douze *dents*, ainsi que les quatre qui constituent
les *crochets*, sont les seules à envisager ici.

3°. La *structure* : elles sont molles dans leur origine; elles ne présentent alors qu'une vessie membraneuse encore tendre, et garnie à l'extérieur d'une
humeur muqueuse. Cette vessie, partagée par diverses cloisons enduites de cette même humeur dans
les mâchelières, abonde en vaisseaux sanguins et

---

ont des crochets qu'elles sont appelées *bréhaignes*, mais
parce que l'on croyait que celles qui avaient ces sortes de
dents étaient stériles. (*E.*)

(1) Celles-ci s'appellent *incisives*, parce qu'elles servent à
couper ou inciser les herbes que l'animal pâture, comme
les mâchelières [illegible] mâcher ou à
[illegible]

nerveux ; elle se durcit insensiblement, et la substance muqueuse, devenant toujours plus compacte, forme ce que nous appelons le *blanc* ou *l'émail*. Quoi qu'il en soit, les *dents* humaines et les *dents* de l'animal dont il s'agit diffèrent en ce que cette petite vessie, fermée en dessus dans le premier, est ouverte dans le second : ainsi la cavité de la *dent* paraît et se montre au dehors dans celui-ci, tandis qu'elle est intérieure dans l'autre, et qu'on n'en aperçoit pas le moindre vestige. C'est cette même cavité qui s'efface avec l'*âge*, et lorsqu'elle est remplie, nous disons que le cheval a *rasé*. Il est encore, dans son milieu, une espèce de tache noire, qui souvent disparaît dans la *dent rasée* ou *remplie* ; et c'est cette même tache qu'on a désignée par le nom de *germe de fève*.

4°. L'*éruption* : quelques jours après que le poulain est né, on voit quatre *dents* qui percent sur le devant de la mâchoire, deux dessus et deux dessous. Peu de temps après, on en voit encore percer quatre autres à chaque côté des premières venues, et toujours deux dessus et deux dessous ; enfin, il en pousse, après un certain espace de temps écoulé, quatre autres, situées à chaque côté des huit premières, en sorte qu'on aperçoit alors douze *dents de lait* à la partie antérieure de la bouche de l'animal, six dessus et six dessous. Ces *dents de lait* sont plus petites, plus courtes, plus blanches que celles qui leur succéderont, et que nous appelons *dents de cheval* ; car celles-ci sont, au contraire, larges, plates, jaunes, et rayées depuis leur ou leur sortie des alvéoles, jusqu'à la table. On a prétendu que les premières sont encore destituées de cavité : le fait est évidemment faux ; elles en ont une comme les secondes, c'est à dire comme les *dents* de cheval ; et il serait à souhaiter qu'on eût remarqué l'époque précise où cette cavité s'efface successivement en elles, et où ces *dents* rasent et se remplissent. Les avantages de cette observation seraient la certitude avec laquelle on pourrait distinguer l'*âge* du jeune animal, jusqu'au moment de la chute de ces mêmes *dents ;* certitude qui nous garantirait du piége qu'on peut nous tendre, en nous vendant un poulain d'une année, d'une constitution forte, et qui aurait bien profité, pour un poulain ayant deux ans. Elle nous sauverait encore de l'erreur à laquelle peut nous conduire la friponnerie et la mauvaise foi de certains maquignons, qui arrachent huit *dents* de lait à des poulains, pour hâter l'*éruption* des *dents* de cheval, et qui nous mettent, par ce moyen, dans le cas de penser qu'un poulain d'un an et demi ou deux ans en a quatre, surtout si ces mêmes maquignons ont le soin de frapper adroitement la gencive à l'endroit où le crochet doit percer, et d'y faire naître une dureté qu'ils présentent comme une preuve que le crochet est prêt à sortir.

5°. Le *changement* ou la *chute*. La même règle qui a été suivie dans l'éruption des *dents* dont nous venons de parler subsiste dans leur mutation. Ces *dents* ne varient point jusqu'à l'*âge* de deux ans et demi, trois ans ; et la raison de l'incertitude de l'époque où d'autres leur succéderont naît de celle dans laquelle tout acheteur doit se trouver relativement à la différence de la nourriture qu'on aura donnée au poulain : s'il a été mis au sec de bonne heure, le changement s'exécutera à deux ans et demi ; s'il a été nourri plus long-temps à l'herbe, il s'effectuera plus tard.

Quoi qu'il en soit, les premières *dents* sont, ainsi que nous l'avons dit, au devant de la bouche, deux dessus et deux dessous. Lorsqu'elles feront place à quatre autres, rangées dans le même ordre, l'animal aura deux ans et demi, trois ans ; et ces nouvelles *dents*, qui seront des *dents de cheval,* seront appelées les *pinces.*

Les secondes *dents de lait* sont à côté de celles-là, deux dessus et deux dessous ; lorsqu'elles tomberont, l'animal aura trois ans et demi, quatre ans ; et ces nouvelles *dents* seront appelées les *mitoyennes.*

Enfin, lorsqu'il aura acquis quatre ans et demi, cinq ans, les troisièmes *dents de lait,* situées à côté de celles-ci, deux dessus et deux dessous, feront place à quatre autres, que nous nommerons les *coins.* Dans cet état, on dit que l'animal *a tout mis;* il perd dès lors le nom de *poulain,* pour prendre celui de *cheval.*

6°. L'*effacement de la cavité,* qui se montre extérieurement dans la table de chacune des secondes *dents* antérieures. Tant que cette cavité existe dans les unes ou dans les autres de ces *dents,* on dit, ainsi que nous l'avons observé, que le cheval *marque,* comme on dit qu'il a *rasé* lorsqu'elles sont toutes remplies. A l'égard du *germe de fève*, il n'importe aucunement à la connaissance de l'*âge*, parce que c'est par la cavité subsistante ou évanouie qu'on en peut juger, et non par la présence de cette tache noire, qui n'est d'aucun indice à cet égard.

La marche de la nature est ici la même que dans l'éruption ; toutes ces *dents* raseront à mesure que l'animal avancera en *âge*, et néanmoins jusqu'à un certain période de sa vie ; mais les premières sorties seront celles en qui l'*effacement* aura plus tôt lieu : ainsi, dans un cheval qui a tout mis, c'est à dire dans lequel on trouve les pinces, les mitoyennes et les coins, avec la cavité qu'on remarque dans la table de chacune de ces *dents*, et qui a, comme nous l'avons dit, quatre ans et demi, cinq ans, les pinces raseront les premières, et leur cavité remplie, l'animal aura six ans. Les mitoyennes raseront ensuite, l'animal aura sept ans. Enfin, les coins étant rasés à leur tour, l'animal aura huit ans.

La mâchoire antérieure n'ayant point de mouvement, les *dents* logées dans les alvéoles sont moins exposées à l'effet du frottement, aussi ne rasent-elles point aussitôt et en même temps que celles de la mâchoire postérieure. Des observations répétées mille fois nous ont appris qu'en suivant le temps où elles cessent de *marquer*, on a un renseignement très sûr sur l'*âge* de l'animal, au delà des huit premières années. En effet, à huit ans et demi, neuf ans, les pinces supérieures rasent ; à neuf ans et demi, dix ans, les mitoyennes ; à dix ans et demi,

...ze ans et quelquefois douze ans, les signes au delà de ce terme de douze ans, il ne nous reste plus de signes décisifs, et nous pouvons seulement juger de la vieillesse du cheval par la situation de ses *dents* antérieures, qui semblent porter moins à-plomb les unes sur les autres, et s'avancer sur le devant de la bouche (1), et par les crochets, tant de la mâchoire

------

(1) Les *dents incisives* présentent quelquefois, dans de vieux chevaux, deux caractères tout à fait opposés, qu'il est bon de faire connaître.

Ou ces dents s'allongent, jaunissent, deviennent plus profondément cannelées, ne portent plus les unes sur les autres, se déchaussent, s'écartent à leur collet, et s'avancent comme le dit *Bourgelat*, sur le devant de la bouche; ou elles restent blanches, serrées, se raccourcissent et s'usent jusqu'au bord de la gencive, qui quelquefois fait bourrelet autour d'elles; le palais les déborde comme dans les jeunes chevaux qui ont la fève ou le lampas, les bords en sont très tranchans; elles sont fortement enchâssées dans les alvéoles, et elles ressemblent à ce qu'on appelle des *chicots*.

Ces différences tiennent à la nature des alimens dont les chevaux sont nourris; ceux qui restent constamment à l'écurie, qui trouvent leur fourrage dans l'auge, ou qui n'ont que la peine de le tirer du râtelier, n'usent point les *incisives*, qui n'ont, pour ainsi dire, aucun travail à faire; tandis que dans ceux qui pâturent, au contraire, ces dents ont à faire tout le travail pour lequel la nature les a destinées : l'usure a lieu d'autant plus vite que les pâturages sont plus secs et les herbes plus dures; aussi voit-on les chevaux nourris dans les landes, sur les bruyères et dans les bois, avoir les *dents incisives* usées plus promptement que les autres.

Il n'en faut pas moins conclure, malgré ces différences,

postérieure que de l'antérieure, qui sont alors arrondis, émoussés, et qui ont perdu toute leur cannelure (1).

Nous croyons devoir ajouter que l'éruption des
*dents* que nous nommons ainsi ne peut jamais être
une preuve certaine des termes différens et apercé-
vables de la vie de l'animal. Tous ceux qui s'en feront un principe de décision tomberont dans l'erreur
par une infinité de raisons ; la première est que les
jumens n'en ont pas ordinairement : or, comment
en arbitreraient-ils l'*âge*? La seconde est que l'on a
vu des chevaux qui en étaient privés ; la troisième,
que leur protrusion n'a pas toujours lieu dans un
ordre fixe et constant, les crochets de la mâchoire
postérieure perçant communément à trois ans et
demi, quatre ans, ceux de la mâchoire antérieure
à quatre ans, quatre ans et demi, mais quelquefois
les premiers étant prévenus par les seconds : d'où il
suit que les personnes qui s'attachent à la considé-

---

que les chevaux qui ont les *dents incisives* longues et décharnées, et ceux qui les ont très courtes et très usées sont
également vieux. Ces derniers sont plus facilement *contre-
marqués* par les maquignons, qui les font passer pour beaucoup plus jeunes qu'ils ne le sont réellement, aux yeux des
personnes peu attentives. (*É.*)

(1) Les crochets sont encore, dans de vieux chevaux, non
seulement arrondis et émoussés, mais usés et aplatis comme
les dents dont nous venons de parler, soit par l'effet du mors
qui a porté dessus, soit par l'effet des alimens. On remarque
aussi quelquefois que ces dents, ainsi que les incisives et les
molaires, sont encroûtées, enchâssées à leur base par une
espèce de tuf assez dur. (*É.*)

ration de ces *dents*, partant d'un point non solide et
non stable, asseoient leur jugement sur le fondement
le plus faible et le plus fragile.

Au surplus, tous les indices d'une vieillesse certaine, autres que ceux dont nous avons parlé, et
auxquels beaucoup de gens se rapportent encore,
sont absolument faux : tel est celui d'un nouveau
nœud ou d'une nouvelle vertèbre de la queue qu'on
croit survenir à l'*âge* de quatorze ans ; tel est celui
des salières creuses, des cils blancs, des plis comptés
de la lèvre antérieure, plis qu'on a dit être en même
nombre que les années du cheval ; tel est, enfin, le
pli conservé dans la peau de l'épaule lorsqu'on l'a
pincée, etc.

7°. La *permanence de la cavité*, permanence qui
constitue les chevaux que nous appelons *bégus*. Il
en est de trois espèces. La première comprend ceux
qui marquent toujours et à toutes les *dents ;* la seconde, ceux qui marquent toujours aux mitoyennes
et aux coins seuls ; la troisième est formée de ceux
en qui les coins seuls ne rasent jamais. Il est aisé de
reconnaître les chevaux *bégus* de la première espèce,
en considérant la profondeur de la cavité des *dents.*
A l'*âge* de cinq ans faits, il est certain que celle des
pinces doit être moins considérable que celle des
mitoyennes et dès coins, et celle des mitoyennes
moins profonde que celle de ces dernières *dents :* or,
dans la supposition d'un cheval *bégu* de toutes les
*dents,* l'égalité de la cavité des unes et des autres
est une preuve qu'il est *bégu* de la première espèce.
Celui qui ne marque qu'aux mitoyennes et aux coins

est facilement aperçu *bégu*, si l'on compare la cavité de ces dernières *dents*; quant au cheval *bégu* de la *dent* du coin seulement, il faut recourir aux *dents* de la mâchoire antérieure, dont peut-être il ne sera pas *bégu*, et examiner l'arrondissement, la cannelure des crochets, etc. Les jumens et les chevaux hongres sont plus communément *bégus* que les chevaux entiers.

8°. La *permanence du germe de fève*, permanence qui constitue les chevaux que l'on pourrait appeler *faux bégus*; elle n'annonce rien, la seule marque que l'on doive consulter étant la cavité de la *dent.*

9°. La *marque* ou la *cavité artificielle*, d'où résultent les chevaux dits *contre-marqués*. Cette cavité, pratiquée dans les *dents,* quand la cavité naturelle est évanouie, avec un burin d'acier semblable à celui que l'on emploie pour travailler l'ivoire, est une fraude de la part des maquignons. Cette fraude n'en impose qu'à ceux qui ne considèrent pas attentivement la *dent.* L'objet du maquignon est de persuader que le cheval qu'il a *contre-marqué marque* encore; mais les traits du burin, la facilité d'enlever le germe de fève, imité avec l'encre grasse qui a été vidée dans la cavité factice, ou l'impression du feu , remarquable par le cercle jaunâtre qu'on aperçoit aux environs du trou fait dans la *dent* quand elle a été brûlée, garantissent aisément du piége, surtout si l'on a soin de nettoyer ces parties de l'écume excitée par la mie de pain séchée et pilée avec du sel, que ces mêmes maquignons ont attention de mettre dans la bouche de l'animal, à l'effet de mieux déguiser la fourberie (1).

10°. Les *autres marques* qui peuvent indiquer le cheval qui a le *tic*. Nous appelons de ce nom toute habitude contractée, de quelque nature qu'elle puisse être. Ainsi le cheval qui se berce continuellement de droite à gauche et de gauche à droite a le *tic*, et ce *tic* est le *tic de l'ours*, parce que ces sortes d'animaux sont sans cesse en mouvement. Celui qui se campe mal, qui mord, qui rue, en qui l'on remarque, enfin, une action fréquente et réitérée, consistant à ronger la mangeoire ou le râtelier avec les *dents* de la mâchoire antérieure et postérieure, ou de l'une de ces mâchoires seulement, cette action étant suivie et accompagnée d'un bruit ou d'une flatuosité désagréable, soit qu'elle soit encore exécutée en l'air, ou sur la bride, ou sur le timon, est un cheval *tiqueur*. Il est aisé de reconnaître aux *dents* ceux qui *tiquent* sur la mangeoire, sur le râtelier et sur le timon. Dans le cas où ils appuient toutes les *dents*, les mitoyennes et les pinces de dessus et dessous paraissent usées;

---

(1) Les maquignons raccourcissent encore les dents, en les limant lorsqu'elles sont trop longues, et ils les *contremarquent* ensuite. Cette fraude est d'autant plus facile à reconnaître, que les dents raccourcies ne sont plus à plomb les unes sur les autres dans les deux mâchoires, et qu'il reste entr'elles, lorsque la bouche est fermée, un espace vide. Cet espace vient de ce que les dents mâchelières étant poussées dans la même proportion que les incisives, et n'ayant point été raccourcies comme celles-ci, empêchent, lorsqu'elles se touchent, les incisives d'en faire autant. (*É.*)

6.

dans celui où ils n'emploient que les *dents* de l'une ou de l'autre mâchoire, ces mêmes *dents*, c'est à dire les mitoyennes et les pinces de la mâchoire dont ils *tiquent*, sont très différentes de celles dont ils ne *tiquent* pas.

Il est bon de savoir encore que l'éruption des *dents* antérieures, et plus communément encore celle des crochets, est extrêmement douloureuse. La protrusion violente de ceux-ci cause des flux de ventre ou diarrhées considérables, et souvent l'obscurcissement de la vue. La sortie des *dents* molaires ne produit pas les mêmes inconvéniens. Celles-ci ont des aspérités dans les chevaux avancés en âge, elles les incommodent beaucoup, en ce que la langue et les joues en sont piquées et offensées. Dans cet état, ils ne peuvent broyer les alimens, ils n'en tirent que le suc. Des pelotons de foin mâché, et en réserve entre les joues et les *dents,* tombent à terre ou dans la mangeoire : c'est ce que l'on exprime en disant que le cheval fait *grenier* ou fait *magasin.*

Nous ajouterons que les *dents* de cheval sont encore sujettes à la carie, mais beaucoup moins que celles de l'homme ; qu'il est des chevaux qui ont des *surdents,* c'est à dire des *dents surnuméraires* poussées à l'une et à l'autre mâchoire, soit en dehors, soit en dedans (1) ; enfin, qu'il est des *dents* que

---

(1) Ces *surdents* ne sont le plus souvent que des *dents de lait* retenues, au moment de leur chute, entre les *dents de cheval,* de manière à ne pouvoir tomber ; on en voit quelquefois entre les *incisives :* elles sont bien plus fréquemment placées en dehors qu'en dedans. (*E.*)

nous appelons *dents de loup*, et telles sont celles qui s'avancent en dedans ou en dehors, et qui, n'étant pas dans leur situation naturelle, fatiguent considérablement l'animal. Les premières au dessus des crochets, et quelquefois les crochets eux-mêmes, sont dans cette position (1).

### De l'Encolure.

L'*encolure* donne à l'animal, dans son avant-main, des graces, de la beauté, de la noblesse et de l'agrément. Sa bonne ou sa mauvaise conformation décide aussi, en partie, des qualités qu'on recherche en lui. On en considérera :

1°. La *longueur*, qui doit être proportionnée au corps, et elle sera telle si elle égale celle de la tête.

---

(1) Avant de quitter la tête, on doit observer qu'il est encore sur cette partie, principalement autour des yeux, du nez, des lèvres, du menton et de la barbe, des *poils* isolés, beaucoup plus longs que ceux qui couvrent le reste du corps de l'animal, plus forts et de la nature des crins. Ces *poils*, qu'on ne rencontre qu'en petite quantité dans les chevaux fins, sont plus abondans dans les chevaux communs, et surtout dans les chevaux entiers, que dans les jumens et dans les chevaux hongres. On les coupe ou on les arrache ordinairement; et il est certain que, dans l'état de domesticité. ils deviennent inutiles au but pour lequel la nature les avait placés sur cette partie.

Il est aussi des chevaux qui ont au bout du nez, sur la lèvre antérieure, de chaque côté, une petite touffe de *poils* plus forts que ceux du reste de la robe et qu'on ne les trouve ordinairement dans cette partie : ces *poils* forment de véritables *moustaches* qu'on ne doit pas omettre dans les signalemens. (*É.*)

Des *encolures courtes* sont ordinairement épaisses et chargées ; elles rendent le cheval pesant à la main : d'une autre part, les *encolures molles* et *effilées* sont faibles ; les chevaux en qui elles sont ainsi conformées battent sans cesse à la main ; ils ne peuvent soutenir un appui ferme, comme ceux en qui elles ont trop d'épaisseur ont ordinairement un appui sourd. Cette partie étant un corps intermédiaire entre la main du cavalier et la bouche du cheval, on doit comprendre que trop de flexibilité ou d'inflexibilité influe nécessairement sur la bonté et la sensibilité de la bouche.

2°. La *sortie du garrot*. Une *encolure bien sortie* monte et s'élève sur-le-champ, en diminuant imperceptiblement et peu à peu d'épaisseur jusqu'à la tête, et en se contournant, à mesure qu'elle en approche. La perfection de ce contour forme ce que nous appelons des *encolures bien rouées*. Si le contour, l'arc ou la rondeur se trouvent en dessous, au lieu d'être en dessus, l'*encolure* est dite *renversée* ou *encolure de cerf* : alors elle ne sort point directement du garrot, elle naît d'une espèce d'enfoncement qu'on appelle *coup de hache*, elle donne au cheval la facilité de s'armer. Il faut aussi que la partie inférieure d'une *encolure bien sortie* descende jusqu'au poitrail en forme de talus ; si, au contraire, elle tombe à plomb, elle est dite *fausse ;* et lorsque la partie supérieure tombe, incline et penche plus d'un côté que d'un autre, elle est dite *penchante ;* celles-ci, bien loin d'être *tranchantes,* comme elles doivent l'être, près de la crinière, sont, en cet endroit, très charnues, et c'est sous le poids de cette chair que cette même partie succombe. Ce défaut existe dans la plupart des chevaux entiers d'un certain âge (1).

3°. Les *crins* ou la *crinière*. Ils doivent être longs et en petite quantité ; l'*encolure* ne doit point en être surchargée, elle en doit être médiocrement garnie ; une *crinière* large et trop fournie gâte cette partie, et elle exige des soins extrêmes de la part des palefreniers. Elle est assez ordinairement trop épaisse dans les chevaux entiers ; on y remédie en arrachant une certaine portion des *crins* qui la forment (2). Les chevaux de trait et de labour, en qui ce défaut existe, surtout dans la partie qui avoisine le garrot, et à l'*encolure* desquels on observe quantité de plis, sont sujets à une espèce de gale qui corrode le poil et fait tomber les *crins*. Cette gale ou cette maladie a été appelée le *roux vieux*.

On doit prendre garde aussi qu'il n'y ait, dans le

---

(1) La forme de l'*encolure* varie dans les différentes races de chevaux, elle est même un caractère distinctif de quelques unes ; il en est dans lesquelles une *encolure bien rouée* serait un défaut. Voyez ce qui a été dit à ce sujet, en parlant des chevaux arabes, dans *l'Instruction sur l'Amélioration des chevaux en France*. (*É.*)

(2) La *crinière* est ordinairement couchée ou tombante sur un des côtés de l'*encolure* ; lorsque les *crins* sont trop abondans, on les dirige également des deux côtés, on dit alors que la *crinière* est *double* ; quelquefois on la coupe dans toute sa longueur à un ou deux pouces de la base des crins ; elle est dite alors *en brosse, en vergette* ou *à la housarde*. (*É.*)

cheval, aucune tumeur sur le sommet de *l'encolure*, près de la tête, ou sur le sommet de la tête même, entre les deux oreilles; ces tumeurs, de l'espèce de celles qu'on appelle dans l'homme le *talpa* et le *testudo*, ayant souvent des suites très dangereuses (1).

## Du Garrot.

On doit considérer dans le *garrot* :

1°. La *hauteur*. Plus il est élevé, plus l'encolure paraît belle. S'il est bas, au contraire, l'encolure semble toujours mal sortie; et la selle, ne pouvant être fixée et se tenir à sa place, avance et porte continuellement sur les épaules.

2°. La *conformation*. Il doit être tranchant et décharné. Trop de chair opère son arrondissement. Il n'en est que plus aisément foulé, meurtri et blessé, soit dans le cas où une selle dont les arçons, trop larges ou entr'ouverts, en laisseraient descendre l'arcade sur cette partie, soit dans celui de la morsure d'un autre cheval, de quelques coups, d'un frottement violent contre un corps dur quelconque, etc.; et toute blessure en cet endroit peut devenir une maladie grave (2). D'ailleurs, il arrive rarement que le *garrot* soit charnu, et que les épaules soient déchargées.

---

(1) Voyez la description et le traitement de cette maladie par *Chabert*, dans les *Instructions et Observations sur les maladies des animaux domestiques*, déjà citées, tome II, 2e. partie. (*É.*)

(2) Cet accident s'appelle *mal de garrot*, et le cheval qui en est affecté est dit *garrotté* ou *dégarrotté*. (*É.*)

( 8 )

*Du Poitrail.*

Il faut examiner dans le *poitrail* :

La *largeur*. L'étroitesse de cette partie est un indice de la faiblesse de l'animal. Elle doit être proportionnée au volume et à la masse du corps, car il
peut se faire que dans tels chevaux elle pèche pour
être trop *large*, comme dans d'autres pour être trop
*rétrécie*.

Une tumeur accompagnée de la fièvre, et qui
se montre sur cette partie, peut être une maladie
dangereuse, que nous nommons *ancœur*, ou *anti-
cœur*, ou *avantcœur* (1).

DES EXTRÉMITÉS ANTÉRIEURES.

*De l'Épaule et du Bras.*

On doit se rappeler que nous avons déjà fait
mention de l'erreur dans laquelle on tombe en con-
fondant l'*épaule* et le *bras*, et en ne faisant qu'une
seule partie de ces deux portions supérieures de
l'extrémité dont il s'agit : l'une et l'autre semblent,
à la vérité, n'en présenter qu'une extérieurement ;
mais l'omoplate, qui forme l'*épaule*, fait des mou-

----

(1) Une autre tumeur dure, indolente, ronde, plus ou
moins volumineuse, connue sous le nom de *loupe*, se montre
aussi sur l'un ou l'autre côté du *poitrail*, et quelquefois dans
le milieu ; cette tumeur, plus fréquente dans les chevaux de
trait, et qui est la suite de contusions, du frottement du
collier ou de la bricole, est d'autant plus à redouter, qu'elle
met le cheval hors d'état de travailler pendant long-temps. (*É.*)

vemens opérés par les muscles qui lui sont propres ; cette partie est portée par eux en avant, en arrière, en haut, en bas, et elle est rapprochée des côtes, tandis que l'humérus, d'où résulte ce que nous appelons le *bras*, participe non seulement des mouvemens, mais en exécute lui-même en avant, en arrière, en dedans, en dehors, en rond et en manière de pivot, vu son articulation par genou avec l'omoplate, et au moyen des organes moteurs qui lui ont été départis.

On considérera dans l'*épaule* et dans le *bras* :

1°. La *forme*. Ces parties doivent être plates : lorsqu'elles sont rondes, grosses et trop chargées de chair, l'animal est pesant, il se lasse facilement, il bronche, et le poids énorme supporté par les jambes de devant en occasione bientôt la ruine. Il ne faut pas cependant qu'elles soient décharnées, le tissu de leurs muscles serait alors composé de moins de fibres ou de fibres plus minces ; leur force en serait donc moins considérable, et ces parties ne pourraient que devenir débiles, après un certain temps de travail.

2°. Les *mouvemens*, qui doivent être exactement libres : tout cheval en qui ces parties ne sont pas agissantes ne marche jamais agréablement et sûrement. L'action ne partant, pour ainsi dire, alors que de la jambe, est toujours contrainte, et toute action contrainte est nécessairement privée de fermeté, de solidité et de grace. Si ces parties ne sont que *nouées* en quelque façon, ou simplement *engourdies*, le défaut de liberté peut se réparer par l'art et par l'exercice. Il n'en est pas de même lorsqu'un vice de conformation est la source de leur inaction ou de leur paresse, comme quand les bras sont *chevillés*, paraissent attachés l'un à l'autre, et sont serrés et liés, en quelque sorte, par une *cheville*, pour me servir de l'expression en usage. Il est rare aussi qu'on puisse triompher de leur froideur, ordinairement caractérisée par le défaut de mouvement et par la douleur qui y est jointe, selon la différence des causes qui y ont donné lieu ; et le desséchement de ces parties, dans lesquelles la circulation ne s'exécute pas parfaitement, les liqueurs ne pouvant parvenir dans les dernières ramifications, soit à raison d'un trop long repos, soit à raison de l'interception des esprits animaux, ne doit pas laisser plus d'espérance (1).

Du reste, on doit faire attention à ce que l'action de ces mêmes parties soit franche, et s'effectue dans la direction naturelle qu'elles doivent suivre, eu égard aux différens mouvemens qui leur sont permis ; car si l'animal fauche en cheminant, c'est à dire s'il décrit un demi-cercle en dehors et de côté avec la jambe, au lieu de la porter en avant au moment où il doit marcher, il y a *écart* ou *effort*, c'est à dire une disjonction ou une séparation forcée du *bras* d'avec le corps ; et cette disjonction, portée

---

(1) Dans ce cas, on dit que le cheval a les *épaules froides*, ou qu'il est *pris des épaules*. Ce vice est fréquent dans les chevaux anglais et dans ceux qui en descendent, surtout lorsqu'ils travaillent sur le pavé. (*É.*)

au dernier degré de violence, constitue ce que nous appelons *entr'ouverture*. L'action de faucher provient donc, dans ces cas, de la douleur que l'animal ressent, et de l'engorgement qu'occasione la lymphe extravasée et épaissie en plus ou moins grande quantité entre le *bras* et les côtes, et quelquefois entre les côtes et l'omoplate, en suite de la rupture et de la dilacération des vaisseaux qui la contiennent. Selon les degrés du mal, la claudication est plus ou moins grande ; on distinguera celle qui pourrait avoir pour principe un heurt, un coup, ou un froissement causé par les mamelles de l'arçon, à l'enflure de la partie, et à la douleur que l'animal témoignera lorsque l'on tentera de mouvoir son *bras* en avant et en arrière. Au surplus, lorsque la claudication procède de l'*épaule* et du *bras*, ordinairement elle est moindre quand l'animal ayant marché, ces parties se trouvent échauffées : au lieu que, quand elle procède du pied, l'animal, après le plus léger exercice, boite toujours davantage (1).

### De l'Avant-Bras.

L'*avant-bras*, pris jusqu'à présent pour le *bras*, résulte de l'os que nous nommons cubitus. On en considérera :

1°. La *longueur*, qui doit être proportionnée, soit à l'épaisseur du corps, soit à la hauteur de l'animal, soit, enfin, aux justes dimensions des autres

---

(1) C'est ce qu'on appelle communément *vieille boiterie*, ou *boiterie de vieux mal*. (*É.*)

parties qui terminent les extrémités antérieures. Un *avant-bras* trop *court* est un vice essentiel de conformation, en ce que dès lors le canon se trouve nécessairement plus long, son étendue devant suppléer à celle qui manque dans le cubitus : or, dès que le canon, infiniment moins considérable et moins volumineux que le cubitus, et formant la partie la plus menue de la jambe, réparera, par son plus de longueur, la brièveté de *l'avant-bras*, l'extrémité en sera beaucoup plus faible et sujette à une ruine plus prochaine. Il est vrai que les mouvemens de l'animal en paraîtront plus beaux, en ce qu'ils seront plus relevés, puisque, l'articulation du genou étant dans une situation plus haute, le cheval troussera davantage, et fera montre de beaucoup plus de liberté et de ressort ; mais cette apparence de vigueur d'action est trompeuse, et n'en impose qu'aux yeux.

2°. La *largeur*. Cette partie devant être pourvue de muscles considérables et bien prononcés, c'est alors qu'on dit, en se servant, à la vérité, d'une expression très impropre, que *l'avant-bras* est *nerveux*. S'il est maigre et peu fourni, il péchera par le défaut de force, défaut qui naîtra de la moindre quantité ou du peu d'abondance des fibres qui entrent dans la composition des muscles dont le cubitus est recouvert, et qui le soutiennent.

3°. La *distance entre l'un et l'autre*. Lorsqu'elle est telle qu'elle doit être, le cheval est parfaitement *ouvert*. Est-elle trop forte ? il ne peut être que chargé : il est par conséquent lourd et pesant. Est-elle petite et médiocre ? il est *serré du devant ;* ce qui dénote en lui une faiblesse, d'ailleurs prouvée et démontrée par son allure : car il *croise* et *s'entretaille* pour l'ordinaire en marchant.

On dit, au surplus, que les chevaux sont *frayés aux ars,* ou dans la partie latérale interne et supérieure de *l'avant-bras,* lorsqu'il y a écorchure avec inflammation, en suite d'un frottement continuel de cette partie contre le corps. Un voyage de longue haleine occasione cet événement, surtout lorsque le cuir est naturellement délicat ; mais il ne présente rien de redoutable, quoique l'animal en soit souvent incommodé au point de faucher en marchant, comme s'il avait fait un écart.

### Du Coude.

C'est de l'apophyse olécrâne que dérive le *coude.* On en considérera :

La *situation.* Sa pointe ou son extrémité supérieure doit être directement vis à vis le grasset, et en opposition à cette partie. Le *coude trop en dedans* se trouve nécessairement tourné et serré contre les côtes ; cette position s'oppose à la liberté de son action et de celle de l'extrémité même. Telle est sa conformation dans la plupart des chevaux que nous nommons *panards,* c'est à dire dans la plupart des chevaux dont les pieds sont tournés en dehors. Le *coude* est-il *trop en dehors ?* sa situation donne lieu à un vice directement contraire, et l'animal est dit *cagneux ;* les pieds sont tournés en dedans ; et, soit qu'il marche, soit qu'il se campe, les pinces se regardent, comme les talons se regardent dans le premier. L'une et l'autre de ces imperfections mettent le cheval hors du degré et du point de force dans lequel il doit être. Il ne peut, en effet, se soutenir et cheminer franchement et sûrement, si le poids de son corps, élevé sur ses quatre jambes comme sur quatre colonnes, ne porte et ne repose sur une base fixe et solide, c'est à dire sur toute l'étendue de son pied ; car une partie de ce même pied étant surchargée, il est certain que la machine est dans une position contre nature et peu stable. Or, dans le cheval *panard*, la masse est plus rejetée sur les quartiers de dedans que sur les quartiers de dehors, et dans le cheval *cagneux*, les quartiers de dehors en supportent, au contraire, la plus grande partie. L'animal, dans l'une et dans l'autre de ces circonstances, ne peut donc être absolument que hors de cet équilibre et de ce point de fermeté qui est le principal fondement et le premier soutien de l'édifice.

On aperçoit quelquefois à la tête ou à la pointe du *coude* une tumeur dure de l'espèce de celles que nous nommons *loupes;* quelquefois on n'y rencontre qu'une simple callosité ; l'une et l'autre constituent la maladie appelée du nom d'*éponge,* dénomination qu'elle tire et qu'elle reçoit de la cause qui la produit; car elle n'est occasionée que par le contact violent et réitéré des éponges du fer qui appuient contre cette partie lorsque les chevaux se couchent en vaches, c'est à dire, lorsqu'étant couchés, leurs jambes sont repliées de manière que leurs talons répondent aux *coudes*, et soutiennent presque tout le faix de l'avant-main (1).

### De la Châtaigne.

On doit considérer dans la *châtaigne* :

1°. Son *volume*, médiocre dans les jambes sèches et peu chargées de poils et d'humeurs, est plus considérable dans celles où les liqueurs abondent.

2°. Sa *consistance*. Elle augmente en dureté dans le cheval qui vieillit, parce que, les vaisseaux s'oblitérant alors peu à peu, toutes les parties se dessèchent.

On a soin de la couper lorsqu'elle est trop considérable, et non de l'arracher, dans la crainte d'occasioner une plaie.

### Du Genou.

On considérera dans le *genou* :

1°. Son *volume*. Il doit être en proportion avec la jambe de l'animal, descendre et se terminer également dans ses parties latérales. Une inégalité éminente sur l'une d'elles est pour l'ordinaire l'effet d'une tumeur de l'os. Nous la nommons *osselet* : les suites en sont funestes, puisqu'elle tend à priver l'articulation de son jeu naturel.

2°. Sa *forme*, qui doit être plate et non ronde ; car, dans ce dernier état, elle annoncerait une jambe

_______________

(1) Quelquefois aussi c'est une tumeur molle, ulcérée, qui laisse suinter une humeur roussâtre, dont le siége est dans le tissu cellulaire, et qui sort en plus grande abondance et comme d'une éponge lorsqu'on la comprime. Peut-être aussi est-ce là une des causes du nom qu'elle porte. (*É.*)

travaillée. Il en serait de même si cette partie était enflée.

3°. Son *effacement*. Le *genou effacé* est celui sur lequel l'avant-bras tombe perpendiculairement. S'il sort de la ligne perpendiculaire en avant, l'animal est dit *arqué* ou *brassicourt*. Le premier de ces défauts provient d'un travail long ou excessif, et on le reconnaît, surtout dans un animal d'un certain âge, aux différentes maladies dont ses jambes sont d'ailleurs affectées, et qui en décèlent la ruine ; il a pour cause encore les entraves que l'on met aux poulains. Le second est un vice de conformation. On ne saurait les regarder l'un et l'autre comme indifférens, puisque, par la fausse position du *genou*, la jambe perd une grande partie de la force qu'elle aurait sans l'inclinaison de cette partie.

4°. La *distance de l'un à l'autre*. Des *genoux* trop rapprochés et serrés l'un contre l'autre, les pieds étant écartés, constituent encore les chevaux que nous appelons *cagneux*, et ces *genoux* sont dits *genoux de bœuf*. Une pareille difformité, dont on doit toujours accuser la nature, les rend incapables de service.

5°. Les *poils qui en recouvrent le tégument*. Lorsque le *genou* est dénué de poils, nous disons que le cheval est *couronné*. La chute de ces mêmes poils est ordinairement occasionée par celle de l'animal. On doit donc se défier, en pareil cas, de la bonté de ses jambes, à moins qu'on ne soit positivement sûr qu'il s'est *couronné* par accident, comme en heurtant de cette partie contre l'auge.

7

Des fentes ou des crevasses au pli du *genou*, d'où découle une humeur séreuse et fétide, sont nommées *malandres* quand elles sont longitudinales, et *râpes* quand elles sont transversales. C'est au moyen de ces distinctions puériles et de ces différentes dénominations accordées à des maux qui reconnaissent une seule et même cause, que l'art vétérinaire est demeuré aussi obscur et aussi confus.

Il est des râpes et des malandres tellement endurcies, qu'elles embarrassent le mouvement de la jambe, et font boiter l'animal.

### Du Canon.

Il faut considérer dans le *canon* :

1°. Son *épaisseur* ou son *diamètre*. Il doit être proportionné à l'avant-bras. Sa grosseur est-elle trop considérable ? la jambe en est défectueuse. Est-il trop mince ? l'animal manque de force, à moins que ce défaut ne soit réparé par celle du tendon, comme dans les chevaux barbes, dans les chevaux turcs, dans les chevaux de la vraie race limousine, etc.

2°. Sa *longueur*. Voyez *De l'Avant-Bras*, page 92.

On a encore très mal à propos multiplié les noms, relativement aux tumeurs osseuses qui peuvent affecter le *canon*. On a appelé *suros* une tumeur dure, située dans cette partie, et qui dépend de l'os même; *osselet*, cette même tumeur placée sur le *canon* dans la partie inférieure de la jambe du côté du boulet ; et *fusées*, deux ou plusieurs *suros* contigus et les uns sur les autres. On a nommé *suros simple* celui qui occupe la partie latérale du *canon*, plus communément l'interne que l'externe ; *suros chevillés*, deux *suros* dont l'un à la partie latérale interne, l'autre à la partie latérale externe, sont tellement vis à vis l'un de l'autre, qu'on dirait que le *canon* est traversé par une cheville osseuse ; *suros nerveux*, ou mieux *suros tendineux*, ceux qui avoisinent le tendon ; *suros près l'articulation*, ceux qui sont près du boulet.

Le *suros simple* dans la partie latérale interne n'offre, pour l'ordinaire, rien de dangereux. Il provient quelquefois d'un vice intérieur lorsqu'il occupe la partie latérale externe, et alors il peut avoir de mauvaises suites, vu la présupposition de l'épaississement de la lymphe, qui n'en est que plus disposée à s'arrêter dans les endroits où elle rencontre le plus d'obstacles à sa circulation, et c'est sans doute dans les os que résidera principalement cet obstacle. Nous trouvons nombre de chevaux dont la plupart des vertèbres sont exostosées par cette cause. Le *suros chevillé* est toujours à craindre ; le *suros tendineux* rend le jeu des tendons difficile et douloureux par le passage de ces mêmes tendons sur la tumeur osseuse ; le cheval boitera plus ou moins bas, et pourra devenir incapable de service. Le *suros près de l'articulation*, s'étendant insensiblement jusque dans l'article même, en empêchera et en détruira le mouvement.

### Du Tendon.

On a jusqu'à présent très mal à propos compris, ainsi que nous l'avons observé, sous la dénomination générale de nerfs, les *tendons* situés à la partie postérieure du canon. Il faut en considérer :

1°. Le *volume*, qui doit être proportionné à l'épaisseur du canon, de manière à augmenter la largeur de la jambe en cet endroit, et à aider en quelque sorte à lui donner la forme plate qu'elle doit avoir. Des *tendons grêles* et *petits* annoncent la faiblesse de cette partie, qui s'arrondit au moindre travail, et nous disons, dans cet état, que l'animal a des *jambes de veau*.

2°. L'*égalité de ce volume* dans toute l'étendue de ces mêmes *tendons*. Lorsqu'il est moins considérable immédiatement au dessous du pli du genou, les *tendons* sont appelés et regardés comme *faillis*. Ce n'est pas qu'ils ne soient pourvus d'une même quantité de fibres que les muscles dont ils dérivent et dont ils sont une suite ; mais ces fibres sont comme étranglées entr'elles et plus serrées en cet endroit que dans le surplus de la longueur de ces parties : d'où il arrive qu'elles ne répondent qu'avec peine au mouvement de contraction des fibres charnues, et que cette interception de mouvement influe sur les différentes actions de la portion de l'extrémité à mouvoir.

3°. Leur *écartement de l'os*. Cet écartement donnant plus de force ou plus d'effet à la contraction musculaire en les éloignant du centre de mouvement, s'ils en sont près, cette force ou cet effet diminue, la jambe en est plus travaillée par des efforts violens et pénibles.

4°. Le *trop de sensibilité* qui, y supposant de la

douleur, les tire de leur état naturel : or, une partie souffrante ne peut être mue que la douleur n'accroisse, et cette augmentation de douleur doit nécessairement priver celles-ci de la facilité et de la liberté qu'elles auraient dans leur action et dans leur jeu.

5°. Leur *sécheresse*. On aperçoit quelquefois, par le tact, une sorte d'humeur que l'on croit mal à propos placée entre le canon et les *tendons*. Cette humeur n'est autre chose que l'humeur synoviale, qui est dans leur gaîne même et qui y séjourne à raison de l'obstruction des vaisseaux chargés de la reporter dans la masse. Elle doit nécessairement contracter, par son séjour, de très mauvaises qualités qui influeraient infailliblement dans la suite sur la force et la bonté de l'extrémité.

Un coup quelconque donné sur le *tendon* donne lieu à une tumeur ou à un engorgement qu'on appelle encore, par suite d'une mauvaise dénomination, *nerf-ferrure*, pour *tendon féru*. Cet accident, selon le degré de ses effets, peut être plus ou moins dangereux.

### Du Boulet.

On doit considérer dans le *boulet* :

1°. Sa *position*. L'animal est bien planté quand la face antérieure du *boulet* se trouve environ deux ou trois doigts plus en arrière que la couronne. S'il avance autant que cette dernière partie, s'il est sur une ligne perpendiculaire au genou et au canon, le cheval est *droit sur ses membres*, et cette situation défectueuse annonce qu'il est ruiné. Dans le cas, aussi, où le *boulet* est sur une ligne perpendiculaire à la pince, le cheval est *bouté* ou *bouleté*, position si contraire à sa conformation primitive, qu'il est totalement à rejeter. Il en est encore une vicieuse à laquelle on ne saurait trop faire d'attention ; c'est celle où cette partie se trouve, par une erreur de la nature, rejetée trop en dehors ou trop en dedans : alors l'animal est d'autant plus mal articulé, qu'elle ne répond d'aucune manière juste et positive à la ligne du canon, et l'extrémité perd, dans ce cas, une grande partie de sa force. S'il est mal tourné, si sa face antérieure est dévoyée intérieurement, le pied suivant cette direction, l'animal est *cagneux*, comme si elle regarde la face externe, l'animal est *panard;* défauts qui peuvent encore provenir du genou comme du coude, ainsi que nous l'avons dit.

2°. Son *épaisseur* ou son *volume,* qui doit être à raison de l'épaisseur de la jambe. Des *boulets* menus et petits sont la plupart trop flexibles, et cette flexibilité est un indice presque certain de leur faiblesse : cette partie ainsi conformée, le cheval communément se lasse et se fatigue dans le plus léger travail ; elle est bientôt gorgée, et, l'enflure dissipée, il y reste ou il y survient des *molettes.* Nous appelons de ce nom une tumeur molle et indolente dans son principe, mais dure et sensible ensuite et par succession de temps. Placée entre l'os et le tendon, à côté, vers le haut, ou en dedans, ou en dehors du *boulet,* elle est dite *molette simple.* Quand elle est située sur le tendon même, nous la nommons, toujours par corruption, *molette nerveuse*, et le *boulet* des extrémités postérieures en est plus fréquemment attaqué que celui des extrémités antérieures. Enfin, nous disons qu'elle est *soufflée*, quand elle survient au dessus de la partie postérieure du *boulet*, et qu'elle se fait voir des deux côtés, en dedans et en dehors. La molette soufflée n'est pas moins à redouter que la molette nerveuse. Quant aux osselets dont nous avons déjà fait mention en parlant des suros, ils viennent indifféremment en dedans et en dehors. L'osselet simple est celui qui n'approche ni de cette articulation ni du tendon; celui qui descend dans l'articulation est très pernicieux, en ce qu'il s'oppose à son mouvement; celui qui se trouve placé entre l'os et le tendon, et qui occupe quelquefois même le tendon entier par sa largeur, n'est pas moins à craindre.

3°. L'*état dans lequel il est*. Son enflure provient souvent d'un travail excessif : assez fréquemment alors le *boulet* est *couronné*, c'est à dire qu'on y observe une tumeur qui l'environne et qui le cercle; en pareil cas, il ne faut pas se charger du cheval. Elle peut provenir aussi d'un repos trop long et d'une infinité d'autres causes, comme, par exemple, d'une luxation, d'une entorse, d'une contusion, etc. Dans la *luxation*, le déplacement de l'os est apparent; il y a douleur considérable et perte de mouvement. L'*entorse*, que nous appelons encore *mémarchure*, pour exprimer sans doute, par le nom du mal même, la cause qui l'a produite, est infiniment plus rebelle dans les *boulets* de derrière que dans les *boulets* de devant. Elle est la suite d'un faux pas, de la position du pied à faux dans un endroit ou sur un sol raboteux, de son engagement entre deux pavés ; ce qui arrive communément par la faute des palefreniers, qui tournent trop court les chevaux en les sortant de leur place, etc. On la reconnaît à la claudication du cheval, à la chaleur, au gonflement, à l'action lente et traînée du *boulet*, etc. Enfin, la *contusion* résulte ici du frottement ou du heurt continuel et répété du pied qu'il meut contre le *boulet* de la jambe qui reste à terre : nous disons alors que le cheval *s'attrape*, *s'entretaille* ou *se coupe*. Ce frottement ou ce heurt répété cause ordinairement la chute du poil à l'endroit frappé, insensiblement une plaie plus ou moins profonde à la partie latérale interne du *boulet*, et d'autres fois derrière le *boulet* même. Tout cheval faible des reins, dont les membres sont peu proportionnés, qui est mal planté, serré, cagneux, panard, crochu, en dedans ou en dehors, se coupe et s'entretaille (1). La lassitude, la paresse, le défaut d'habitude de cheminer, une vieille ou une mauvaise ferrure, des rivets qui débordent, la

---

(1) Dans le cheval cagneux, la pince étant tournée en dedans, c'est avec la mamelle interne du fer ou du sabot qu'il *se coupe ;* dans le cheval panard, la pince étant tournée en dehors, c'est avec l'éponge du fer ou le talon qu'il *s'entretaille.* Dans tous les autres cas, c'est plus ordinairement avec la branche interne du fer ou avec la paroi de l'ongle que ce frottement a lieu. (*É.*)

froideur de l'allure, etc., sont encore autant de points à observer dans l'animal auquel on peut reprocher ce défaut.

On ne doit pas le confondre, au surplus, avec celui dont on peut accuser le cheval qui *s'attrape*. Celui qui s'entretaille s'atteint toujours au même endroit; de là la chute du poil, la blessure, ou la plaie : l'animal qui s'attrape se frappe, au contraire, en différens lieux; et la partie atteinte n'étant pas toujours la même, il n'y a aucune impression apparente du coup. Selon l'endroit où il a porté, il boite dès le premier pas qu'il fait ensuite, et la claudication cesse après qu'il en a fait quelques autres. Quand il est las, il bronche en s'attrapant, il tombe même s'il chemine avec vitesse, ou s'il galope. Ce défaut, qui est la preuve d'une faiblesse naturelle, et qui provient d'une mauvaise action des jambes qui se croisent sans cesse, doit faire rejeter un cheval, parce que ce vice tient à sa constitution, et qu'il est irréparable.

### Du Paturon.

On observera dans le *paturon* :

1°. Son *épaisseur*, qui doit proportionnément répondre à celle des autres portions de l'extrémité dont il fait partie.

2°. Sa *longueur* : il ne doit être ni trop court ni trop long. Dans le premier cas, le cheval est dit *court-jointé*; dans le second, il est dit *long-jointé* : l'un et l'autre de ces défauts proviennent toujours des père et mère. Le cheval court-jointé devient aisément droit sur ses membres , il se boute ou se boulette plus facilement que les autres , surtout si on lui laisse les talons hauts , et si l'on n'a pas soin de les lui abattre. D'ailleurs, la brièveté de cette partie ne permettant pas qu'elle soit pliante et assez flexible , la réaction est toujours dure dans ces sortes de chevaux, qui ne sont point regardés , par cette raison , comme propres au manége, parce qu'ils sont dénués du ressort et du liant nécessaires à ceux que l'on choisit pour l'école. Le cheval long-jointé plie trop , au contraire ; la partie postérieure du boulet porte presqu'à terre quand il marche ; il a rarement de la force, à moins que celle des tendons ne s'oppose à l'excès de flexibilité, et ne supplée à ce défaut de conformation.

Le *paturon* est sujet à des luxations et à des entorses, comme le boulet, et comme toutes les autres articulations de l'animal (1). Cette partie est de plus exposée à des atteintes, c'est à dire aux coups qu'il se donne ou qu'il reçoit des autres chevaux qui, trop près de lui, heurtent son *paturon* et marchent sur lui. L'*atteinte simple* s'annonce par une contusion, par une plaie légère. Dans le premier cas, il y a élévation dans l'endroit contus, et

_______________

(1) Le *paturon* n'étant point lui-même une articulation, ceci ne doit s'entendre que de son articulation avec la couronne, comme l'*entorse* ou la *mémarchure*, appelée aussi *effort de boulet*, s'entend de son articulation avec le canon, qui forme le boulet; et, en effet, les *efforts de la couronne* sont tout aussi fréquens et tout aussi dangereux que ceux du boulet. (*É.*)

l'animal feint lorsqu'on le comprime ou qu'on y touche ; dans le second, l'atteinte est très visible. Nous nommons *atteinte sourde* celle qui ne se montre que par une meurtrissure aux talons ou près des quartiers, ou dans laquelle le tendon a été contus ou féru ; l'animal boite considérablement dans cette circonstance. Enfin, l'*atteinte encornée* est celle qui s'étend jusqu'à l'ongle, ou qui a lieu très près de cette partie. L'atteinte simple est un faible accident ; l'atteinte sourde peut dégénérer en atteinte encornée, ou plutôt avoir les mêmes suites ; et l'atteinte encornée est de toutes les atteintes la plus difficile à guérir. Quelques auteurs modernes ont donné, je ne sais par quelle raison, le nom de *crapaudine* à l'atteinte qui a lieu sur la couronne par l'action irrégulière d'un cheval qui passage, et qui pose l'un de ses pieds sur l'autre (1).

Nous avons dit que, dans l'atteinte sourde, le tendon peut avoir été contus ou féru, ce qui arrive dans le *paturon* des extrémités postérieures par le fait d'un cheval qui en suit trop prochainement un autre, et ce qui peut arriver par le fait du cheval lui-même, qui s'atteindra facilement dans les extrémités antérieures avec la pince des fers de derrière, surtout lorsque, par faiblesse, ou par une mauvaise ferrure, ou par l'ignorance du cavalier qui ne

_______________

(1) *Solleysel, Parfait Maréchal,* déjà cité, 1re. partie, page 508. Il ne donne point à l'*atteinte* le nom de *crapaudine*, mais il dit que l'*atteinte* est une des causes de cet ulcère, qui tient effectivement de la nature du crapaud. (*E.*)

le soutient pas, et qui, bien loin de maintenir en lui l'ensemble, le laisse précipiter sur les épaules, il est disposé à *forger*.

Nous disons qu'un cheval *forge*, lorsqu'en marchant, et principalement en trottant, il frappe de la pince des fers des pieds de derrière sur les éponges des fers des pieds de devant, ou sur le milieu et en dessous de ces mêmes fers; non seulement alors il fait entendre un bruit désagréable qui imite celui des forgerons, mais il peut se déferrer à chaque instant, et l'on comprend comment il peut être aux risques de se blesser et de s'atteindre (1).

Nous appelons, au surplus, du nom de *forme* une tumeur dure et calleuse, qui survient quelquefois entre le boulet et la couronne, à l'un des côtés ou aux deux côtés du *paturon*. Elle peut attaquer le derrière comme le devant. Cette tumeur, plutôt indolente que sensible, fait boiter l'animal au bout d'un certain temps. Elle peut être mise au rang des maladies héréditaires, et plus elle est près de la couronne, plus elle est dangereuse (2).

---

(1) Voyez, dans le tome V des *Instructions et Observations sur les maladies des animaux domestiques,* deuxième partie, tout ce qui concerne ce vice et les moyens d'y remédier, par *Chabert*. (*É.*)

(2) La *forme* est une tumeur osseuse, une véritable exostose, due, le plus souvent, à des atteintes ou à des efforts; elle est placée à la partie inférieure de l'os du paturon, ou à la partie supérieure de celui de la couronne; dans l'un et l'autre cas, elle gêne l'articulation de ces deux os, qu'elle finit quelquefois par ankiloser. (*É.*)

## De la Couronne.

Il faut examiner dans la *couronne* :

1°. Sa *conformation*. Elle doit accompagner la rondeur du sabot ou de l'ongle, sans la déborder. Si elle est plus élevée, ou le pied serait desséché et privé de nourriture, ou cette partie enflée serait chargée d'humeurs, source de quantité de maux.

2°. Son *état*. La *couronne* étant assez sujette à certaines plaies, suite des maux qui ont affecté l'intérieur des pieds, la matière purulente qui s'y était formée ayant reflué, ou *soufflé au poil*, pour me servir de l'expression usitée, et pouvant causer la chute de l'ongle entier, ou seulement de l'une de ces portions, comme il arrive dans le cas de celle de l'un des quartiers, c'est à dire de l'événement que nous exprimons par le terme d'*avalure*.

## Des Pieds.

Personne n'ignore que l'on appelle, en général, du nom de *pied* ou de *sabot* l'ongle qui termine l'extrémité inférieure de chaque jambe de l'animal. Cette partie, destinée à soutenir le poids de l'édifice entier, est d'autant plus essentielle, que la plupart des défauts qu'on y peut remarquer tendent à rendre le cheval inutile et incapable de servir.

On considérera dans le *sabot* :

1°. Sa *forme*. Elle est la même que celle de l'os du *pied*, c'est à dire qu'elle présente un ovale tronqué, ouvert sur les talons et tirant sur le rond en pince.

2°. Son *volume*. Il doit être proportionné à la partie à laquelle il répond, en supposant néanmoins que la couronne, qui est cette partie, soit en raison du paturon, et que le paturon soit aussi dans un juste rapport avec le boulet et le canon. Des *pieds* dont le volume est excessif annoncent la pesanteur, la mollesse, la faiblesse du cheval, qui ne cheminera qu'avec peine dans les terrains boueux, qui bronchera ou butera souvent, qui se déferrera sans cesse, et qui sera incapable de la moindre fatigue. D'ailleurs, ces sortes de *pieds* sont, pour l'ordinaire, délicats et sensibles, et ils s'échauffent très facilement sur le sol. L'excès de petitesse, c'est à dire le défaut contraire, est une preuve de la sécheresse et de l'aridité de *l'ongle*, qui, toujours dur et resserré, ne peut faire qu'une impression fâcheuse sur les parties molles qu'il recouvre; aussi ces sortes de *pieds* sont-ils ordinairement en proie à des douleurs. Il en est de même d'un *ongle* trop court : alors, ou la portion vive de ce même *ongle* n'a pas assez d'étendue, et celle qui est hors de la portée des sucs, en ayant trop, est sujette aux éclats et aux fissures; ou bien la portion vive, se prolongeant aux dépens de celle-ci, n'est pas suffisamment défendue par l'autre, et éprouve continuellement une sensation douloureuse, résultante de l'impression et de la réaction des corps durs sur lesquels le cheval marche et porte. D'ailleurs, plus les *pieds* sont courts, plus la base sur laquelle chacun d'eux repose est étroite, et moins il a de stabilité.

3°. Sa *consistance*. L'union trop intime des fibres,

leur trop grande tension, l'étroitesse ou plutôt l'o-
blitération des canaux destinés à contenir et à charrier le fluide, telles sont les causes de la sécheresse
et de l'aridité dont nous venons de parler. Le relâchement de ces mêmes fibres, le moindre resserrement des vaisseaux, une plus grande abondance de
porosités, et par conséquent un abord plus considérable des liqueurs produiront l'effet opposé, de là
les *pieds* que nous nommons *pieds gras;* la sole est
le plus souvent en eux si vaste, que le tissu de l'*ongle*
en est distendu, et que le *sabot* en paraît évasé. Ils
sont toujours très faibles; aussi est-on, après une
ferrure récente, contraint de les laisser raffermir
et s'asseoir sur les nouveaux fers. Très fréquemment
encore ces sortes de *pieds* en imposent par les dehors trompeurs d'une beauté apparente qu'ils ne
doivent qu'à leur défectuosité, puisque l'*ongle* ne
paraît en eux extérieurement uni, liant et plein de
vie, qu'attendu la lâcheté de son tissu et le petit
nombre de fibres dont il est formé.

Nous exigeons donc dans cette partie une épaisseur
proportionnée qui en fait la force, qui s'oppose à sa
sensibilité, et qui garantit le cheval d'être piqué,
serré et encloué aussi facilement qu'il pourrait
l'être, si la consistance de l'*ongle* était plus faible.
Nous demandons encore que sa fermeté soit accompagnée de souplesse. Ces deux qualités réunies lui
font soutenir sans éclater les lames que l'on y broche,
ce que l'on ne rencontre point dans l'*ongle* des *pieds*
que l'on nomme *pieds dérobés,* c'est à dire de ceux
dont la corne est si cassante, que la lame la plus dé-

liée y fait près du fer des brèches considérables, et
laisse voir des éclats à l'endroit où les clous sont
rivés. De tels *pieds* sont souvent déferrés, et l'é-
tampure extraordinaire à laquelle on a recours en
pareille circonstance n'occasione que trop communément dans les parties molles des offenses de la
part des lames.

4°. Le *lisse*, le *poli* ou l'*uni*. Des aspérités, des
inégalités, des espèces de bosses en forme de cordons qui entourent le *sabot* d'un quartier et d'un
talon à l'autre, annoncent toujours une mauvaise
nature d'*ongle*. Dans le cas de la présence de ces
cordons, le *pied* est dit *cerclé*; souvent alors l'animal
feint ou boite. Souvent aussi ces *cercles* ou *cordons*,
existant en dehors comme en dedans, compriment
les parties molles, et la douleur qu'ils suscitent
donne lieu à la *claudication*. Il est donc certain
qu'en général l'*ongle* doit être uni dans toute son
étendue : il est toujours tel dans les *pieds vifs*, c'est
à dire dans ceux qui, n'étant privés des sucs nécessaires à leur entretien par aucune cause quelconque,
possèdent, si nous osons nous exprimer ainsi, cet
éclat dont jouit tout corps à qui la faculté de végéter
n'est pas ravie.

La *rétraction*, le *resserrement*, le *rétrécissement
de l'ongle*, sont autant de points sur lesquels on ne
doit pas passer sans attention. Il en est ainsi du *desséchement*, qui en diminue la forme; le *pied* rend
alors un son creux, pour ainsi dire, quand il est
heurté, on dirait qu'il est entièrement cave. Il faut
aussi prendre garde que l'*ongle* ne soit pas fendu

sur le milieu de sa partie antérieure ; cette fente plus ou moins visible, commençant dès la couronne, est ce qu'on nomme *soie* ou *pied-de-bœuf* : cet accident, que nous mettons au rang des maladies externes, attaque plus communément les *pieds* des extrémités postérieures que des antérieures. Il se montre plus souvent dans les chevaux qui travaillent sur la pince, c'est à dire dans les chevaux *rampins;* les mulets y sont même encore plus sujets, mais ils n'en sont pas d'un moindre service, parce que cette division est plutôt en eux extérieure qu'intérieure, et qu'elle est rarement aussi profonde que celle qui survient au *pied* du cheval. Elle n'est pas moins fréquente dans les chevaux qui cheminent dans les boues, ainsi que dans ceux dont les jambes sont chargées de poils, ou qui ont été élevés dans des terrains gras et marécageux. Si, à raison d'une tumeur située au dessus de la couronne, ou sur la couronne même, et dont la source est la même que celle des eaux aux jambes, la matière a gagné la partie déclive et flué dans le *sabot,* il en résultera des *soies.*

Il est encore une maladie qui peut intéresser toutes les parties du *pied :* elle est la suite d'un heurt violent du *pied* du cheval contre un corps quelconque extrêmement dur, et nous la nommons en conséquence *étonnement de sabot.* On la discerne à la chaleur de la partie, à la douleur que l'animal ressent, à la diminution du volume de l'*ongle,* à la démarche du cheval qui boite, à une tumeur à peu près semblable à celle que nous avons appelée *forme,* à un flux de matière, s'il y a épanchement et suppuration, etc.

5°. Les *parties latérales* ou les *quartiers,* dont celui de dedans est constamment et naturellement plus faible que celui de dehors (1). Ils doivent être nécessairement égaux en hauteur, autrement le *pied* serait de travers, et la masse ne portant que sur le *quartier* le plus haut, l'animal ne pourrait marcher avec facilité et assurance. Leur inégalité provient de plusieurs causes, ou de la main inhabile ou paresseuse du maréchal, qui néglige de les couper ou de les abattre également, vu le moins de facilité qu'il a dans le maniement du boutoir quand il s'agit de retrancher du *quartier* de dehors du *pied* du montoir, et du *quartier* de dedans du *pied* hors du montoir; ou de la surabondance des liqueurs qui nourrissent l'*ongle,* et qui, à raison de quelques causes occasionelles, se distribuent en plus grande quantité dans un *quartier* que dans un autre; ou de la conformation vicieuse de l'animal, dont le poids, s'il est cagneux ou panard, ou s'il a des jambes de veau, porte plus sur un *quartier;* et celui sur lequel il reposera le moins poussera et croîtra plus que celui sur lequel il s'appuiera davantage; ou, enfin, de la situation des poulains dans des pâturages

---

(1) Cette faiblesse constante ne tient point du tout à la nature, qui fait tout bien quand elle n'est pas contrariée; mais elle tient, au contraire, à l'état de domesticité, aux soins mal entendus, et surtout à la mauvaise ferrure. Ces causes sont détaillées plus bas, et il est aisé de voir que la plupart ne sont point naturelles. (*É.*)

montueux et inégaux, etc. L'inégalité des *quartiers*
ne consiste pas seulement dans celle de leur hauteur véritable; ils peuvent paraître inégaux en élévation par le rejet et la direction de l'un d'eux en
dedans ou en dehors. Ainsi, dans un *pied* dont
l'*ongle* est aride et sec, un des *quartiers* se jetant
en dedans, l'autre, qui ne sera pas réellement plus
prolongé, mais dont la direction sera perpendiculaire et tombera à plomb sur le terrain, semblera
avoir plus de hauteur. Il en sera de même dans le
cas où un des *quartiers* se jetterait en dehors par les
unes ou les autres des différentes causes qui peuvent
donner lieu à cette difformité.

Une division de l'*ongle* à sa naissance, division
qui, comme la soie, peut se propager jusqu'à la
pince même, et qui se montre sur un des *quartiers*,
plus souvent sur celui de dedans, attendu sa plus
grande faiblesse, est ce que nous appelons du nom
de *seime*, et ce que les anciens ont nommé *seime
quarte*.

6°. Les *talons*, qui doivent être élevés dans une
juste proportion. Dans les *pieds* dont les *talons* sont
*bas*, communément la fourchette a trop de volume;
elle est grasse, c'est à dire trop molle, et cette partie
portant directement sur le sol, l'animal souffre nécessairement, et plus souvent il boite. Ce défaut est
d'une conséquence encore plus grande dans les chevaux long-jointés, dont les fanons touchent jusqu'à
terre; car il est bien difficile que l'art restreigne le
mouvement, l'action et le jeu des articulations du
boulet et du paturon. Au surplus, on distingue le

*talon* qui a été abattu de celui en qui le défaut d'élévation est un défaut de nature, en examinant la fourchette, qui est ordinairement d'un volume médiocre et proportionné dans des pieds exempts de ce vice. Le trop d'élévation des *talons,* joint à l'aridité de *l'ongle* et à une faiblesse excessive, telle qu'en comprimant ces mêmes *talons* ils obéissent à la force qui les comprime, doit faire appréhender *l'encastelure.* Ces sortes de *talons,* qui fléchissent et plient ainsi, sont appelés des *talons faibles,* des *talons flexibles.* Il faut encore faire une grande distinction du *talon faible* et du *talon affaibli.* La faiblesse naturelle a pour cause la qualité de *l'ongle* même. La faiblesse accidentelle ou acquise peut provenir de quelques maladies qui auront endommagé, usé ou diminué la force de la fourchette, ou de l'ignorance du maréchal, qui n'aura pas entretenu celle qui était nécessaire pour contenir les *talons,* pour les empêcher de se resserrer, ou qui les aura resserrés lui-même en creusant, au lieu de parer à plat et sans pencher le boutoir quand il les a abattus. Cette mauvaise opération, par laquelle il se flatte de les ouvrir, enlève totalement l'appui qui était entr'eux et la fourchette, et dès lors les parois de *l'ongle* en cet endroit, cessant d'être gênées, contenues et d'avoir un soutien, se jettent et se portent en dedans d'autant plus aisément qu'il est de la nature de la corne de tendre à se resserrer.

Des *pieds* dont les *talons* sont *trop hauts,* mais larges et ouverts, manquent ordinairement par la pince. Si le vice qui naît du peu d'élévation des *talons* est plus grand dans des chevaux long-jointés que dans d'autres, celui qui résulte de leur trop de hauteur augmente à proportion dans les chevaux court-jointés, droits sur leurs membres, bouletés, arqués ou brassicourts; des *talons* excessivement élevés favorisent la mauvaise position et la direction fausse de la jambe de l'animal. Nous ajouterons que tout *pied* trop alongé, outre-passant en *talon* sa rondeur ordinaire, a des dispositions réelles à l'*encastelure*. Enfin, nous dirons que l'expérience nous apprend que l'inégalité des *talons* est plus commune dans les chevaux fins, quand cette partie est en eux étroite et serrée, et lorsqu'on n'a pas la précaution d'humecter souvent leurs *pieds*. Au reste, nous entendons par *encastelure* le resserrement des *talons;* ces parties peuvent aussi avoir été meurtries et contuses, et c'est ce qu'il est important d'examiner.

7°. La *sole :* la consistance en doit être très forte et solide. Est-elle faible et molle? elle se meurtrit aisément. Le pied est toujours sensible, et l'animal boite aussitôt qu'il marche sur un terrain ferme et dans les chemins pierreux. Son épaisseur, néanmoins, ne doit pas être telle que le dessous du *pied* n'ait aucune concavité; car alors le *pied* serait ce que nous nommons un *pied comble.* Ce défaut fait d'abord porter l'animal autant sur la *sole* que sur les quartiers, et dans la suite il porte moins sur les quartiers que sur la *sole;* toute la nourriture se distribuant en pareil cas à cette partie, et la pince et les talons en étant privés, ils se dessèchent et se resserrent. Dans ces sortes de *pieds*, l'*ongle* est toujours plat, difforme et écailleux; les chevaux nourris et élevés dans des pays marécageux sont plutôt sujets à ce défaut que les autres.

On appelle *pieds plats* ceux qui, moins caves qu'ils ne doivent l'être, doivent encore leur difformité à leur trop de largeur et à leur trop d'étendue. Les talons en eux ne se resserrent pas, ils s'élargissent du côté des quartiers, et la fourchette porte à terre. Insensiblement le *pied plat* peut devenir comble. Il est des *pieds plats* naturellement et par vice de conformation. Il en est d'autres qui sont plats, larges et étendus, parce que les chevaux ont été nourris dans des pays humides. D'autres, enfin, ont les talons conformés comme ils doivent l'être, mais l'*ongle* s'étend vers la pince ; ce défaut est un effet ordinaire de la *fourbure* (1); le *pied* est *plat*, l'*ongle* rentre dans lui-même, tandis qu'au milieu et à la partie antérieure du *sabot* il est cerclé. L'animal, en marchant, fixe son appui sur le talon et non sur la pince, surtout si le dessous du *pied* approche de la figure du *pied comble* par le moyen de l'élévation de la *sole*, qui, poussée et voûtée en dehors, présente une sorte de croissant. Les chevaux dont les *pieds* sont *plats* ne sont jamais d'un grand service, surtout si la fourbure a quelque part à ce

---

(1) Voyez, dans le tome II des *Instructions et Observations sur les maladies des animaux domestiques*, deuxième partie, les effets de la fourbure dans les sabots, et tout ce qui est relatif à cette maladie, par *Chabert*. (*É.*)

défaut. La *sole* peut ne pas surmonter et effacer toute la cavité du *pied*, mais être voûtée et saillante dans une seule portion de son étendue; cette saillie forme ce qu'on a appelé un *oignon*. Cet accident a souvent pour cause la fourbure, quelquefois la faiblesse de la *sole*, son dessèchement, ou celui des quartiers qui l'aurait resserrée, sa consistance n'ayant pas assez de solidité, etc.

Une meurtrissure, une contusion à la *sole*, occasionée ou par la marche du cheval dans des chemins pierreux, ou par quelques pierres ou graviers nichés entre le fer et l'ongle, ou par l'appui du fer même sur cette partie, sont ce que nous appelons *sole battue, sole foulée*. Cette maladie est quelquefois suivie de celle que nous nommons *bleime*. On en compte de trois sortes : la *bleime sèche*, qui est le résultat de la sécheresse du *pied*; elle attaque communément les *pieds* cerclés, les *pieds* encastelés, et plutôt le quartier de dedans que celui de dehors ; la *bleime encornée*, dans laquelle la matière abonde : échappée des tuyaux qui la contenaient, elle se pervertit bientôt, et ne trouvant plus d'issue libre, elle chemine, pénètre sous la *sole* qu'elle soulève, sous le quartier, souffle au poil et cause de vrais ravages ; enfin, la *bleime foulée*, qui est la suite d'une contusion, d'une foulure, et à laquelle les *pieds* plats et les *pieds* combles sont conséquemment très sujets.

Des clous de rue, des chicots peuvent offenser la *sole*. Nous disons que le cheval a pris un *clou de rue* lorsqu'en marchant il a rencontré un clou dont la pointe, étant tournée en haut, est entrée dans son *pied*. Un pareil accident peut arriver si, en courant ou en marchant dans des bois ou tailles nouvelles, il rencontre un éclat de bois terminé en pointe, c'est ce que nous nommons un *chicot*.

L'animal peut encore avoir été *encloué* ou *serré*. Dans le premier cas, la lame perce dans le vif; dans le second, elle le serre seulement, et l'animal boite (1). Enfin, la *sole* est dite *baveuse* lorsqu'elle est enflée et molle comme une éponge. Cette mollesse peut être accidentelle ou naturelle : naturelle, si cette partie est d'une contexture plus lâche, alors elle se prêtera trop à l'impulsion des liqueurs qui la dilateront, et qui, y séjournant en trop grande quantité, donneront lieu au défaut de consistance et au gonflement; accidentelle, si la stagnation des liqueurs dans cette partie est produite par l'arrêt de la circulation des humeurs qui s'y portent. Dans le premier cas, le *pied* sera toujours faible, sensible, difforme, plat, comble ; dans le second, il ne sera pas impossible de le raffermir.

8°. La *fourchette*, qui doit être proportionnée au *pied*, c'est à dire n'être ni trop ni trop peu nourrie. Dans le premier cas, elle est dite *fourchette grasse* ; dans le second, *fourchette maigre*. La petitesse ou le

---

(1) Il peut aussi avoir été *piqué*; dans ce cas, le clou, après avoir pénétré dans le vif, a été retiré, assez souvent aussi l'animal en boite. Les maquignons profitent ordinairement de l'une de ces circonstances, qu'ils supposent ou même qu'ils provoquent, pour faire passer de vieilles boiteries comme étant récentes et devant bientôt disparaître. (*É.*)

*desséchement* de cette partie a été regardé comme le partage d'un *pied encastelé*, sous le prétexte du rétrécissement des talons, qui la prive de nourriture et l'affame. On pourrait dire, au contraire, que son desséchement, qui, d'ailleurs, est une preuve certaine de l'aridité de l'*ongle*, contribue à l'*encastelure*, et prouve que l'animal y a disposition. Le volume trop considérable de cette partie est un défaut très grand, auquel, ainsi que nous l'avons dit, les chevaux qui ont les talons bas sont très sujets. Cette disposition en volume et en maigreur caractérise toujours un mauvais *pied*, parce que le *pied* ne peut être véritablement bon qu'autant que la nourriture se distribue dans une juste égalité à toutes les parties qui le composent.

Une tumeur ou excroissance fibreuse et spongieuse, d'une odeur très fétide, dont la substance est assez semblable à l'*ongle* pourri et ramolli, qui, quelquefois, est de la nature du cancer, et qui a son siége au bas des talons, le plus souvent à la *fourchette* et quelquefois à la sole, forme ce que nous appelons *fic* ou *crapaud*. Cette excroissance est d'abord indolente, mais elle cesse enfin de l'être ; et soit que les *fics* ou *crapauds* soient de plusieurs espèces, et diffèrent les uns des autres par la qualité de l'humeur qui les produit, et par la quantité des fibres et des vaisseaux qui prennent accroissement, les racines en sont en plus ou moins grand nombre, et leurs effets se manifestent par des accidens plus ou moins terribles. Les chevaux dont les jambes sont chargées, qui ont été affectées par des eaux dont le

maréchal a empêché le libre écoulement par des topiques astringens appliqués mal à propos et sans
égard aux mauvais effets qu'ils doivent produire ;
ceux qui ont été fourbus, farcineux, dont les *pieds*
sont trop creux, élevés, les talons larges et dont
la *fourchette*, dans ses côtés ou dans son milieu,
suinte une humeur rousse et purulente, y sont plus
sujets que les autres. On comprend que cette maladie ne peut être que funeste et très rebelle. Les
*pieds* de derrière, qui sont dans une continuelle
humidité, en sont plutôt atteints que les *pieds* de
devant.

Nous nommons encore *cerises* de petites tumeurs
charnues, rouges, situées à côté, dessus, ou au
bout de la *fourchette;* elles attaquent rarement les
*pieds* des extrémités antérieures, et si on les néglige
elles peuvent dégénérer en *crapauds* (1). Enfin, la
*fourchette* se pourrit, et tombe par morceaux à la
suite des *teignes* dont elle peut être attaquée. Cette
maladie s'annonce aisément, surtout dans les *fourchettes grasses,* par la fétidité qui l'accompagne,
ainsi que par la grande démangeaison qu'elle cause
au cheval, qui est souvent, et même sans cesse

---

(1) Les *cerises* sont ordinairement le résultat de la mal-
adresse du maréchal, qui, en parant le *pied,* entame le vif
avec le boutoir. Cet accident, qui n'a presque jamais de suite
dangereuse dans les *pieds* antérieurs, toujours plus au sec,
ne fait des progrès dans les *pieds* postérieurs que parce que
l'humidité constante dans laquelle ils sont habituellement
abreuve les parties molles, les fait boursoufler au dessus de
la corne, et excite un pincement qui fait boiter l'animal. (*É.*)

obligé de frapper ou de battre du *pied* contre terre. Les *fourchettes maigres* n'en sont pas exemptes. Il arrive que souvent elles se corrompent lorsque nous laissons trop long-temps des chevaux sur leurs vieilles ferrures, et que le *pied* en est trop rarement paré. C'est ce que l'expérience a démontré, même dans des chevaux fins, dans des chevaux d'Espagne, et dans des chevaux barbes (1).

DES BEAUTÉS ET DES DÉFAUTS DES PARTIES DU CORPS.

## Du Dos.

Quoiqu'on ait jusqu'à présent, et assez communément, confondu le *dos* et les *reins*, il y a cependant entre ces parties une différence bien sensible. On considérera dans la première :

1°. Sa *situation*, qui se trouve précisément entre le garrot et les reins, et proprement à l'endroit sur lequel doit reposer la selle.

2°. Sa *conformation*. Cette partie annonçant la force de l'animal, lorsqu'elle est bien fournie, c'est à dire lorsqu'elle présente, dans un cheval qui a

(1) Voyez, dans l'*Essai théorique et pratique sur la ferrure, à l'usage des élèves des Écoles vétérinaires*, par *Bourgelat*, des détails beaucoup plus étendus sur les beautés et les difformités du *pied;* sur la composition, le mécanisme, la nutrition, l'accroissement et la reproduction de l'*ongle*, et sur les différentes ferrures qui lui conviennent. Voyez encore la *Structure du sabot du cheval et expériences sur les effets de la ferrure*, par M. *Bracy Clark*, et le *Traité du pied*, par *J. Girard*. (É.)

de l'embonpoint, une sorte de canal qui règne dans son milieu et dans sa longueur : c'est ce que vulgairement et improprement on a appelé des *reins doubles*. Elle doit être encore unie et égale. Si le *dos* du cheval est cave dans le milieu de son étendue, ou plutôt s'il est bas, l'animal est dit *ensellé*. Il y a difficulté d'ajuster au même cheval la selle qu'on lui destine, et l'arçon, en pareil cas, doit être charpenté relativement à ce défaut. Des chevaux ainsi conformés ont l'encolure haute et relevée, la tête bien placée, l'avant-main beau ; ils ont de la légèreté, mais la plupart sont très faibles et se lassent aisément. Le défaut opposé est celui du *dos élevé*, que nous désignons, en disant que l'animal a un *dos de mulet* (1). Il n'est pas aussi très aisé de le revêtir d'une selle.

L'appui et le frottement de la selle peuvent avoir offensé cette partie et occasioné une blessure plus ou moins forte, mais qui peut, n'étant pas négligée, n'avoir aucune suite fâcheuse.

### Des Reins.

Nous avons dit que les *reins* sont situés à l'extrémité du dos, entre cette partie et la croupe, c'est là que sont les vertèbres lombaires (2). Elles jouissent,

---

(1) On dit encore qu'il a le *dos de carpe*, et cette expression est plus exacte que la première, puisqu'on a pu comparer le *dos* du cheval à celui de la carpe long-temps avant l'existence du mulet. (*É.*)

(2) Qui en forment la base, d'où l'on a appelé aussi ces parties, plus proprement peut-être, *les lombes*. (*É.*)

comme on le sait, d'un mouvement infiniment plus considérable et plus apparent que les vertèbres dorsales. On considérera dans les *reins* :

La *longueur*, qui doit être proportionnée. Un cheval en qui cette partie est courte est plus susceptible de l'union ou de l'ensemble ; il ramène plus aisément sous lui ses parties postérieures ; ses mouvemens néanmoins se font sentir bien davantage au cavalier, leur réaction étant infiniment plus dure que dans l'animal dont les vertèbres auraient plus d'étendue, et qui, par cette raison, se rassemblent avec plus de peine.

On fera attention que la selle n'ait pas porté sur les *reins*, et ne les ait pas offensés. On jugera, par les actions du cheval et par ses allures, de l'intégrité de ces parties ; s'il sent une douleur extrême en reculant ; si la croupe se berce, si elle chancelle quand il trotte, il souffre d'un *effort*, c'est à dire d'une extension forcée des ligamens qui servent d'attache aux vertèbres, ou d'une contraction plus ou moins violente des muscles. Dans le cas où cette extension a été très forte, à peine peut-il faire quelques pas en avant ; il traîne son derrière, et il est sans cesse près de tomber (1).

---

(1) On dit alors que l'animal a un *tour* ou un *effort de reins*, ou qu'il est *éreinté*; c'est ce qu'on appelle vulgairement *tour de bateau*, parce que, dans ce cas, le cheval chancelle, se berce, et imite assez, dans sa marche, les mouvemens d'un bateau agité par les vagues. Les chevaux affectés d'un *effort de reins* doivent généralement être regardés comme incapables de rendre aucun service. (*É.*)

Il est , au surplus, des chevaux qui se *bercent* en trottant, sans avoir essuyé aucun *effort :* souvent cette allure lâche provient d'une faiblesse naturelle ; souvent aussi elle est occasionée par un service forcé ou prématuré ; souvent encore, parce que l'animal a été employé de trop bonne heure à celui des cavales ; et en général nous voyons qu'elle est assez commune dans tous les chevaux qui leur sont destinés , et qui sont occupés à les saillir.

## Des Côtes.

Il faut considérer dans les *côtes :*

Leur *ampleur.* Le demi-cercle osseux qu'elles forment de chaque côté devant commencer à l'épine du dos , parce qu'alors elles embrasseront mieux les parties et les viscères qu'elles contiennent, si la forme en est plate et avalée , elles sont dites *côtes serrées,* et les chevaux ainsi conformés, *chevaux plats* (1). La cavité du thorax étant nécessairement moins vaste en eux , et les poumons trouvant dans les parois de cette cavité un obstacle à leur dilatation, ces sortes de chevaux n'ont jamais beaucoup d'haleine. On peut ajouter qu'en général les *chevaux plats* et qui sont grands mangeurs ont ordinairement le *flanc avalé* et un *ventre de vache,* c'est à dire un ventre qui tombe et qui descend, un *dos de mulet,* et la croupe en est rarement belle.

Des *durillons,* ou des *cors,* ou des tumeurs dures

_________________

(1) On dit aussi, dans ce cas, que les chevaux ont la *côte plate.* (*É.*)

sur cette partie, comme sur le dos et sur les reins, sont le résultat du frottement continuel et violent d'une selle mal ajustée (1).

### Du Ventre.

On considérera dans cette partie :

1°. Son *volume* : il doit être proportionné à la taille de l'animal, et par conséquent médiocre dans les chevaux de légère taille, et d'une plus grande étendue dans les chevaux de carrosse et de tirage.

2°. Sa *forme*. S'il s'élève du côté du train de derrière à la manière de celui des lévriers, le cheval est dit *manquer de corps, étroit de boyaux, cousu* (2), et l'on comprend que le défaut opposé à celui-ci est d'avoir un *ventre de vache*. Dans un vieux cheval, dont le *ventre* est *avalé*, qui mange beaucoup et qui tousse de temps en temps, la *pousse* est à craindre. Il arrive que des chevaux maigres commençant à s'engraisser montrent d'abord trop de *ventre;* mais si leur flanc n'est pas retroussé, et s'ils ont la côte bien tournée, la nourriture passe insensiblement à la croupe, et le *ventre* diminue proportionnément.

---

(1) Ces sortes de tumeurs, ordinairement sèches et un peu enfoncées à leur centre, humides, détachées et relevées à leurs bords, adhèrent fortement et profondément : ce sont de véritables escarres de la peau, qui sont long-temps à se détacher et à guérir, et qui exigent ou un coussinet circulaire sous la selle, ou son débourrement dans l'endroit du *cor,* pour que le cheval puisse travailler avant sa guérison. (*É.*)

(2) On dit encore, et par analogie avec le lièvre et le lévrier, qu'il est *levretté*. (*É.*)

Trop de repos, trop de chaleur, des efforts donnent lieu à une *enflure* qui règne quelquefois sous le *ventre*, et qui se propage depuis le fourreau, plus ou moins près des extrémités antérieures. L'*enflure*, qui est l'effet des deux premières causes, ne présente rien de dangereux, elle est pour l'ordinaire œdémateuse; on la reconnaît en ce qu'elle cède visiblement et facilement à l'impression du doigt, dont elle conserve quelque temps la trace. Une tumeur à l'*ombilic* est ce que nous nommons *exomphale*; c'est une véritable *hernie* : il est rare que les chevaux qui en sont atteints puissent être de quelque service.

### Des Testicules, du Fourreau et du Membre.

On doit considérer dans les *testicules* :

1°. Leur *volume* : plus il est considérable, plus certaines personnes font cas de l'animal qu'ils destinent à étalonner; d'autres ne l'en apprécient jamais davantage.

2°. Leur *état*. Ni l'un ni l'autre ne doivent être enflés; les mêmes causes qui produisent l'enflure sous le ventre peuvent donner lieu à celle des *testicules* et du *fourreau* : celle qui provient des efforts faits par l'animal est toujours le plus à redouter

L'enflure du *scrotum* que l'on appelle vulgairement *les bourses*, reconnaît pour cause, ou un amas d'eau, ou un amas d'air; au premier cas, la maladie est nommée *hydrocèle*, et au second, *pneumatocèle*. La dureté et le gonflement du *testicule*, ou l'engorgement et le gonflement de la peau et des autres membranes qui l'enveloppent, donnent lieu à une tumeur dure, connue sous le nom de *sarcocèle.*

Un dépôt d'humeurs, un véritable abcès dans le *scrotum,* ayant le plus souvent pour causes des coups, des contusions et des meurtrissures, forme ce que nous nommons *hernie humorale.* Les suites de cette *hernie,* annoncée par la tension des *bourses,* par la douleur, par la fièvre, par la dureté et le desséchement des *testicules,* sont ordinairement funestes (1).

On doit savoir encore que les *testicules* se retirent quelquefois, de manière qu'ils se logent entre l'anneau, et sont noués ou invisibles en quelque sorte. Cette violente contraction, qui ne peut, ainsi qu'on doit le penser, arriver qu'à des chevaux entiers, surtout à ceux qui éprouvent de vives douleurs, et dont la maladie consiste principalement dans un grand feu, est très commune en Italie et dans les pays chauds; l'animal se relève et se couche sans cesse, il s'agite comme s'il était furieux, et il

______

(1) Il y a une autre *hernie* appelée *intestinale* ou *inguinale,* parce qu'elle est due à la sortie de l'intestin par l'anneau inguinal et à sa chute dans le *scrotum.* Elle est moins commune en France que dans les pays où l'on se sert beaucoup de chevaux entiers, comme en Italie et en Espagne ; et on n'y fait le plus souvent attention que lorsqu'elle occasione des accidens auxquels il n'est quelquefois plus possible de remédier. On la reconnaît à une légère tumeur dans l'aine, qui se prolonge le long du cordon spermatique du côté du *scrotum,* à la gêne que l'animal éprouve dans sa marche, surtout en partant, et enfin aux coliques dont il est affecté de temps en temps. (*É.*)

succombe bientôt, s'il n'est secouru promptement.
Du reste, il ne serait pas étonnant de trouver des
chevaux dont les *testicules* ne seraient pas descendus
dans le *scrotum*, et qui cependant n'en seraient pas
moins habiles à la génération. Nous dirons de plus
que l'animal dont il s'agit et principalement ceux
qui sont entiers ne sont pas exempts d'une érection
continuelle et douloureuse, que l'on appelle en eux,
comme dans l'homme, du nom de *priapisme*. Une
tension, une raideur convulsive semblable, suivie
d'un désir immodéré de la jument, n'est autre
chose que ce que nous nommons *satyriasis*. Dans
un certain relâchement des muscles, il y a *chute
du membre*, etc.

Quelquefois le *fourreau* se trouve si fortement
resserré, qu'il ne laisse aucun passage au membre
pour sortir. Le cheval urine alors dans cette partie,
et ce resserrement est une espèce de *phimosis* (1).
Quelquefois aussi le *fourreau* est tellement gonflé,
qu'il ne permet plus au membre de rentrer, et cet
état est comparable à celui d'un homme atteint d'un
*paraphimosis* (2).

---

(1) On dit alors que le cheval *pisse dans son fourreau*.
Quelquefois la difficulté de la sortie du *membre* est due à
son engorgement, et à ce qu'il est plus ou moins couvert,
à sa partie inférieure, de chancres et de porreaux qui en
augmentent le volume, ou qui rendent sa sortie douloureuse. (*É*)

(2)     *Des Mamelles dans la Jument.*

On doit en considérer le *volume*, qui est peu considérable, et qui forme de chaque côté un simple pli de la peau,

## Des Flancs.

On doit considérer dans les *flancs* :

1º. Leur *ampleur*. Ils doivent être pleins à l'égal du *ventre* et des *côtes*. Des *flancs creux* sont nommés *flancs retroussés, flancs coupés*. Les chevaux dans lesquels cette imperfection existe sont dits *efflanqués* et ne sont pas propres à un grand travail. Pour l'ordinaire, ils ont les côtes serrées, ou ils souffrent des pieds, des jarrets, ou ils ont une ardeur extrême ; enfin, ils n'ont jamais assez de corps, ou ils le perdent aisément.

2º. Leurs *mouvemens*, qui ne doivent être ni trop lents, ni trop vifs, ni inégaux. On doit, surtout à l'égard des vieux chevaux, prendre garde qu'il n'y ait *altération* dans cette partie, c'est à dire que les *mouvemens* n'en soient pas plus précipités qu'ils ne doivent l'être. De tels *mouvemens* dénotent souvent la fièvre dans les chevaux de tous les âges ; mais si, dans les chevaux âgés, ils sont accompagnés d'une toux sèche et fréquente, la *pousse* doit être appréhendée ; un signe univoque de cette maladie est l'action redoublée du *flanc*, action qu'il importe très fort de considérer attentivement. La respiration

---

à l'extrémité duquel est placé le *mamelon*. Si elles sont grosses, tuméfiées, dures ; si le *mamelon* est volumineux, si, en le pressant, il laisse échapper une humeur jaunâtre, blanchâtre, grumeleuse, séreuse ou laiteuse, c'est une preuve que la jument a porté ou nourri, et cet état peut donner lieu à tous les accidens qui sont la suite de la suppression du lait. (*É.*)

suppose deux mouvemens; celui par lequel l'animal inspire ou attire l'air, et celui par lequel il l'expire et le chasse. Ces deux actions une fois connues, il nous suffira de dire ici que le mouvement dont il s'agit a lieu dans l'expiration. Elle est, en effet, entrecoupée par une nouvelle inspiration, l'animal, en inspirant, n'ayant pu prendre une suffisante quantité d'air, attendu l'état vicié de ses poumons, et c'est cette *expiration entrecoupée* par une nouvelle inspiration, qui forme le mouvement redoublé dont nous parlons.

*L'altération du flanc* dans de jeunes chevaux exige de grands ménagemens; la mauvaise nourriture, un grand feu, un travail excessif et forcé l'occasionent. Du reste, la *pousse* ne se montre que rarement dans les chevaux au dessous de six, sept à huit années, à moins qu'elle ne provienne ou de l'étalon ou de la mère, et qu'elle ne soit, dès lors, une maladie héréditaire.

Dans la *courbature*, *l'altération du flanc* est telle, que le mouvement redoublé aperçu dans la pousse subsiste; mais ici la difficulté de respirer est très violente, l'animal ne peut se tenir couché. Cette maladie, jointe à d'autres maux, tels que la fourbure, la gras-fondure, est très aiguë et très dangereuse.

La *fortraiture* est souvent une suite de la courbature. Le cheval *fortrait* est *étroit de boyau*. Il est dans les muscles qui garnissent ses *flancs* une telle contraction, qu'ils se montrent comme deux cordes extrêmement tendues depuis le fourreau jusqu'au lieu où portent les sangles de la selle , et même le long des côtes. Le *flanc* est douloureux, le poil paraît mal teint et très hérissé en cet endroit (1).

Nous ajouterons ici qu'il est des *chevaux souffleurs* et des *chevaux gros d'haleine*. Le *flanc* des uns et des autres n'est point agité au delà de ce qu'il doit l'être naturellement après que l'animal a couru; mais ils soufflent extraordinairement et fournissent presqu'autant, non dans des courses violentes, mais dans un travail ordinaire, que s'ils n'avaient pas cette incommodité. Les *chevaux gros d'haleine* soufflent moins que les *chevaux souffleurs*. Il en est surtout parmi ceux-ci, qui, en travaillant, font entendre un râlement désagréable, et, en général, ces sortes de chevaux fatiguent ceux qui en font usage (2).

## DES BEAUTÉS ET DES DÉFAUTS DES PARTIES DE L'ARRIÈRE-MAIN.

### De la Croupe.

Nous avons dit que la *croupe* s'étend depuis la terminaison des *reins* jusqu'au haut de la queue. On en considérera :

La *largeur*, qui dépend de la distance et de l'éloi-

---

(1) Voyez tout ce qui concerne cette maladie dans le tome III des *Instructions et Observations sur les maladies des animaux domestiques*, deuxième partie, par *Chabert*. (*E.*)

(2) **Tous** ces bruits, quel que soit leur diapason, constituent, comme je l'ai déjà dit (page 53), le *cornage*, *sifflage* ou *hallei*. (*E.*)

gnement proportionné des os iléons qui forment les hanches. Cette partie doit être arrondie et divisée par une espèce de canal régnant dans son milieu, et qui est une suite de celui dont nous avons fait mention, en parlant de ce que l'on appelle *reins doubles*.

Toute *croupe coupée*, ou *avalée*, ou *tranchante*, est défectueuse. On appelle *croupe coupée* celle qui, regardée de profil, paraît étroite, et ne pas avoir sa rondeur et son étendue; *croupe avalée* celle qui tombe trop tôt, et dès lors l'origine de la queue est plus basse qu'elle ne doit l'être pour être bien placée; *croupe tranchante* celle d'un cheval dont les cuisses sont très aplaties : telle est celle qui est ordinaire dans les mulets et assez commune dans les chevaux d'Espagne. Cette imperfection, au surplus, ne déplaît qu'à la vue, et elle est très souvent réparée dans ceux-ci par leur vigueur, la force de leurs reins et la beauté de l'action et du jeu de l'arrière-main.

### De la Queue.

On considérera dans la *queue* :

1°. Sa *position*. Elle ne doit être ni trop haute ni trop basse; quand elle est trop élevée, la croupe paraît pointue; quand elle est trop basse, la difformité est visible, mais nous ne dirons pas qu'elle annonce alors, comme on l'a prétendu, la faiblesse des reins de l'animal.

2°. Le *tronçon* (1), qui doit être d'un certain vo-

(1) Que quelques uns appellent aussi *le couard*, de *cauda*, *queue*. (*É.*)

lume, ferme et fourni de crins. Une *queue* qui en est dégarnie est appelée *queue de rat*. Une espèce de dartre qui cause de grandes démangeaisons les ronge quelquefois; souvent aussi ces démangeaisons proviennent des *faux crins* qui croissent sur le *tronçon*, et qui sont extrêmement gros et courts, car nous voyons qu'elles cessent lorsqu'ils ont été arrachés.

3°. Le *port*, l'animal devant la porter horizontalement, c'est ce que nous exprimons, en disant qu'il la *porte en trompe* (1).

### Des Hanches.

On doit considérer dans les *hanches* proprement

---

(1) 4°. La *longueur :* elle ne doit pas outre-passer les boulets postérieurs; plus longue, elle ramasse une infinité d'ordures, devient très incommode à conserver, et très gênante pour le cavalier; dans la plupart des corps de cavalerie, on ne la laisse pas dépasser les jarrets. Lorsqu'on veut l'avoir plus courte encore, on emporte les derniers nœuds, qu'on nomme le *fouet,* sans rogner les crins, et alors la *queue* est dite *en balai.* On appelle *courte queue* celle dans laquelle on a non seulement emporté quelques unes des dernières vertèbres qui la composent, mais encore dont les crins ont été coupés en brosse au niveau de l'amputation. Enfin, on dit que la *queue* est *en catogan* ou *cadogan* lorsqu'elle a été coupée très courte et plus près du fondement. Cette amputation, qui n'est pas sans danger, est ainsi appelée du nom de celui qui l'a mise à la mode (lord *Cadogan*).

On nomme *queue à l'anglaise* ou *anglaisée, niquée* ou *niquetée* celle dont on a amputé les muscles abaisseurs, pour, à l'imitation des maquignons anglais, la faire porter à la manière des chevaux de race. Ce maquignonnage est aisé à

dites , résultant des os iléons , les plus considérables des os du bassin :

Leurs *proportions* avec les autres parties du corps

---

reconnaître , en ce que les chevaux dont la *queue* a été ainsi coupée la portent plus haute et plus relevée que les chevaux de race , et par les cicatrices transversales qu'on aperçoit sous cette partie.

### De l'Anus ou du Fondement.

On doit considérer dans cette partie :

L'espèce de bourlet protubérant et ferme qui entoure l'ouverture qu'il ferme exactement. Dans les vieux chevaux , dans ceux qui sont fatigués, épuisés par le travail, cette protubérance est effacée, l'*anus* est renfoncé et presque toujours béant ; il laisse échapper, au moindre exercice, des vents et même les excrémens ; on dit, dans ce dernier cas, que *l'animal se vide.*

Des tumeurs noires, dures, lisses, grappées entourent quelquefois cette partie, et se propagent jusqu'au tronçon de la queue et aux fesses ; elles annoncent un vice organique dans les animaux qui en sont affectés. On a remarqué qu'elles étaient héréditaires. On les appelle *mélanoses,* ou *tumeurs mélanoïdes* ou *mélaniques.*

Un trou fistuleux, irrégulier, placé à la partie supérieure ou latérale du *fondement,* pénétrant dans l'intestin rectum , forme une véritable *fistule à l'anus,* dont les bords, plus ou moins engorgés, durs et calleux, laissent suinter une humeur sanieuse et purulente. Ce trou, pratiqué assez ordinairement par des maquignons ou des maréchaux ignorans, dans la vue de soulager les chevaux affectés de la *pousse,* comme si le poumon avait quelque communication avec l'intestin rectum, s'appelle *sifflet* ou *rossignol.* Il est inutile de faire sentir l'absurdité de l'emploi d'un pareil moyen dans cette affection ; les vents que le cheval chasse, avec plus ou moins de viode l'animal. Sont-elles courtes ? sont-elles trop longues? Elles sont évidemment défectueuses. Dans les *hanches courtes*, l'arrière-main a toujours peu de

---

lence, en toussant, n'étant expulsés des intestins que par la contraction subite des muscles du bas-ventre, et ne venant pas de la poitrine, comme la multitude le croit. Mais il n'est peut-être pas inutile de dire que la *pousse*, qui est un vice redhibitoire, cesse de l'être quand le cheval a un *rossignol*, parce qu'il porte alors un signe certain et apparent (patent) de la présence de la maladie.

On trouve encore quelquefois, pendant l'été, autour de l'*anus*, et même à l'entrée de l'intestin rectum, dans plusieurs chevaux, la chrysalide d'une mouche appelée *œstre hémorroïdal*, que l'on a regardée jusqu'à présent, quoique très improprement, comme un ver, et qui y est fortement adhérente. La présence de cette chrysalide est assez ordinairement l'indice que l'animal en a une plus ou moins grande quantité dans l'estomac.

### Des Parties de la Génération dans la Jument.

On doit considérer dans ces parties :

1°. Le *périnée*, ou l'espace compris entre le fondement et les *parties de la génération ;* espace qui est bien plus étendu dans le cheval, et qui est divisé par une ligne mitoyenne apparente, nommée le *raphé*.

2°. La *vulve*, ou l'orifice externe du vagin, est cette fente longue, perpendiculaire, placée immédiatement au dessous de l'anus et du périnée.

3°. Les *lèvres*, ou les *bords de la vulve*, collées l'une contre l'autre, fermant exactement l'orifice, légèrement arrondies et comme dentelées et replissées le long de leurs bords.

4°. Le *clitoris*, placé à la partie inférieure de la *vulve*, en dedans des *lèvres*, et absolument caché quand elles sont

jeu; aussi les chevaux conformés ainsi sont-ils très difficiles à résoudre à un certain ensemble, exprimé communément par le terme d'*asseoir,* terme dont la véritable signification, entendue par très peu de personnes, en a imposé au point que les jarrets d'une foule de chevaux sont chaque jour sacrifiés d'après la fausse idée qu'on y attache. Quoi qu'il en

---

fermées; il ressemble assez, par sa forme, à la caroncule lacrymale.

Toutes ces parties sont dénuées de poils ; la peau qui les forme est fine, lisse, polie, ordinairement noire, quelquefois marbrée ; l'intérieur, qu'on aperçoit en écartant les lèvres, ou lorsque la jument vient d'uriner, ou qu'elle est en chaleur, doit être d'une belle couleur vermeille.

Quelquefois ces parties sont parsemées d'une multitude de petits tubercules qui sont de véritables *verrues* ou *porreaux.* Les jumens qui en sont affectées doivent être exclues des haras. Il en est de même de celles où l'on aperçoit sur ces parties, ou autour, des *dartres,* c'est à dire des places plus ou moins larges où la peau est sèche et farineuse, et qui excitent des démangeaisons plus ou moins vives : ces sortes de vices étant ordinairement héréditaires.

Une plus ou moins grande quantité de *plis* le long des parties latérales, et surtout à la partie inférieure de la *vulve,* qui, alors, est pour ainsi dire avalée et plus large, indique que la jument a pouliné un plus ou moins grand nombre de fois.

Une tumeur oblongue, blanchâtre, rougeâtre, et quelquefois noirâtre, semblable à une figue, qui se montre dans l'intérieur et à l'orifice de la *vulve,* dont elle écarte les lèvres, et qui, quelquefois, sort même au dehors, forme ce que l'on appelle *chute du vagin ;* ou est un véritable *polype,* et peut donner lieu à des accidens qui doivent faire rejeter de toute espèce de service la jument qui en est affectée. (*É.*)

soit, on doit penser que, dans le cas du trop peu d'étendue des parties dont il s'agit, l'animal est d'autant plus éloigné du point d'union, qu'elle dépendrait totalement ici du point de la courbure, dès lors forcée, des vertèbres lombaires, et si les reins n'avaient pas assez de longueur, cet éloignement serait encore plus considérable, à raison de cette complication. Le derrière du cheval en qui cette imperfection réside est toujours raide; il ne travaille que des jarrets, qui, situés perpendiculairement, relèvent sa croupe et son arrière-main, qu'il lui est comme impossible de plier : or, nul mouvement n'est liant, s'il n'est produit par l'accord de toutes les parties combinées qui doivent être mues.

L'inconvénient qui suit la *trop grande longueur des hanches* est sensible. Dans tout mouvement de progression de l'animal, il y a constamment une flexion plus ou moins grande non seulement de toutes les portions articulées de l'arrière-main, mais encore des vertèbres des lombes. C'est dans la force et dans la souplesse de ces vertèbres que consistent principalement l'action et la beauté des mouvemens du derrière; car le cheval ne peut le baisser et le plier pour amener ses pieds sous lui et près de son centre de gravité, que la courbure et la flexion des vertèbres ne soient apparentes : or, si les *hanches* ont trop de longueur, il est aisé de concevoir que, vu leur étendue et le pli des vertèbres et des autres articulations, ces mêmes pieds de derrière outre-passeront à chaque pas, dans leur portée, la piste ou la foulée des pieds de devant; ils avanceront

au delà du centre de gravité même, et l'animal,
n'étant pas dans son degré de stabilité et de force,
se montrera et sera nécessairement faible. Le défaut
de ces sortes de chevaux est moindre quand ils ont
à monter des montagnes ; l'élévation du terrain
s'opposant au port de leurs pieds trop en avant, et
la facilité naturelle qu'ils ont à *s'asseoir*, faisant
qu'ils percutent aisément, et que le devant en eux
est pour lors chassé et relevé avec plus de véhémence ;
mais ils souffrent infiniment quand il s'agit de descendre, non par la peine qu'ils ont à plier les jarrets,
mais parce qu'ils sont à tout moment prêts à s'acculer.

La saillie considérable des os iléons, dans le cheval gras et en bon état, forme ce qu'on appelle des
*hanches hautes*, et l'animal alors est réputé *cornu*.
Cette difformité n'est désagréable qu'à la vue.

Il arrive aussi quelquefois que l'un des iléons
semble plus bas que l'autre : dès lors les *hanches*
paraissent inégales, et l'on dit que le cheval est
*épointé* ou *éhanché*. Cet événement, lorsqu'il est
accidentel et non un vice naturel de conformation,
ne prouve pas le dérangement des os ; il peut être
la suite d'un coup, d'un heurt qui y aura occasioné une dépression et un affaissement, ce qui est
encore plus facile dans le poulain, en qui ces os sont
moins compactes.

Quant aux efforts dont on a cru les *hanches* susceptibles, il est aisé de revenir de cette erreur, en considérant dans le cheval, ou même dans le poulain un
peu avancé en âge, l'union intime des os pairs qui
forment le bassin ; union qui est telle que non

se seulement elle a lieu dans les os d'un même côté,
» mais encore dans ceux du côté opposé, en sorte que
» ces mêmes os n'en constituent, pour ainsi dire,
» qu'un seul.

### Des Cuisses et des Fesses.

Nous entendons parler ici, sous le terme de *cuisse*, de cette partie jusqu'à présent confondue avec ce que nous avons nommé et ce que l'on doit appeler proprement les *hanches*. Elle est formée, ainsi que nous l'avons dit, par le fémur. On en examinera :

La *conformation*. Elle doit suivre et accompagner la rondeur des hanches. Est-elle aplatie? elle rend, ainsi que nous l'avons déjà remarqué, la *croupe tranchante*. Une chute, un écart qui le plus communément a lieu en dehors, sont les causes de ce que nous appelons *effort ;* et cet *effort,* qui doit être regardé comme un *effort de la cuisse,* et non comme un *effort de la hanche,* est plus ou moins violent, selon le degré d'extension des ligamens de cette articulation. L'animal boite alors plus ou moins bas, il baisse la hanche en cheminant, il traîne toute la partie affectée.

En ce qui concerne la *luxation de la cuisse,* elle paraît être extrêmement difficile à quiconque réfléchit sur le nombre et la force des muscles et des ligamens qui entourent cet article, et sur la profondeur de la cavité cotyloïde qui reçoit presque toute la tête du fémur (1).

_______________

(1) Elle a néanmoins lieu, et j'ai eu occasion de l'observer trois fois. Elle est incurable. (*É.*)

Quant aux *fesses*, elles doivent être proportionnées à la forme de la croupe, des hanches et des *cuisses* (1).

## Des Jambes.

Nous nommons du nom de *jambe* la partie que l'on a jusqu'à présent très improprement appelée du nom de *cuisse*; elle est formée par le tibia. On en considérera :

1°. La *longueur*, qui doit être proportionnée.

2°. Le *volume*, qui doit être en raison de celui des hanches et de la cuisse ; si cette partie est trop longue, sèche et peu fournie, elle pèche contre la beauté. Cette imperfection fait paraître le train de derrière *serré;* elle annonce toujours la faiblesse de l'animal. La *jambe* doit donc être proportionnément charnue ; le cheval en qui elle n'est point telle est dit *mal gigotté,* surtout si le dehors en est maigre et le derrière tranchant.

Le *grasset*, ou plutôt la *rotule*, n'est point, ainsi que nous l'avons dit, articulée avec les os qu'elle recouvre. Elle roule, elle glisse, elle est vacillante, et fait sur l'éminence antérieure de l'extrémité du fémur l'office de poulie. Elle est assujettie par les tendons des muscles extenseurs de la *jambe*. Lors de leur contraction, elle glisse sur la partie infé-

---

(1) On en considérera : 1°. la *pointe*, ou la partie la plus saillante et la plus élevée, qui est formée par la tubérosité de l'ischion.

2°. La *courbure*, ou le *pli*, qui en est la partie inférieure, et qui se confond latéralement avec la jambe. (*É.*)

( 143 )

rieure du fémur, elle les éloigne du centre de mouvement, et elle donne dès lors et ainsi plus de force
à leur action (1).

Un mouvement particulier et extraordinaire, un
effort, peut avoir fait souffrir une extension aux
fibres des ligamens capsulaires ou latéraux, ou aux
fibres mêmes des muscles et des tendons dont nous
venons de parler, et alors on dit que le cheval *boite
du grasset*. On peut s'en assurer en observant, dans
l'animal qui chemine, le peu de mouvement de
cette partie, la contrainte dans laquelle il est de la
porter en dehors, et enfin le traînement et la lenteur de celles qui lui sont inférieures (2).

Quant aux *tendons* ou à la *corde tendineuse*, supérieure à la tête ou à la pointe du jarret, si elle a
souffert, ou d'un coup, ou d'une extension violente,
il y a engorgement, douleur dans la partie, difficulté et souvent impuissance de mouvement.

### Des Jarrets.

Les *jarrets* exigent l'attention la plus sérieuse;
quelque légers, en effet, qu'en soient les défauts,
ils sont toujours très nuisibles. Le mouvement progressif de l'animal n'est opéré que par la voie de la

------

(1) Elle est aussi maintenue par de forts ligamens qui s'attachent à la partie supérieure du tibia, et par un grand ligament capsulaire. (*É.*)

(2) Le *grasset*, dans le cheval, répond au *genou* dans
l'homme, comme le *jarret* du premier répond au *talon* du
second. (*É.*)

percussion, la machine ne peut être mue et portée en avant qu'autant que les parties de l'arrière-main, chassant continuellement celles de devant, l'y déterminent : or, toute imperfection qui tendrait à les affaiblir, et principalement à diminuer la force et le jeu du *jarret*, qui, d'ailleurs, par sa propre structure, est toujours plus fortement et plus vivement occupé que les autres parties, ne sera jamais raisonnablement envisagée comme médiocre et d'une petite conséquence. On en considérera :

1°. Le *volume*, qui doit être proportionné au tout, dont il fait une portion. De *petits jarrets* sont toujours faibles.

2°. La *forme* : ils doivent être larges et plats.

3°. La *force* : des *jarrets* qui tournent, qui balancent, qui se jettent en dedans quand l'animal chemine, sont ce que nous appelons des *jarrets mous*. Il est des chevaux qui, en cheminant, portent aussi les *jarrets* en dehors : ni les uns ni les autres ne peuvent être facilement unis, parce que, dès que cette partie est hors de la ligne, cette fausse direction la met hors d'état de suffire au poids même de l'animal.

4°. La *distance de l'un à l'autre* : des *jarrets serrés* et dont la pointe ou la tête est très rapprochée ou se touche, constituent les chevaux que nous nommons *jarretés*, ou *crochus*, ou *clos du derrière*. Ils ne peuvent s'asseoir que très difficilement ; à la moindre descente, leurs *jarrets* se lient, s'entreprennent l'un et l'autre, et le derrière, en eux, ne peut avoir aucune force.

5°. Le *pli* : quand il est trop considerable, et que la flexion de cette partie est telle naturellement que dans le repos le canon se trouve fort en avant et sous l'animal, nous disons que les *jarrets* sont *coudés*, et il en résulte une seconde espèce de chevaux *crochus*. La courbure extrême de ceux-ci met l'animal hors d'état de mouvoir la partie avec aisance. L'un et l'autre de ses pieds sont trop près du centre de gravité, ou du point milieu du quadrilatéral formé par ses quatre jambes, et pour peu que le derrière soit chassé, ils outre-passent ce point, de manière que le cheval ainsi conformé ne peut conserver le juste équilibre d'où dépendent la mesure et la facilité de son action. Telle est la source de la faiblesse commune à ces sortes de chevaux, et le vice est bien plus grand, si, par une erreur de la nature, il se trouve joint à celui des reins trop longs, des hanches trop étendues, etc.

6°. La *substance*, qui doit être sèche, les *jarrets* étant bien *évidés* : des *jarrets charnus*, des *jarrets pleins* ou *gras*, sont toujours chargés d'humeurs, et sujets par conséquent à une multitude de maux.

Ces maux, outre les engorgemens et les enflures qu'un travail excessif et indiscret peut y produire, et que, dans les jeunes chevaux, l'attention et le repos peuvent garantir, sont :

1°. Les *capelets* ou *passe-campanes* : on nomme ainsi une tumeur mouvante et plus ou moins volumineuse qui n'intéresse que le corps de la peau, et qui se montre sur la *tête* ou sur la *pointe des*

*jarrets* (1). Elle ne préjudicie pas absolument à l'a-
nimal, mais si elle accroît en grosseur et en consistance, elle peut gêner le mouvement des parties sur
lesquelles elle est placée : le trop grand travail, un
frottement de cette partie contre quelques corps
durs, une gourme à jeter ou mal jetée en sont les
causes ordinaires.

2°. Les *solandres* : on appelle de ce nom, dans les
extrémités postérieures, ce que l'on nomme *malandres* dans les extrémités antérieures. Les *solandres*
arrivent au pli du *jarret* comme les malandres au
pli du genou ; quand elles sont transversales, on
les appelle *râpes*.

3°. Les *vessigons* : une extension violente, un
travail forcé, des contusions, des coups, la viscosité
de la lymphe, l'obstruction des vaisseaux, etc.,
occasionent le plus souvent cette maladie, qui consiste en une tumeur molle, indolente et d'un volume plus ou moins considérable. Sa situation est
précisément entre la corde tendineuse qui passe sur
la pointe du *jarret*, et la partie intérieure et latérale du tibia. Elle n'est visible que lorsque le cheval
porte et s'appuie sur l'extrémité qui en est affectée.

----

(1) La *tête* ou la *pointe* en est la partie postérieure la plus
élevée ; elle est formée par l'extrémité supérieure de l'os appelé *calcanéum* dans l'homme, et par les tendons qui s'y attachent, ou qui glissent dessus, et qui, dans ce dernier,
sont connus sous le nom de *tendon d'Achille*.

Quelquefois le *capelet* intéresse la gaîne des tendons qui
passent sur cette partie ou qui s'y terminent, alors c'est une
tumeur synoviale. (*É.*)

Dans le moment de la flexion, elle disparaît et s'efface, aussi les maquignons ont-ils le plus grand soin de ne pas permettre à l'animal qui en est atteint un instant de repos sur la partie viciée. Quelquefois cette tumeur est double, c'est à dire qu'il en est une au dedans et l'autre au dehors du *jarret :* c'est ce que nous nommons des *vessigons chevillés*. Ce mal ne donne pas toujours lieu à la claudication ; mais il augmente en vieillissant, la tumeur durcit, elle empêche l'animal de mouvoir avec facilité le *jarret,* par la gêne qu'elle cause aux ligamens et aux tendons, dont quelquefois aussi elle occupe la gaîne.

4°. La *varice :* on entend par ce mot de *varice* une dilatation, arrivant dans l'animal plus fréquemment à la veine saphène, dans son passage à la partie latérale interne du *jarret;* on assigne ordinairement cette situation à cette maladie. La dilatation a lieu plus souvent en cet endroit, attendu l'action violente et les grands efforts auxquels cette partie se trouve obligée. Elle peut s'effectuer aussi dans d'autres vaisseaux du même genre, surtout si le sang, étant trop épais, s'arrête dans une ramification veineuse quelconque. Le défaut de circulation empêchant le sang qui suit immédiatement celui qui est arrêté de passer et de suivre son cours, et ce sang qui séjourne, étant continuellement poussé par celui qui survient, forcera incontestablement le vaisseau et le dilatera. On reconnaît la *varice* à l'inspection et au gonflement de la veine ; en appuyant un doigt sur le lieu même où l'on observe la dilatation ou la tumeur, on la fait disparaître sur-le-champ, parce que la pression détermine le sang le long du vaisseau. Elle reparaît et se montre de nouveau aussitôt que cette pression cesse. Au surplus, lorsque la dilatation est excessive, elle est accompagnée de douleur. Quelquefois il y a dilatation et relâchement des ligamens capsulaires de l'article ; mais cet accident est particulier, et ne tient en aucune façon de ce qu'on appelle proprement *varice* (1).

5°. La *courbe*, qui est une tumeur ou un gonflement du tibia même à sa partie inférieure et interne. Elle occupe conséquemment celle des apophyses condyloïdes qui est de ce même côté. Sa forme est oblongue ; elle est plus étroite à la partie supérieure et à son origine, qu'à sa partie inférieure. L'augmentation insensible du gonflement ne peut que gêner l'article, et intercepter peu à peu le mouvement (2).

6°. Les *éparvins*, malheureusement trop communs. On en a distingué de trois sortes, l'*éparvin sec*, l'*éparvin de bœuf* et l'*éparvin calleux*.

On a désigné par le nom d'*éparvin sec* une maladie dont l'effet est de susciter une flexion convulsive et précipitée de la jambe qui en est attaquée, au moment où elle se meut. Ce mouvement irrégulier

______

(1) C'est alors une véritable tumeur synoviale ou articulaire, qui est ordinairement la suite de la faiblesse ou des efforts des *jarrets*. (*É.*)

(2) Voyez la description et la figure d'une *courbe* considérable, que j'ai insérée dans le tome **VI**, troisième partie des *Instructions et Observations sur les maladies des animaux domestiques*. (*É.*)

est exprimé par le terme de *harper*. Il est très visible dès les premiers pas que fait le cheval et jusqu'à ce qu'il soit échauffé, car alors on ne l'aperçoit que très faiblement, à moins que la maladie ne soit parvenue à un certain période : en ce cas l'animal *harpe* toujours. Un cheval crochu, avec ce défaut, serait totalement incapable de service. On n'a pas rejeté dans les manéges ceux dans les deux jambes desquels il se rencontre également, parce qu'au moyen de ces prétendus *éparvins,* leurs courbettes en ont paru plus trides et les battues plus sonores; mais tout air ou toute allure dont on asseoira la beauté et la justesse sur un défaut même des parties paraîtra toujours vicieuse à des yeux instruits. Ce mal, au surplus, qui n'existe point dans le *jarret,* mais dans les muscles mêmes qui servent aux mouvemens de flexion, ou dans les nerfs qui y aboutissent, n'occasione point la claudication. Si le cheval boite au bout d'un certain temps, c'est qu'il survient au *jarret,* fatigué par la continuité de l'action forcée qui résulte de la flexion convulsive dont il s'agit, quelqu'autre maladie.

L'*éparvin de bœuf* est une tumeur humorale qui occupe, dans le bœuf, presque toute la portion de la partie latérale interne du *jarret*. Elle est produite, dans cet animal, par des humeurs lymphatiques, arrêtées dans les ligamens de l'articulation. Elle est molle dans son origine, mais elle s'endurcit par le séjour de l'humeur qu'elle occasione, et qui devient insensiblement plâtreuse. On ne peut pas nier la possibilité de l'existence d'une pareille tumeur dans les *jarrets* du cheval ; mais s'il s'en trouve affecté, elle est d'une nature qui n'a rien de particulier à cette partie, et elle pourrait également se montrer sur toutes les autres. Ainsi nous dirons que la seule tumeur qui doit véritablement être regardée, dans cet animal, comme *éparvin* est celle qui est *calleuse* ou *osseuse*, et dont le siége est dans l'os même. Elle n'est qu'un gonflement survenu à la partie du canon que les anciens nommaient *éparvin*, c'est à dire à la partie latérale interne et supérieure de ce même os. Ce gonflement est produit par les mêmes causes que la courbe.

7°. Le *jardon*, et suivant quelques auteurs la *jarde* : c'est une tumeur ou un gonflement à la partie latérale externe et supérieure du canon. Elle est dure, du même genre et du même caractère que la *courbe* ou l'*éparvin* ; les suites n'en sont pas moins funestes.

8°. Les *cercles*, ou plutôt le gonflement de toutes les parties qui environnent et qui ceignent le *jarret*. Des coups, des efforts, une hydropisie de l'article, etc., peuvent y donner lieu ; très souvent ils dégénèrent en une *ankylose vraie*, et les os étant soudés, il y a perte totale de mouvement dans cette partie.

Quoi qu'il en soit, tous ces maux différens, connus jusqu'à présent plutôt par le siége qu'ils occupent que par leur caractère et par leurs causes, survenant à une partie chargée des plus grands efforts à faire, sont toujours fort à craindre, sans parler de ceux auxquels elle peut être sujette conséquemment à ces mêmes efforts, et qui n'ont point reçu de dénominations propres et particulières.

### Du Canon, ou des extrémités postérieures et inférieures.

Nous avons déjà compris dans l'extrémité postérieure toutes les parties dont elle est formée, et qui doivent répondre au corps de l'animal et aux parties qui constituent les extrémités antérieures, soit par leur largeur, soit par leur longueur, soit par leur épaisseur.

Nous avons donc à examiner :

1º. Le *canon*, sujet aux mêmes infirmités que celui des jambes de devant, c'est à dire à des *suros simples*, à des *suros chevillés*, à des *suros près des tendons*, à des *suros près de l'articulation*, à des *osselets*, à des *fusées*.

2º. Le *tendon*, qui peut être *failli*, qui peut avoir été *féru*, qui doit être, comme celui de l'extrémité antérieure, ferme, détaché de l'os, sans enflure, etc., et qui peut être affecté dans sa longueur d'une *gale crustacée*, et quelquefois *coulante*, que nous désignons par le terme d'*arête* ou *queue de rat*, soit qu'il n'y ait pas d'écoulement de matière, soit que les croûtes en soient humides ou visqueuses. Ce mal n'arrive aux jambes que dans les chevaux épais, chargés d'humeurs, et dont les extrémités sont garnies d'une grande quantité de poils. Quelques auteurs l'ont fait connaître par le nom de *grappes*.

3º. Les *boulets*. Ils ne sont pas exempts de *molettes* : au contraire, elles sont ici beaucoup plus communément sur le tendon, et elles acquièrent plus fréquemment de la dureté. On y rencontre aussi des *osselets*, des marques d'*entretaillure*, des *entorses*, des *luxations*, plus dangereuses que dans les *boulets* de devant, à raison du travail de ceux dont nous parlons, et de l'affluence plus considérable des humeurs.

Un vice intérieur, des coups sur le tendon, des meurtrissures donnent souvent lieu à une tumeur connue sous le nom impropre de *javart nerveux du boulet*. On a compté trois autres espèces de *javarts :* le *javart simple*, qui se montre particulièrement et le plus souvent sur le derrière du paturon ; le cheval en boite, mais les suites n'en sont point à craindre ; un second *javart*, aussi improprement dit *javart nerveux*, qui a son siége à l'intérieur ou à l'extérieur du paturon, sur un des tendons de cette partie ; enfin le *javart encorné*, situé près de la couronne, au dessus d'un des quartiers, plus souvent sur celui de dedans que sur celui de dehors : il peut, ainsi que l'*atteinte encornée*, occasioner de vrais ravages dans l'intérieur du pied. Toutes ces tumeurs sont, au surplus, dans le cheval, les mêmes que celles que nous appelons *furoncles* dans l'homme.

Nous ne devons pas oublier cette humeur puante, cette sanie, qui, sans ulcérer les parties, suinte d'abord à travers les pores, et que nous nommons *eaux aux jambes*. Dans le principe, elle se montre aux *paturons ;* à mesure de ses progrès, elle s'étend en montant jusqu'au *boulet*, et même jusqu'au milieu du *canon*, et elle cause l'enflure totale de l'extrémité.

Quant à ce que l'on appelle *porreaux*, ils se présentent comme des espèces de verrues qui viennent également sur les *boulets* et sur les *paturons*. Ils se propagent quelquefois jusque sur le canon, d'autres fois jusque sur la fourchette; leur multiplicité est plus dangereuse que leur volume. Souvent ils reparaissent après avoir été détruits; souvent aussi le poil tombe autour et les laisse à découvert; il y a de la difficulté à les guérir radicalement.

En ce qui concerne les *mules traversines*, appelées par quelques uns *mules traversières*, on donne ce nom à des espèces de *crevasses*, d'où suinte une sérosité fétide, et qui sont situées sur le derrière du *boulet*. Celles qui, descendant dans le paturon, paraissent affecter les tendons, ont été dites par corruption *mules nerveuses*. Les unes et les autres sont toujours douloureuses et ne se guérissent pas facilement, attendu que l'animal en marchant étend et plie successivement l'articulation, ce qui les ouvre, les ferme et les irrite sans cesse.

4°. Le *paturon*. Cette partie peut, de même que celle du devant, être trop longue ou trop courte, et le cheval *long-jointé* ou *court-jointé* de l'extrémité antérieure l'est ordinairement du derrière. Le premier de ces défauts est suivi des inconvéniens dont nous avons déjà parlé. Le second conduit le cheval à être *droit sur ses membres*, et à devenir, avec le temps, *juché* ou *rampin* : alors le boulet se porte tellement en avant que l'animal marche et repose sur la pince. Les mulets sont extrêmement sujets à être *rampins*; quelques uns, au lieu de mettre ce terme en usage, disent, pour exprimer la dernière de ces imperfections, que l'animal est *pinçard.*

Le *paturon* est encore ici sujet aux *formes,* aux *luxations,* à des *atteintes* de trois espèces, à des *crevasses* qui en attaquent le pli, à l'ulcère nommé *crapaudine.* Il en est un d'un autre genre que ce dernier, qui porte le même nom, et qui, provenant de causes internes, est infiniment plus dangereux. Il est situé, comme l'autre, sur le devant du *patu-ron,* directement au dessus de la couronne; il commence par une espèce de gale d'un pouce environ de diamètre, le poil tombe, la matière qui en découle est extrêmement fétide, et quelquefois si âcre et si corrosive qu'elle provoque la chute du sabot. Les chevaux chargés de poils et d'humeurs, qui travaillent dans la boue, en sont plutôt atteints que des chevaux fins. Cet ulcère donne lieu à des *soies* ou *pieds-de-bœuf.*

Tout cheval, au surplus, qui se prend, de manière ou d'autre, dans sa longe, ou dans les cordes de son licou, et qui s'est meurtri ou écorché le pli du *paturon,* est dit s'être *enchevêtré,* du mot de *chevêtre,* qui signifiait anciennement licou.

5°. La *couronne.* L'enflure, le hérissement des poils, une crasse farineuse, une humeur fétide suintant de cette partie, sont des symptômes de la maladie à laquelle on a donné le nom de *peignes.* Les *peignes* sans suintement sont nommés *peignes secs,* les *peignes* avec écoulement sont nommés *peignes humides.*

Il est encore une autre maladie semblable à

celle-ci, qui se manifeste par de petites *crevasses* autour de la *couronne*, et que l'on connaît sous la dénomination de *mal d'âne*; l'animal en boite continuellement, et il est à craindre que la démangeaison ne l'incite à y porter la dent, ce qui pourrait lui occasioner non seulement un dégoût, mais une espèce de dartre et des ulcères à la langue et aux autres parties de la bouche (1).

6°. Les *pieds*. L'*ongle* doit être ici comme celui des *pieds* antérieurs, les postérieurs étant néanmoins sujets à moins d'infirmités qu'eux, parce qu'ils sont continuellement humectés. Ils sont aussi en proie à des *soies*, surtout dans les chevaux rampins ; on y découvre encore des *crapauds*, des *cerises*, des *teignes*, la *pourriture de la fourchette*, etc., et l'*étonnement du sabot* est en eux très fréquent, surtout eu égard à des chevaux enclins à ruer.

### Des Poils ou des Robes, des Balzanes, et des différentes marques naturelles.

La variété des *robes* ou des *poils*, dans les animaux, n'est qu'un jeu de la nature, et ne saurait être un indice de leur bonne ou de leur mauvaise organisation. Toutes les conséquences qu'on en a voulu tirer sont fausses, elles ont été démenties mille fois ; et il paraît, en général, qu'aujourd'hui la raison l'a emporté à cet égard sur le préjugé, et

(1) On peut voir, pour toutes les maladies cutanées des extrémités, l'ouvrage que j'ai publié sur les *eaux aux jambes des chevaux*, et qui a été couronné par la Société royale de Médecine de Paris, en 1783. (*É.*)

qu'on est assez universellement convaincu que de tous *poils* et de toutes *marques* il est de bons chevaux.

Nous diviserons les *poils* dont tout le corps du cheval est revêtu, en *simples* et en *composés*.

Les *poils simples* sont ceux dont la couleur est uniforme. On ne dit jamais néanmoins qu'un cheval est d'une telle couleur, mais on dit : un cheval de tel *poil*, de telle *robe*.

Nous appelons *poils composés* ceux qui nous montrent le mélange confus ou distinct de couleurs différentes.

Parmi les *poils simples* nous comptons :

1°. Le *poil bai*, c'est à dire celui dont la couleur approche de celle d'une châtaigne. Il est plus ou moins clair, plus ou moins obscur ou foncé, et de ces nuances dérivent en partie les *bais* suivans :

2°. Le *bai châtain :* il approche le plus de celui que nous venons de définir.

3°. Le *bai clair :* la nuance est moins foncée.

4°. Le *bai doré :* il tire sur le jaune.

5°. Le *bai brun :* il est presque noir. Il a communément les flancs, le bout du nez et les fesses d'un roux éclatant, quoiqu'obscur : alors le cheval est dit *marqué de feu.* Si cette espèce de *poil jaune* est, au contraire, mort, éteint, blanchâtre, on dit que le cheval est *bai brun, fesses lavées.*

6°. Le *bai à miroir* ou *miroité :* on y observe des marques plus brunes ou plus claires qui rendent la croupe pommelée, et qui la différencient en partie du fond général de la *robe.*

Tout cheval *bai* a, au surplus, les crins et les extrémités, c'est à dire les quatre jambes, *noirs*, autrement il ne serait pas *bai*, il serait *alezan* : ainsi, c'est une sorte de pléonasme que d'exprimer cette condition dans un signalement, à l'exemple de beaucoup de connaisseurs qui écrivent *bai, les extrémités noires*.

7°. Les *poils blancs* : il est un *blanc pâle* ou *sale*, il est un *blanc luisant* ou *argenté*; on ne croit pas qu'il y ait des chevaux nés véritablement *blancs*; les chevaux gris deviennent tels en vieillissant.

8°. Le *poil noir* : on en admet de deux sortes : l'un, qui n'est pas parfaitement noir, et qui a un œil un peu roussâtre, celui-ci est dit *noir mal teint*; l'autre, qui est d'un noir véritable et vif, il est dit *noir jayet* : le premier de ces poils est infiniment plus commun que l'autre.

9°. Le *poil alezan* : il tient en partie du fond des divers *poils bais*; il a aussi diverses nuances, mais les extrémités n'en sont pas *noires*. L'*alezan clair* est *blond* ou *doré*; lorsque les *crins* en sont *blancs*, le cheval est dit *alezan poil de vache*. Quant à l'*alezan brûlé*, il est extrêmement brun, obscur et foncé (1).

Du reste, tout cheval *noir*, ou *bai*, ou *alezan*, sur la *robe* et surtout sur les flancs duquel il est des *poils blancs* semés çà et là, est dit *cheval rubican*.

---

(1) De tous les *poils simples*, l'*alezan* est celui qui présente le plus d'irrégularités, ou qui entraîne avec lui plus d'accessoires; il n'est pas rare, par exemple, de trouver des chevaux qui ne sont que *bais*, que *blancs*, que *noirs*, et qui sont *zains*; mais il est très rare, au contraire, d'en trouver

Les *poils composés* sont :

1º. Le *poil gris* : le fond en est *blanc* mêlé de *noir* : en général sa variété naît, ou du plus ou du moins de *noir*, ou de la différence des places que cette dernière couleur occupe.

2º. Le *gris sale* : le *poil noir* y domine : si les *crins* de l'animal sont *blancs*, la *robe* en est d'autant plus belle.

3º. Le *gris brun* : le *noir* y est en moindre quantité que dans le *gris sale*; mais cette couleur l'emporte encore sur le *blanc*.

4º. Le *gris sanguin*, ou *rouge*, ou *vineux* : c'est un *gris* mêlé de *bai* dans tout le *poil*.

5º. Le *gris argenté* : cette *robe* présente un *gris* vif, peu chargé de *noir*, mais dont le fond *blanc* est extrêmement brillant.

6º. Le *gris pommelé* : on le reconnaît à des marques assez grandes, de couleur *blanche* et *noire*, parsemées à distances assez égales, soit sur le corps, soit sur la croupe.

7º. Le *gris tisonné* ou *charbonné* : la robe en est chargée de taches irrégulièrement éparses de côté et d'autre, comme si le *poil* eût été noirci avec un tison.

8º. Le *gris tourdille* : il forme un *gris sale*, approchant de la couleur d'une grive.

9º. Le *gris étourneau* : il a été nommé ainsi par

---

qui ne soient qu'*alezans*; presque tous sont plus ou moins *marqués en tête*, ont plus ou moins de *blanc* à cette partie, du *ladre*, des *balzanes*, etc. J'ignore s'il y a des *alezans zains*, mais je n'en ai point encore vu. (*É.*)

»: sa ressemblance à la couleur du plumage de cet
« oiseau.

10°. Le *gris truité*, ou le *tigre* : le fond blanc en
» est mêlé ou d'*alezan*, ou de *noir*, semé par petites
« taches assez également répandues sur tout le corps.
» Cette *robe* est encore nommée *gris moucheté*.

11°. Le *gris souris* : il est semblable à la couleur
» du poil de cet animal. Quelquefois les jambes et les
¡ jarrets sont tachés de plusieurs *raies noires*, quel-
» quefois il en est une sur le dos. Quelques uns de ces
» chevaux ont les *crins* d'une couleur claire ; les autres
¡ les ont *noirs* ainsi que la queue.

12°. Le *rouan ordinaire* : il est mêlé de *blanc*, de
¡ *gris* et de *bai*.

13°. Le *rouan vineux* : il est mêlé d'*alezan* ou de
¡ *bai doré* (1).

14°. Le *rouan cap* ou *cavessé de more* : c'est une
robe *rouan* ; mais cette distinction n'a lieu que lorsque l'animal a la *tête* et les *extrémités noires* (2).

15°. L'*isabelle* : le *jaune* et le *blanc* composent
cette *robe*, mais la première couleur y domine ; ses
nuances sont telles qu'il en est de plus *clair*, de plus
*doré*, de plus *foncé*. Quelquefois les *crins* et les *extrémités* sont *noirs* ; quelquefois la *raie de mulet* s'y
rencontre.

16°. Le *louvet*, ou le *poil de loup* : ce poil est un
*isabelle foncé*, mêlé d'*isabelle roux*, le tout appro-

_______

(1) Il imite, par sa couleur plus ou moins foncée, celle
du vin rouge. (*É.*)

(2) Et c'est de là que lui vient son nom de *cap de more*,
qui veut dire ressemblant à la tête d'un Maure. (*É.*)

chant de la teinte et de la couleur du *poil* d'un loup ; souvent ces sortes de chevaux ont la *raie noire* sur le dos, avec les *extrémités noires* ; plusieurs cependant n'ont pas ces différentes marques.

17°. Le *soupe de lait* : il est d'un *jaune clair* et *blanc* ; cette seconde couleur y domine. On en a vu avec les *crins* et les *extrémités noirs* ; mais ces sortes de *poils* accompagnés ainsi sont infiniment rares. La plupart des chevaux *soupe de lait* ont la peau très délicate, et le plus communément ils ont du *ladre*, c'est à dire que les environs de leurs yeux et de leurs naseaux, séparément ou ensemble, sont dépourvus de *poils*. On n'y voit qu'une chair rouge ou fade, mêlée souvent, dans des chevaux de toute autre *robe* ayant du *ladre* aussi, de quelques taches plus ou moins obscures (1).

18°. Le *poil de cerf,* ou le *poil fauve* : il tire son nom de la couleur du pelage du cerf. Plusieurs chevaux de ce *poil* ont la *raie noire,* ainsi que les *crins* et les *extrémités*.

19°. Le *pie* : il est interrompu par de grandes taches d'un *poil* totalement différent, surtout à

---

(1) Ces sortes de chevaux ressemblent beaucoup aux individus que, dans l'espèce humaine, on connaît sous le nom de *nègres blancs* ou *albinos* ; ils ont assez souvent les *yeux vairons*. C'est une véritable dégénération qui se rencontre dans quelques autres espèces, et plus fréquemment dans celle du lapin.

Le *poil café au lait* est moins jaune, plus foncé que ce dernier ; le nom qu'on lui a donné indique suffisamment la nuance de sa couleur. (*É* )

( 161 )

l'épaule et à la croupe. Si ces taches sont *noires*, le cheval est *pie-noir;* si elles sont *alezanes*, le cheval est *pie-alezan;* si elles sont *baies*, il est *pie-bai*.

20°. L'*auber*, le *mille-fleurs*, ou *fleur de pêcher :* c'est un mélange assez confus de *blanc*, d'*alezan* et de *bai*, le tout ressemblant à la fleur de pêcher.

21°. Le *poil-porcelaine :* il n'est pas commun (1).

Nous appelons du nom général de *marques* diverses particularités que l'on observe dans les *robes*. Telles sont :

1°. Les *balzanes*, qui ne sont autre chose qu'un changement en *blanc* de la couleur du fond de la *robe*, ou dans les quatre extrémités, ou dans trois, ou dans deux, ou dans une. Anciennement on appelait *travat* le cheval dont les deux extrémités du même côté étaient *blanches; trastravat* celui dont le pied de devant d'un côté, et celui de derrière de l'autre étaient *balzans;* et *arzel* le *balzan* du pied du hors-montoir de derrière : toutes ces expressions sont à présent hors d'usage. Nous disons *balzan* des quatre extrémités, ou du montoir, ou du hors-montoir, ou du montoir de derrière et des extrémités antérieures, etc. (2).

______

(1) Dans ce *poil,* le fond de la *robe* est d'un *blanc* brillant, luisant, mêlé de *bai* ou de *noir,* par petites parties et de manière à imiter à peu près la porcelaine sur laquelle sont peintes quelques fleurs de diverses couleurs. (*É.*)

(2) Il faut fixer les idées des élèves sur ces expressions, *montoir* et *hors-montoir :* elles expriment, la première, le côté gauche par lequel le cavalier monte à cheval; et la seconde, le côté droit, par lequel il ne doit pas y monter. Il

Quant à la jonction du *poil blanc* du canon ou du boulet avec la couleur générale de la *robe*, il se trouve des irrégularités en pointe comme des dents de scie ; ces irrégularités empruntant de la *balzane* et du fond du *poil*, la *balzane* est dite *dentelée* ; si elle est tachetée de *noir*, elle est dite *herminée* ou *mouchetée* ; si elle monte et s'étend, ou près du genou, ou près du jarret, ou même au dessus, on dit que le cheval est *chaussé haut*, *chaussé trop haut*.

2°. L'*étoile* ou la *pelote* : si elle descend un peu, on l'appelle *étoile prolongée* ; si elle se propage le long du chanfrein, ou si, en suite de cette marque, le chanfrein est couvert de *poils blancs*, l'animal est dit *belle face* ; si la lèvre antérieure est noyée dans le *blanc*, on dit que l'animal *boit dans son blanc, boit dans du lait* ; si le bout du nez est seulement taché d'une bande de *poils blancs* fort étroite, cette bande est dénommée *lisse* ; et, en signalant le cheval, on ajoute *lisse au bout du nez* (1), etc. Du reste, voyez ce qui a été dit sur les chevaux *zains*.

---

ne faut donc employer ces expressions dans les signalemens que lorsqu'il s'agit de chevaux de selle ; car on ne peut se dissimuler qu'il deviendrait ridicule d'en faire usage pour des animaux sur lesquels on ne monte point, tels que les chevaux de trait ; il faut pour ceux-ci (et peut-être vaudrait-il mieux pour tous) indiquer simplement le *côté droit* ou *gauche*, soit dans ce cas, soit dans tous les autres où ces expressions sont en usage. La langue la plus générale, celle qui peut être entendue du plus grand nombre, est toujours la meilleure et doit être préférée. (*É.*)

(1) C'est *liste* qu'il faut, et non pas *lisse*, qui ne signifie rien dans le sens où il est employé ici. C'est sans doute par

( 163 )

3°. Les *épis* ou *molettes* naissent, selon quelques uns, d'une espèce de frisure naturelle du *poil*, qui, se relevant sur un *poil* couché, forme une marque approchante de la figure d'un épi de blé. D'autres ne les envisagent que comme un retour ou un rebroussement des *poils* (1). De quelque manière que la chose soit, les *épis* ne sont dus qu'à la configuration des pores. On les divise en *ordinaires* et en *extraordinaires*. Les *épis ordinaires* sont ceux qui se trouvent indifféremment et indistinctement sur tous les chevaux. Les *épis extraordinaires* sont ceux qui, n'étant pas communs, ont mérité de la part des esprits faibles et crédules une attention particulière. L'*épée romaine*, qui règne tout le long de l'encolure près de la crinière, tantôt des deux côtés, tantôt d'un seul, est de ce nombre, ainsi que les trois *épis* séparés ou joints ensemble, que l'on voit quelquefois sur le front de l'animal.

4°. Enfin, le *coup de lance*, ou la cavité sans cicatrice que l'on remarque quelquefois au devant,

une faute de copiste ou d'impression que le mot *lisse* aura été substitué au premier dans quelques ouvrages. *Liste*, dans toutes les langues de l'Europe, signifie *bande*, *raie*, *bordure*, et nous avons encore *listel*, *liteau*, *linteau*, dont l'origine est la même. Au surplus, et ce qui ne peut laisser de doute sur ce qui vient d'être dit, c'est que d'anciens auteurs emploient les mots *liste*, *litre* en parlant de cette marque du cheval dans le sens que nous venons d'expliquer : tels sont, entr'autres, *F. Grison*, *Olivier de Serres*, *de Beaurepere*, etc. (*É.*)

(1) Les anciens les appelaient aussi *remolins*, d'après les écuyers italiens, de *remolino*, roulé, retors. (*É.*)

quelquefois au bas du bras, quelquefois à l'encolure. Elle est plus commune, selon quelques uns;
dans les chevaux turcs, dans les chevaux barbes et
dans les chevaux d'Espagne, que dans les autres,
ce qui semblerait se concilier avec la fable ridicule
qu'on a débitée à ce sujet.


FIN DE LA PREMIÈRE PARTIE.

# DEUXIÈME PARTIE.

## DU CHOIX DES CHEVAUX ET DES SOINS QU'ILS EXIGENT.

### DU CHOIX DES CHEVAUX.

Dans tous les genres et dans toutes les espèces. d'animaux existans et connus, il n'est aucun individu qui n'ait des difformités plus ou moins apparentes, plus ou moins essentielles, et en plus ou moins grand nombre. Nul cheval n'est parfait. La science, dans le choix de ces animaux, consiste donc, en ce qui concerne leur conformation extérieure, à distinguer les défauts naturels ou accidentels qui sont graves, et qui peuvent nuire au service qu'on se propose d'en tirer, de ceux qui ne sont que légers, et qui ne sauraient préjudicier véritablement au but que se propose l'acheteur.

Jusqu'ici nous n'avons considéré que la forme de chaque partie en particulier ; nous ne les avons point encore examinées par le rapport qu'elles ont les unes avec les autres, ou plutôt par le tout qui en résulte. Il est cependant d'une nécessité absolue de rechercher l'unité et l'harmonie qui doivent régner entre elles, et qui consistent dans l'exactitude et la justesse de leurs proportions. Cette unité, cette harmonie constituent, d'une part, ce que l'on appelle la *beauté*, et sont, de l'autre, un indice de la *bonté* de l'animal.

On doit attacher à ce dernier terme l'idée d'un tempérament robuste et d'une constitution souple et nerveuse, qui, dépendant de l'intérieur de la machine, et tenant à l'assemblage heureusement combiné de ses parties, ne peuvent être aperçus et reconnus que par l'usage que l'on fait du cheval. La *beauté*, au contraire, se manifeste à l'inspection seule ; mais il est aussi certain que tous les yeux n'ont pas également le droit de bien voir, qu'il est vrai que tous les hommes indistinctement croient avoir celui de juger. Cependant, les décisions fondées sur la connaissance de certaines règles établies et démontrées sont les seules qui doivent faire loi : or, elles ne sauraient émaner que de ceux à qui ces mêmes règles sont familières ; car tout jugement qui n'a pour base que le caprice, le préjugé, le penchant, l'idée purement habituelle et non perfectionnée de la chose, n'est qu'une vaine et souvent une fausse opinion, démentie par les uns, adoptée par les autres, et quelquefois même bientôt abandonnée par celui qui l'a conçue. Tel cheval semble beau à celui-ci, et ne paraît pas tel à celui-là. Si celui dont il obtient les suffrages ne s'en est tenu qu'aux apparences trompeuses de l'animal qui a pu lui plaire, sans s'être livré à la recherche des raisons par lesquelles l'animal lui plaît, il sera toujours libre à l'autre de ne pas se rendre, parce que le témoignage des sens du premier n'est pas moins équivoque que celui des sens du second, et

que la conversion et la conviction du dernier ne
peuvent dépendre que de la force et de la validité
des principes sur lesquels porteraient leurs sentimens
opposés.

On dit communément que la *beauté* de la tête
est principalement dans la petitesse de son volume ;
néanmoins, dès qu'il y aura excès en petitesse
comme en grosseur, et que le volume ne sera nullement en raison des autres parties, celle-ci sera
plus ou moins réellement difforme, ou plus ou
moins évidemment monstrueuse. On entend dire
encore chaque jour qu'une jambe est belle ; elle ne
peut l'être si elle n'est proportionnée à la taille de
l'animal, le genou à l'épaisseur du bras, le canon à
l'épaisseur du bras et du genou, etc. Or, quelles
sont ces proportions relatives? Eût-on étudié avec
le plus grand soin chaque partie de l'animal en particulier, fût-on parfaitement instruit de la forme
qu'elles doivent avoir, on sera assurément toujours
très embarrassé lorsqu'il s'agira d'y répondre, parce
que cette étude et ces lumières ne sauraient suffire
pour démêler, dans la composition du tout ensemble, des différences et des imperfections qui ne peuvent frapper que ceux qui sont parvenus à un degré
de connaissances sans lesquelles elles ne peuvent
être senties. La *beauté* n'est donc pas à la portée
de tout le monde ; et, en effet, tels traits hardis de
l'architecture, qui sont des miracles de l'art pour
des yeux savans, seront absolument dédaignés, et
paraîtront même toujours des défauts à ceux qui
ne sont pas faits pour en juger.

Quoique la *beauté* naisse des proportions, on ne peut pas soutenir que les hommes aient su quelles sont les proportions des objets avant d'en avoir aperçu la *beauté*; au contraire, c'est sur la *beauté* des corps qu'on a imaginé d'arrêter les proportions. Dans la musique, après avoir trouvé les propriétés des sons capables de produire ce que nous appelons *harmonie*, par l'attention que l'on a faite à ceux qui étaient les plus agréables à l'oreille, on les a proportionnés entr'eux, on les a unis, et on les a séparés par de justes intervalles. Dans la peinture, on a observé l'effet du clair-obscur et des ombres; et, en s'arrêtant à la stature d'un homme qui, d'un accord général, passait pour être *beau*, on a, pour ainsi dire, deviné ce qui plaisait si fort en lui; et, des différentes combinaisons qui ont été faites, on a tiré les règles de proportion qui forment aujourd'hui les règles du dessin. C'est ainsi qu'en fixant nos regards sur ce que, d'un aveu commun, nous regardons comme la belle nature, nous avons tenté de pénétrer dans les premières raisons de la *beauté* de l'animal.

La nature, il est vrai, se joue dans ses ouvrages. Ils sont tellement variés qu'aucun ne se ressemble; mais dans les parties qui servent à la composition d'un beau cheval, nous ne devons considérer que celles qui peuvent contribuer à une seule et unique *beauté*: ainsi, en parlant de la mesure que doivent avoir ces parties pour produire une parfaite symétrie, on ne peut comprendre que celle qui, seule, peut faire la belle proportion. Tous les che-

vaux, en effet, ne sont pas faits de la même manière; mais la règle doit être générale et s'adapter
à tous. L'animal peut être épais et court, il peut
avoir une taille déliée, médiocre, ou une taille
haute et avantageuse, et être exactement proportionné : ainsi il peut y avoir mêmes proportions, et
cependant variété dans les figures. Cette vérité incontestable décèle, au surplus, l'erreur de ceux
qui pourraient penser que l'entreprise d'établir les
raisons de la *beauté* du cheval sur des principes
serait aussi ridicule que celle qui tendrait à fixer
des mesures et à asseoir des proportions pour constater la *beauté* des chiens. Il est facile de voir qu'il
n'en est pas du cheval comme de ces animaux; qu'il
n'est pas marqué par des différences aussi fortes et
aussi sensibles que celles qui résultent de la forme
du lévrier, du mâtin, de l'épagneul, du barbet,
du braque, du basset, etc.; et, d'ailleurs, serait-il
bien étonnant et bien bizarre d'assigner des mesures fixes pour chacune de ces espèces? Les chevaux tiennent toujours quelque caractère particulier des contrées où ils sont nés, mais leur espèce
ne change pas; un certain tout, un certain contour, une certaine conformation, certaines nuances
jointes à de certaines qualités qui leur sont propres,
indiquent le pays d'où ils sortent; elles ne sont pas
telles, néanmoins, qu'une même règle ne puisse
leur convenir en général, autrement on pourrait
soutenir que les règles de proportion, qui sont
aujourd'hui les règles de dessin, ne sont applicables
qu'à des hommes d'une telle nation, et non d'une

autre; ce qui serait le comble de l'absurdité la plus grossière.

*Manière de s'assurer des proportions du Cheval.*

Quoi qu'il en soit, dès que la *beauté* réside dans la convenance et le rapport des parties, il faut de toute nécessité en observer les dimensions particulières et respectives, et pour acquérir la connaissance des proportions, supposer un genre de mesure qui puisse être indistinctement commun à tous les chevaux. La partie qui peut servir de règle de proportions à toutes les autres est la tête. Mesurez-en la longueur entre deux lignes parallèles, l'une tangente à la nuque ou à la sommité du toupet, l'autre tangente à l'extrémité de la lèvre antérieure, par une ligne perpendiculaire à ces deux parallèles, vous aurez sa longueur géométrale. Divisez cette longueur en trois portions, et assignez à ces trois portions un nom particulier qui puisse s'appliquer indéfiniment à toutes les têtes, comme, par exemple, celui de *prime* : une tête quelconque, dans sa longueur géométrale, aura par conséquent toujours trois *primes;* mais toutes les parties que vous aurez à considérer, soit dans leur longueur, soit dans leur hauteur, soit dans leur épaisseur, ne peuvent pas avoir constamment, ou une *prime* entière, ou une *prime* et demie, ou trois *primes;* subdivisez donc chaque *prime* en trois parties égales que vous nommerez *secondes,* et comme cette subdivision ne suffirait pas encore pour vous donner la mesure juste de toutes les parties, subdivisez de nouveau chaque *seconde* en vingt-quatre *points*, en sorte qu'une tête divisée en trois *primes* aura, par la première subdivision, neuf *secondes*, et deux cent seize *points* par la dernière. Dès lors, lorsque vous direz une *tête*, vous entendrez toujours sa longueur géométrale; lorsque vous prononcerez le mot de *prime*, vous entendrez un tiers de cette même longueur; lorsque vous proférerez celui de *seconde*, vous entendrez la neuvième partie; enfin, lorsque vous direz un *point*, ce point signifiera la deux cent seizième partie de cette longueur géométrale.

On comprend, au surplus, que cette division en *primes* et ces subdivisions en *secondes* et en *points* naissent d'une supposition forcée; car, comme il ne peut y avoir, sans supposition, une mesure égale et commune pour des animaux qui ne sont égaux ni en grandeur, ni en largeur, on ne peut en établir une fixe, certaine et stable, qu'en en imaginant ou en en recherchant une qui puisse, dans l'extension ou la diminution, conduire au principe une fois déterminé.

Mais la tête peut elle-même pécher par un défaut de proportion. Cette partie n'est, en effet, censée trop courte ou trop longue, trop menue ou trop chargée, que par comparaison avec le corps de l'animal : or, le corps devant avoir, soit en longueur, à compter depuis la pointe du bras jusqu'à la pointe de la fesse inclusivement, soit en hauteur, à compter depuis la sommité du garrot jusqu'à terre, deux *têtes* et demie, dès que cette partie, par sa longueur géométrale, donnera en longueur ou en hauteur au corps mesuré plus de deux fois et demie sa longueur, elle sera trop longue, et si elle en donne moins, elle sera trop courte.

Dans le cas où l'un de ces défauts existerait, il ne serait plus question d'asseoir sur sa longueur géométrale les proportions des autres parties. Abandonnez cette mesure commune, et compassez la hauteur ou la longueur du corps; partagez la longueur ou la hauteur en cinq portions égales; prenez ensuite deux de ces portions, divisez-les par *primes, secondes* et *points,* conformément aux divisions et subdivisions que vous auriez faites de la tête, et vous aurez une mesure générale telle que la tête vous l'aurait donnée, si elle eût été proportionnée.

### *Proportions du Cheval.*

Il serait superflu d'entrer ici dans des détails qui ne peuvent vraiment intéresser que le sculpteur et le peintre (1). Nous rejetons donc toutes les dimensions uniques, et toutes celles qui ne concernent que les plus petites parties, pour ne nous attacher qu'aux dimensions frappantes de celles qui, d'une part, ont assez d'étendue pour être saisies facilement et d'un coup-d'œil, et qui, de l'autre, présentent par leur correspondance, ou plutôt par

---

(1) Voyez l'ouvrage intitulé *Mémoire artificielle des principes relatifs à la fidèle représentation des animaux, tant en peinture qu'en sculpture; par MM.* Goiffon *et* Vincent; *ouvrage également intéressant pour les personnes qui se destinent à l'art de monter à cheval.* Alfort, 1779. 3 volumes petit in-fol., dont un de planches.

une égalité réelle, soit en hauteur, soit en longueur, soit en largeur, soit en épaisseur, des objets
de comparaison si sensibles, que les plus légères
différences qui existeraient entr'elles, et qui les rendraient par conséquent défectueuses, ne sauraient
nous échapper.

1°. *Trois longueurs géométrales de la tête* donnent
*la hauteur entière* du cheval, à compter du toupet
au sol sur lequel il repose, pourvu que sa tête soit
bien placée.

2°. *Deux têtes et demie* égalent :

*La hauteur du corps,* du sommet du garrot à
terre ;

*La longueur de ce même corps,* celles de l'avant-
main et de l'arrière-main, prises ensemble, de la
pointe du bras à la pointe de la fesse inclusivement.

3°. *Une tête entière* donne :

*La longueur de l'encolure,* du sommet du garrot
à la partie postérieure de la nuque ;

*La hauteur des épaules,* du sommet du coude au
sommet du garrot ;

*L'épaisseur du corps,* du milieu du ventre au
milieu du dos ;

*Sa largeur,* d'un côté à l'autre.

4°. *Une tête mesurée du sommet du toupet à la
commissure des lèvres ;* cette mesure légèrement
remontée, à moins que la bouche ne soit très fendue, égalera :

*La longueur de la croupe,* prise de la pointe supérieure de l'angle antérieur de l'os iléon à la tubérosité de l'ischion formant la pointe de la fesse ;

*La largeur de la croupe*, ou *des hanches*, prise sur les pointes inférieures des angles des os iléons;

*La hauteur de la croupe*, vue latéralement, prise du sommet des angles postérieurs des os iléons à la pointe de la rotule, la jambe étant dans l'état de repos;

*La longueur latérale des jambes postérieures*, de la pointe de la rotule à la partie saillante et latérale du jarret, au droit de l'articulation du tibia avec la poulie;

*La hauteur perpendiculaire de l'articulation* ci-dessus désignée, au dessus du sol;

*La distance de la pointe du bras*, à l'insertion de l'encolure dans l'auge;

*La distance du sommet du garrot*, à l'insertion de l'encolure dans le poitrail.

5°. *Deux fois cette dernière mesure* donnent à peu près :

*La distance du sommet du garrot* à la pointe de la rotule;

*La distance de la pointe du coude*, au sommet de la croupe, ou des angles postérieurs des os iléons.

6°. *Trois fois cette mesure*, plus *la demi-largeur du paturon*, le tout équivalant à *deux têtes et demie*, donneront :

*La hauteur du corps*, prise du sommet du garrot à terre;

*Sa longueur*, prise de la pointe du bras à la pointe de la fesse inclusivement.

7°. *Cette même mesure*, plus *la largeur entière du*

c *paturon,* indiqueront *la longueur totale du corps,* prise
i rigoureusement.

8°. *Deux tiers de la longueur de la tête* égaleront :

*La largeur du poitrail,* d'une pointe de bras à
l'autre, de dehors en dehors ;

*La longueur horizontale de la croupe,* prise entre
deux verticales, dont l'une toucherait à la fesse,
et l'autre passerait par le sommet de la croupe, et
toucherait à la pointe de la rotule ;

*Le tiers de la longueur de l'arrière-main et du
corps,* pris ensemble, jusqu'à l'aplomb du garrot
touchant au coude ;

*La longueur antérieure de la jambe de derrière,*
prise de la tubérosité du tibia au pli du jarret.

9°. *Une moitié de la longueur entière de la tête*
est la même que :

*La distance horizontale de la pointe du bras,* à la
verticale du sommet du garrot et du coude ;

*La largeur de l'encolure,* vue latéralement, prise
de son insertion dans l'auge jusqu'à la racine des
premiers crins de la crinière, sur une ligne qui
formerait, avec le contour supérieur, deux angles
égaux.

10°. *Un tiers de la longueur entière de la tête*
donne :

*La hauteur de ses parties supérieures,* depuis le
sommet du toupet jusqu'à la ligne qui passerait par
les points les plus saillans des orbites ;

*La largeur de la tête,* au dessous des paupières
inférieures ;

*La largeur latérale de l'avant-bras*, prise de son origine antérieurement à la pointe du coude.

11°. *Deux tiers de cette largeur latérale* donnent :

*L'élévation verticale de la pointe du coude*, au dessus du niveau du dessous du sternum ;

*L'abaissement du dos*, par rapport au sommet du garrot ;

*La largeur latérale des jambes postérieures*, près des jarrets ;

*L'ouverture*, ou plutôt *la distance des avant-bras* d'un ars à son opposé.

12°. *Une moitié du tiers de la longueur entière de la tête* égale :

*L'épaisseur de l'avant-bras*, vu de face, à son origine, de l'ars à son contour extérieur horizontalement ;

*La largeur de la couronne des pieds antérieurs*, soit d'un côté à l'autre, soit de l'avant à l'arrière ;

*La largeur de la couronne des pieds postérieurs*, d'un côté à l'autre seulement ;

*La largeur des boulets postérieurs*, pris de l'avant, à la naissance de l'ergot ;

*La largeur du genou*, vu de face : cette mesure est néanmoins un peu forte ;

*L'épaisseur des jarrets :* cette mesure est un peu faible.

13°. *Un quart de ce même tiers de la longueur de la tête* donne *l'épaisseur du canon de l'avant-main :* celui de l'arrière-main est un peu plus épais.

14°. *Un tiers de cette même mesure* égale :

*L'épaisseur de l'avant-bras*, près du genou, dans sa partie la plus étroite ;

*L'épaisseur des paturons postérieurs*, vus latéralement.

15°. *La hauteur du coude au pli du genou* est la même que :

*La hauteur de ce même pli* jusqu'à terre ;

*La hauteur de la rotule au pli du jarret;*

*La hauteur du pli du jarret jusqu'à la couronne.*

16°. *La sixième partie de cette mesure* donne :

*La largeur du canon de l'avant-main*, vu latéralement, au milieu de sa longueur ;

*Celle de son boulet*, vu de face.

17°. *Le tiers de cette mesure* est à peu près égal à *la largeur du jarret*, du pli à la pointe.

18°. *Un quart de cette mesure* donne :

*La largeur du genou*, vu latéralement ;

*Sa longueur.*

19°. *L'intervalle des yeux d'un grand angle à l'autre* égale :

*La largeur de la jambe de derrière*, vue latéralement, de la coupure de la fesse à la partie inférieure de la tubérosité du tibia.

20°. *Une moitié de cet intervalle des yeux* donne :

*La largeur du canon postérieur*, vu latéralement;

*La largeur du boulet et de l'avant-main*, vu latéralement, de son sommet antérieur à la naissance de l'ergot ;

*Enfin, la différence de la hauteur de la croupe*, respectivement au sommet du garrot.

Telles sont, à peu de chose près, dans le cheval, toutes les parties correspondantes par des dimensions réciproques. L'œil exercé à ces différentes données les transportera, sans besoin d'hippomètre, de compas et d'échelle, sur les parties dont il voudra juger les défauts par l'appréciation des mesures, avec autant de facilité que le peintre en trouve à réduire des dessins, et à faire d'une figure ordinaire une figure colossale.

### Nécessité des proportions.

Ce serait méconnaître les vues et l'industrie de la nature que d'imaginer que ces recherches et ces observations ne portent en aucune manière sur les lois qu'elle s'est prescrites à elle-même. Ses opérations ne sont point l'effet du hasard, elles ont été calculées, compassées et réfléchies, et toutes les vérités mécaniques dont notre faible intelligence a été frappée ont été puisées dans ses ouvrages; mais les hommes pour qui ils ont été une source féconde de lumières ne s'en sont pas tenus, à notre imitation, à l'enveloppe ou à l'écorce. Il est sans doute plus commode et plus facile de ne pas aller au delà, et de soutenir que l'entreprise de pénétrer plus loin est totalement inutile ; cependant ceux qui, dans l'étude du cheval, auront le courage d'outre-passer le poil, le cuir ou la superficie, s'apercevront bientôt de l'immensité des connaissances à ajouter à des premières notions acquises, et malheureusement bornées à la simple perception de quelques défauts qui sont à la portée de tous les yeux.

Quelques exemples succincts de la nécessité des proportions, considérées relativement à l'usage que nous faisons de l'animal, convaincront peut-être les esprits les plus éloignés de nos idées et les plus préoccupés de leur savoir.

En supposant d'abord une tête qui pèche par un excès de longueur, nous dirons que cet excès en accroît le plus souvent la masse, et que, dans la position ordinaire de la main sur un cheval auquel on peut reprocher ce défaut, la direction des rênes se trouvera telle que les branches du mors opéreront sur les barres l'effet des branches hardies; ce qui a toujours lieu lorsque l'angle résultant des rênes et des branches est fort aigu.

Si, au contraire, la tête est trop courte, elle est communément plus volumineuse par son épaisseur, et l'effet des rênes sera totalement différent, en ce que les branches du mors n'auront que celui des branches flasques, l'angle étant alors plus ou moins obtus. L'une et l'autre de ces imperfections seront aussi plus considérables, si, d'une part, à l'exagération de la longueur de la tête sont jointes une trop grande sensibilité et une trop grande délicatesse dans la bouche, et si, de l'autre, la brièveté se trouve compliquée avec le peu d'élévation, la rondeur et l'endurcissement des barres.

Lorsque l'encolure est trop longue, les extrémités antérieures sont plus chargées, attendu le prolongement du bras de levier auquel la tête est suspendue. Les vertèbres cervicales qui forment ce bras portent sur les premières dorsales comme sur

12.

une base inébranlable. Leur force, pour supporter la tête, réside dans leur position relative au ligament cervical qui, lui-même, en est le principal soutien. Son avantage est plus grand dans la fonction dont il est chargé, lorsque le garrot est plus élevé, parce que la base de la colonne résultant des vertèbres cervicales est plus éloignée du point de l'attache de ce ligament aux apophyses épineuses des six premières vertèbres dorsales, et qu'il doit être considéré comme faisant l'office des haubans, qui maintiennent les mâts des vaisseaux et qui les affermissent.

Il faut encore observer que ce même ligament, divisé en deux lames remplissant l'intervalle triangulaire provenant de la situation élevée de l'encolure et du garrot, a des attaches fixes à la deuxième, à la troisième et à la quatrième vertèbre cervicale ; tandis que, supérieurement, il n'est attaché qu'à l'occipital, sans aucune adhésion à la première et à une grande portion de la seconde : or, par ces attaches fixes, il communique à la colonne cervicale la force nécessaire pour la suspension de la tête et par sa non-adhérence à la première de ces vertèbres et à une partie de la seconde, la nature a prévu les obstacles qu'il aurait opposés à la liberté des mouvemens auxquels elle est sollicitée lors du jeu et du concours des différens agens chargés de les opérer (1). Quoi qu'il en soit, l'excès dont il s'agit ne pouvant exister

_______________

(1) Voyez, dans le *Précis anatomique* déjà cité, la description du *ligament cervical*, tome I, art. 161, page 222.

sans que le bras de levier ne soit prolongé, le poids relatif de la partie qui est au bout de ce bras augmentera infailliblement ; il exigera que le bras opposé soit chargé d'une plus grande partie du poids de l'arrière-main pour le contre-balancer : donc les parties antérieures auront à supporter de plus que dans un cheval dont l'encolure sera proportionnée non seulement l'excès du poids relatif de la tête, mais l'excès du poids pris dans les parties postérieures. Que si l'encolure est droite, c'est à dire que si les vertèbres cervicales, en partant de leur base, sont déterminées sur-le-champ en avant et dans une direction plus ou moins horizontale, alors il faudra les envisager comme un mât plus ou moins incliné, qui fatiguerait plus ou moins ses haubans, sans parler des inconvéniens que nous venons de décrire, et qui résulteraient encore de l'extension du bras de levier.

L'excessive longueur d'un cou, qui en même temps est mou et effilé, le rend toujours incapable de soutenir ce qu'il doit supporter comme corps intermédiaire à la puissance ou à la main, et à la résistance ou à la bouche, des efforts de la première sur la seconde. La résistance est-elle douée d'une grande sensibilité ? le défaut sera moindre ; mais en est-elle dépourvue, la barre est-elle basse et arrondie ? le défaut sera beaucoup plus considérable, parce que la force à laquelle la puissance se verra obligée sera telle, que ce même corps intermédiaire, contraint de la partager, cédera et fléchira de côté et d'autre lors des actions de la main. Dans tous ces

cas, l'appui n'est jamais parfait; il est plus ou moins
falsifié, et il est très difficile de donner de l'assurance à la tête. Ces sortes d'encolures, au surplus,
facilitent toujours à l'animal les moyens de s'armer,
surtout quand leur trop de longueur est accompagné de ce même vice de proportion dans la tête.

Le trop de brièveté de cette partie, c'est à dire
le défaut opposé, existe rarement sans que cette
même partie soit plus épaisse, et sans que la tête
de l'animal soit mal attachée : ainsi une encolure
de cette sorte ne saurait se loger dans l'auge, et
la tête se fixer dans la juste position où elle doit
être. De plus, le corps intermédiaire étant alors plus
raide et plus inflexible, attendu l'épaisseur et le peu
de longueur, il en résultera, en quelque façon,
une interception de la réciprocité du sentiment, qui
ne pourra se communiquer qu'autant que la puissance emploiera plus de force sur la résistance; ce
qui endurcira inévitablement les barres et privera
encore l'animal de la facilité et de la grace qui
doivent en accompagner l'exercice. Que si le cou
est court et mince en même temps, la maigreur ne
pouvant être attribuée qu'au moindre volume des
muscles, à raison de la moindre quantité des fibres
charnues, ces mêmes muscles, qui doivent agir
contre la colonne, en suscitant les mouvemens latéraux et divers de la tête, seront privés de la force
dont ils sont doués dans une encolure bien proportionnée, et n'auront jamais le même pouvoir sur la
colonne, qui, par son peu d'étendue, sera moins susceptible de souplesse, puisqu'elle sera moins dispo-

sée à se prêter aux plis différens qu'il est nécessaire de lui imprimer.

La hauteur ou l'élévation du corps, n'étant pas égale à sa longueur, péchera par le trop ou par le trop peu, c'est à dire par excès ou par diminution : par excès, d'abord le défaut sera le même que si le cheval était trop court; par diminution, le défaut sera le même que si le cheval était trop long. L'excès peut provenir seulement de l'amplitude du corps et principalement du thorax; en ce cas, l'animal est dépourvu de toute légèreté, et ne présente qu'une masse lourde et informe. Quand il naît de la longueur exagérée des jambes, les membres sont si faibles, qu'ils ne peuvent résister au moindre travail; et lorsque l'excès a sa source dans les deux causes ensemble, il n'est pas douteux que la ruine de l'animal est beaucoup plus prochaine, quoique les membres n'aient pas autant de longueur à proportion que dans le dernier cas, parce que, plus alongés, d'une part, qu'ils ne devraient l'être selon les dimensions naturelles, ils ont, de l'autre, à porter un fardeau plus considérable. Quant à la diminution, si elle provenait du peu de capacité du corps, et particulièrement du thorax, il est aisé de comprendre quelles seraient, outre cette difformité, les suites de la contrainte qu'éprouveraient les viscères que cette cavité contient, et dans la circonstance où l'on ne pourrait en accuser que la brièveté des membres, on concevra bientôt aussi que la progression de l'animal en serait évidemment plus rétrécie. Dès que ses extrémités postérieures, en effet, ne pourraient, pour opérer les percussions indispensables, atteindre comme dans le transport successif et local d'un cheval bien proportionné, la ligne de direction du centre de gravité, la masse serait absolument nécessitée de parcourir moins de chemin à chaque temps, ou l'animal obligé de doubler les mouvemens, pour gagner, d'une autre manière, ce qu'une véritable impossibilité lui ferait perdre sur une certaine étendue de terrain ; ou enfin, si son courage et son ardeur le portaient à forcer, en quelque façon, la nature pour approcher davantage de cette même ligne, il est certain que chaque extrémité serait infiniment plus travaillée, et succomberait bientôt, vu les efforts répétés qu'elles auraient à faire pour opérer ce qu'il faudrait d'élévation à la masse à chaque instant des déplacemens qui la détermineraient en avant.

Dans la circonstance de la longueur excessive du corps, toute la colonne vertébrale doit être incontestablement plus faible, et les muscles ne peuvent qu'être sollicités à des mouvemens plus violens pour résister à l'effet du fardeau dont elle se trouvera chargée, puisque les bras de levier accordés à la résistance seront moins efficaces, en raison de l'excès de la longueur reprochée, qu'ils ne l'auraient été dans un animal exactement compassé et mesuré. Nous voyons aussi qu'un cheval ensellé, c'est à dire en qui la colonne dorsale est pliée plus ou moins en contre-bas, n'a jamais une vraie force. L'avant-main en semble plus beau, parce que le garrot, attendu cette sorte de voussure en dessous, paraît plus élevé, et l'encolure sortir perpendiculairement de cette dernière partie ; mais un trait de beauté acheté aux dépens d'une qualité essentielle ne la compense point, et n'en est qu'un appât plus trompeur. Dans toutes les actions qui requièrent un ensemble, ces sortes de chevaux sont toujours au dessous de ce qu'on leur demande : par exemple, et surtout en suite de quelque exercice plus ou moins rapide, ils ne présenteront point parfaitement le front à l'arrêt, ils ne l'exécuteront pas avec fermeté, ils vacilleront et se traverseront à droite ou à gauche, malgré la justesse de la main, à moins qu'elle ne soit infinie et dans un accord si parfait avec les jambes, qu'au moyen de la précision, de la finesse et du sentiment du cavalier, l'animal reçoive de l'art ce qui lui a été refusé par la nature ; l'arrêt formé ne sera pas stable, ils se jetteront en avant ou en arrière, etc. Enfin, quelque vivacité, quelque légèreté qu'ils montrent dès les premiers momens de leur allure, leur faiblesse se manifestera bientôt ; et, en effet, la courbure de l'épine ne peut exister en eux, que les muscles, qui s'opposent à ce qu'elle ne plie davantage, n'aient déjà été naturellement portés à un degré d'extension , au delà duquel leur élasticité et leur jeu ne tarderont pas à atteindre leur terme, et à passer, de l'excès de l'action , à l'inertie qui doit la suivre.

Le trop de longueur supposé n'être dû qu'à celle du thorax seulement, les jambes antérieures n'étant pas plus éloignées des extrémités postérieures qu'elles le sont dans un cheval bien conformé, est un défaut qui n'est point aussi rare qu'on le croirait,

Dans un semblable cas, le devant serait chargé d'un très grand poids, non seulement parce que le prolongement du thorax accroîtrait la masse totale, et particulièrement celle que ce même devant a à supporter, mais parce que, comme je l'ai expliqué en parlant de l'excès de longueur de l'encolure, ce prolongement ne saurait exister sans occasioner celui du bras de levier résultant de cette dernière partie, et sans employer une plus grande portion de la masse postérieure au contre-balancement du poids des parties antérieures, le point d'appui demeurant toujours chargé de toute l'intensité de la résistance et de toute l'intensité de la puissance qui lui fait équilibre. De là le défaut immanquable de liberté des épaules et des membres, quand même l'animal serait pourvu d'un courage réel, quand ces mêmes membres sembleraient avoir une épaisseur qui en indiquerait la force : de là la nécessité qu'il pèse à la main, que ses jambes ne parviennent jamais au degré d'élévation requis dans ses différentes allures, qu'il rase le tapis, qu'il bute et qu'il succombe en peu de temps sous le faix d'un exercice indiscret et immodéré auquel il pourrait être condamné par ceux qui confondraient en lui l'engourdissement, qui ne demande que la répétition des actions et du jeu des parties, avec l'épuisement qui tient à l'énormité de la charge supportée.

En ce qui concerne la longueur du corps qui serait due à l'extension des os des îles, il est évident que l'alongement de ces bras de levier tendant à plier les vertèbres lombaires en contre-bas et à les faire obéir au fardeau donnerait à ce même fardeau un avantage considérable sur la résistance qu'opposeraient les muscles. Pour se délivrer de l'effet de ce poids, les chevaux en qui ce défaut existe s'efforcent, par un mouvement automatique et totalement contraire à cet effet, de voûter l'épine en contre-haut, et la plupart forgent, s'atteignent, s'attrapent, etc.

Lorsque le corps de l'animal est trop court, sa force, pour supporter un poids, est naturellement plus grande, par la raison de la brièveté des bras de levier, mais aussi les effets des réactions se manifesteront bien plus directement sur le poids ; la colonne ayant moins de longueur aura beaucoup moins de jeu ; l'allure du cheval sera par conséquent moins liante, et il y aura très peu de ressort dans ses mouvemens, dont l'impression se propagera toujours sur le cavalier d'une manière dure et désagréable. D'un autre côté, il tirera avec moins d'avantage, parce que le rapprochement du centre de gravité des parties antérieures sur le point d'appui, c'est à dire sur les pieds postérieurs, lui ravira certainement l'empire qu'il aurait eu contre le fardeau quelconque qu'il aurait à traîner.

Nous avons dit que la mesure existante dans un cheval bien planté et en repos sur le sol, depuis la partie supérieure de la croupe jusqu'à la partie supérieure du grasset, est la même que depuis celle-ci jusqu'à la partie supérieure latérale externe et saillante du jarret, et que depuis cette partie du jarret jusqu'au sol. Si la nature se fût écartée de ces conditions, soit par la brièveté, soit par le pro-

longement des parties qui concourent à la formation
des extrémités postérieures , dans le premier cas , le
derrière eût été nécessairement raide et dénué de
la liberté essentielle à son action, les percussions
auraient été incontestablement moindres , puisqu'elles sont toujours en raison des flexions respectives de chaque partie du membre , et les extrémités
antérieures, qui se trouveraient au degré d'élévation qu'elles doivent avoir dans le cheval bien proportionné, ne pouvant , par une percussion à laquelle elles ne sont point astreintes , suppléer à ce
que le défaut de celles de derrière aurait fait perdre
au transport de la machine , ce transport eût été
toujours lent et très pénible.

Dans le second cas, c'est à dire dans celui du
prolongement excessif de ces mêmes extrémités postérieures , nous dirons qu'outre les inconvéniens
que nous avons décrits en examinant les résultats
d'une trop grande extension dans les os des îles ,
l'exagération de chaque partie du membre serait
suivie de celle de l'effet des détentes : la masse
serait donc chassée en avant avec plus de célérité
et plus de force , et la course de l'animal bien plus
rapide ; mais aussi les extrémités antérieures, n'étant
point en même raison de hauteur, se verraient écra-
sées par le fardeau dont elles seraient toujours chargées, comme dans les chevaux bas du devant ; et il
faut ajouter ici la force plus grande de son rejet de
la part des extrémités postérieures prolongées , surtout lors de l'action du galop, dans laquelle la masse
retomberait à chaque temps inévitablement de plus

haut sur elles. D'ailleurs, vu leur brièveté considérée
par rapport à l'excès à reprocher aux parties de derrière, brièveté qui doit rendre leur action naturelle
infiniment moins efficace, elles seraient nécessitées
à des efforts plus violens pour la relevée et le soutien de la machine en suite de chaque percussion
opérée par les membres postérieurs.

Nous présumerions volontiers que, dans les chevaux anglais, la ruine des épaules, l'anéantissement
de la liberté de ces parties, et même les douleurs
dont sont assez ordinairement atteints leurs pieds
antérieurs, ne sont dus qu'à la surcharge que le
devant éprouve, soit par ce défaut de conformation,
qui n'est pas absolument rare en eux, soit par la
manière dont on les exerce sans attention à la nécessité de l'ensemble et d'une juste répartition du
poids et des forces, soit enfin dans les courses plus
ou moins véhémentes qu'on en exige, etc. Cependant, on doit observer qu'à leur égard, dans le
galop de chasse, comme dans le galop précipité, la
masse ne retombera pas de haut, elle est constamment près de terre, et il s'en faut de beaucoup que
les forces agitées contre les colonnes antérieures en
sollicitent l'élévation autant qu'elles en opèrent le
progrès; car les parties postérieures s'approchent
beaucoup moins de la ligne de direction du centre de
gravité, et leur détente semble n'avoir réellement
lieu que de la perpendiculaire en arrière : or, par
cette détente, qui constitue le membre dans une
sorte de raideur qu'on peut regarder comme une des
causes de cette espèce de flottement de côté et d'autre

que l'on a désigné par l'expression de *branle de galop*, tout le produit de la vitesse employée dans une direction horizontale consiste dans une détermination plus rapide de la machine en avant, et alors les épaules ont d'autant plus à travailler, que les parties postérieures sont bien moins occupées de les seconder dans la relevée de cette même machine.

Nous ne pousserons pas plus loin ici ces observations, que nous pourrions étendre à l'infini par le développement d'une foule de principes évidens et applicables à tous les points qui, dans le corps du cheval, correspondent les uns aux autres à titre de cordes, de levier, de point d'appui, de puissance et de résistance. Il suffit de ces simples aperçus et de cette très légère ébauche, pour juger de la somme de lumières qui, résultant de cette manière d'étudier et de rechercher l'animal, mettrait notre esprit au niveau des rapports et des conditions qui sont pour nous autant de mystères dont la révélation importe essentiellement, néanmoins, au vétérinaire dans nombre de cas, et dans toutes les circonstances à la perfection de la science du manége.

Rien n'est assurément plus admirable que de réduire un animal doué d'une force plus ou moins considérable et d'une agilité plus ou moins grande à une obéissance entière, et de le conduire peu à peu, malgré lui, et cependant sans contrainte, à l'habitude de la finesse et de la précision dans l'exécution; mais aussi combien peu d'hommes en ont été véritablement capables! Une longue pratique et le tâtonnement enfantent des règles générales qui ne sont que la superficie de l'art, la connaissance profonde de l'animal en est la base. Une étude suivie et relative au degré de faiblesse et de force annoncé par sa structure et par les différentes combinaisons qui ont présidé, pour ainsi dire, à la conformation de son corps et de ses membres, est donc absolument indispensable. Par elle, les causes de son opposition à telle ou telle action, de sa propension à telle ou telle autre, et des variations énormes qui étonnent toujours dans chacun des individus que l'on exerce, se dévoilent et se manifestent; les moyens à employer pour triompher et pour vaincre se présentent aussitôt; les vaines tentatives auxquelles on se serait indiscrètement livré à cet effet sont rejetées; on n'entreprend que ce que l'on doit entreprendre; la mesure des leçons est constamment celle de ce que peut l'animal; on prévient ses fautes, et dès lors on évite la peine et le danger d'avoir à corriger; le mouvement qui précède instruisant de celui qui doit suivre, tous desseins nuisibles sont aisément rompus, etc. Enfin, il n'est aucuns cas particuliers qui puissent être un sujet de perplexité et d'embarras, parce que c'est des trésors mêmes que la nature nous a ouverts que nous tirons tous les principes.

## *De la justesse de l'aplomb, et de la direction des membres.*

La direction des membres et la justesse des *aplombs* sont encore d'une considération très importante.

Telle doit être la direction des colonnes antérieures vues latéralement, qu'une ligne verticale, tirée de la sommité du garrot à terre, passera sur la pointe du coude, tandis qu'une seconde verticale, conduite du tiers postérieur de la sommité de l'avant-bras au sol, partagera également la largeur du canon, le boulet y compris jusqu'au paturon, et qu'une troisième ligne semblable, tendante pareillement à terre et menée de l'articulation du bras avec l'omoplate, répondra directement à l'extrémité de la pince.

Ces mêmes colonnes considérées de face, on verra que, quoique le contour ou la partie latérale externe des avant-bras rentre plus en dedans à mesure qu'ils descendent près du genou, que le contour intérieur ne se rapproche de cette même partie latérale, une verticale, menée du milieu de leur portion la plus étroite jusqu'au sol, diviserait également la largeur de toutes les pièces formant le reste de ces extrémités.

Quant aux colonnes postérieures, examinées dans le premier de ces sens, une verticale abaissée sur la terre, depuis l'articulation de la jambe avec la cuisse, répondrait précisément à la pince ; et si nous les envisageons sous le second point de vue, nous verrons 1°. que le contour extérieur des jambes rentre plus en dedans, à mesure qu'elles approchent des jarrets, que celui des avant-bras à mesure qu'ils atteignent les genoux ; 2°. que leur contour intérieur tombe presque verticalement ; 3°. que, relativement à ces mêmes extrémités, une verticale qui descendrait du milieu de la largeur de la pointe du jarret sur le sol partagerait également la largeur de toutes les parties qui les composent. Voilà les vraies lignes d'*aplomb* qui nous assurent de la stabilité certaine de l'animal, parce que, dès lors, l'emmanchement de toutes les pièces de chaque colonne est d'autant plus parfait, qu'elles portent exactement les unes sur les autres, et que le fardeau dont elles sont chargées se trouve également distribué sur toutes les parties de la circonférence de la base ou du pied.

Ces directions, néanmoins, ne sont que trop souvent interverties, soit dans la totalité du membre, soit dans quelques unes de ses portions.

La verticale qui passe par l'articulation du bras avec l'omoplate, au lieu de répondre à l'extrémité de la pince, la laisse-t-elle en arrière ? l'animal est dit *sous lui ;* il porte beaucoup plus sur la pince que sur le reste du pied ; son allure n'est jamais sûre, elle est constamment rétrécie ; l'inclinaison des extrémités préposées pour le soutien de l'avant-main le met toujours sur le penchant de sa chute ; elle accroît le fardeau dont elles sont chargées ; elle assujettit, elle oblige le cheval à une flexion plus grande et plus laborieuse du genou pour la levée de la jambe, encore ne bute-t-il pas moins communément, vu l'énorme difficulté qu'il a de dégager le pied, qui ne peut que heurter souvent les corps qui se trouvent supérieurs à la superficie du terrain, et fréquemment le sol même sur lequel il chemine. Il est sans cesse en danger de s'atteindre avec les pieds postérieurs, etc.

La pince, au contraire, est-elle en avant de cette même verticale? le poids porte plus sur le talon que sur toute autre partie de la base; le bras du levier résultant de l'encolure se trouvera plus court, le poids de la tête contre-balancera donc une moins grande partie de celui du corps, et les muscles seront conséquemment nécessités à un travail plus considérable; la marche sera aussi plus raccourcie, parce que la jambe embrassera d'autant moins de terrain à chaque foulée, qu'elle se trouvera naturellement plus en avant de la verticale dont il s'agit: autrement elle ne se poserait sur le sol qu'en contre-bute, et s'opposerait incontestablement à la progression de la machine.

Ce dernier défaut existant dans les parties postérieures, l'animal sera, pour ainsi dire, acculé par cette conformation très vicieuse; le fardeau écrasera en quelque façon les jarrets, sur lesquels il portera plus sensiblement, et les ruinera bientôt. Ces parties, trop fléchies dans le repos, seront encore, lors de l'action, beaucoup plus bornées dans leur mouvement de détente, attendu que la pointe du jarret aura beaucoup moins de jeu. L'allure, enfin, n'en sera pas moins raccourcie, par la nécessité où sera l'animal de détacher de terre successivement chaque pied postérieur beaucoup plutôt qu'il ne l'aurait fait, si le jarret eût été moins coudé, attendu qu'alors il aurait pu s'étendre davantage sur le même point du sol. Que si le défaut opposé subsiste, si la pince est trop en arrière de la verticale, les mêmes inconvéniens qui ont lieu dans un cheval en qui les

» extrémités postérieures sont trop courtes seront,
» ainsi que ceux que nous avons observés en parlant
» du galop des chevaux anglais, les résultats de cette
» difformité qui constitue l'animal dans l'impossibilité
» de percuter avec la même force et dans le même
» sens qu'il l'aurait fait, s'il eût été bien proportionné
» et dans son juste *aplomb*, les extrémités dont il est
» question ne pouvant ici s'approcher assez de la ligne
» de direction du centre de gravité, et les détentes
» ne s'effectuant aussi que de la perpendiculaire en
» arrière.

En supposant encore que la verticale menée du
tiers postérieur de la sommité des avant-bras sur le
sol, et la verticale conduite de la pointe du jarret à
terre, bien loin de diviser également la largeur des
parties inférieures, les laissent plus ou moins sensiblement d'un côté ou d'un autre, c'est à dire en
dehors ou en dedans : dans la première de ces circonstances, l'animal sera plus stable dans le repos,
quoique la masse appuiera toujours plus sur le
quartier de dedans que sur celui de dehors ; mais
on peut dire que sa stabilité sera due à une force
surnuméraire, inutile et mal appliquée. D'ailleurs,
son pas sera pénible, vu la contrainte dans laquelle
il sera de rejeter le poids à chaque temps sur les
extrémités qui doivent le porter, et de là une vacil-
lation ou un bercement perpétuel, tel que celui que
l'on remarque dans la plupart des chevaux qui *am-
blent*, à l'exception qu'ici le mouvement n'en sera
que plus lent, tandis que dans les *ambleurs* il n'en
est que plus vite. Dans le cas, enfin, où les extré-

13.

mités seront hors de la ligne en dedans, l'expérience a suffisamment prouvé que l'animal est ordinairement plus faible, qu'il se coupe, qu'il s'attrape, etc.

En ce qui concerne les pièces particulières qui, mal abouties, peuvent fausser l'*aplomb*, ainsi qu'on le voit dans les chevaux *panards, cagneux, brassi-courts*, et dans ceux qui ont des *genoux de bœuf*, dont les boulets, ou le paturon, ou la couronne se jettent de côté et quittent la ligne, etc., on comprend que le fardeau, tendant perpétuellement à resserrer davantage l'angle contre nature qui résulte de ces positions défectueuses, les muscles, qui font obstacle et qui s'opposent à ce resserrement, sont dans une action continuelle et forcée, et par conséquent en danger de succomber bientôt. Il n'est pas douteux aussi que le fardeau se trouve, dans les abouts ainsi que dans le pied, porté seulement sur quelques points, au lieu de reposer, comme il le devrait, sur la totalité ; ce qui nuit infailliblement à la solidité de l'édifice.

*Manière d'examiner dans le repos le Cheval qu'on veut acheter.*

La multitude des objets à saisir et à embrasser dans l'examen d'un cheval doit, sans doute, rabattre beaucoup de l'idée que plusieurs personnes se forment de l'existence d'un nombre infini de connaisseurs en ce genre : elle prouve en même temps la nécessité indispensable de se faire un ordre, et de détailler, pour ainsi dire, méthodiquement l'a-

animal, à l'effet de n'avoir pas à se reprocher l'o-
mission de quelques vices très essentiels. Le vrai
moyen de se mettre à l'abri de l'erreur et de la sé-
duction n'est pas de se prévenir, ainsi que quelques
auteurs le conseillent (1), contre le cheval que l'on
se propose de juger; ce n'est jamais d'un esprit pré-
venu que partent des décisions justes; on ne peut
les attendre que de celui qui réfléchit et qui raisonne,
et d'ailleurs il n'est libre à qui que ce soit de se
prévenir à son gré. Ici, les parties les plus impor-
tantes sont celles qui sont le fondement de la machine; elles sont, par conséquent, les premières sur
lesquelles les regards doivent s'attacher. Considérez
donc d'abord les pieds, et successivement toutes les
parties des extrémités, en remontant jusqu'au garrot
et jusqu'à la croupe. Revenez au total de chacune;
examinez ensuite toutes celles que présente le corps;
passez, enfin, au reste de l'avant-main; comparez
encore le tout ensemble : telle est la route que vos
yeux doivent suivre; rien ne leur fera illusion s'ils
ont été éclairés, et si vous avez un assez grand fonds
de principes à appliquer aux objets qui les frappe-
ront. Quiconque voudrait considérer le tout à la fois
n'en verrait pas plus que celui qui, dépourvu de ce
fonds, se flatte de tout voir, par cela seul qu'il a
beaucoup vu, ou que ceux qui s'en laissent imposer
uniquement par l'impression du premier aspect, ou

_______

(1) *Solleysel, Parfait maréchal,* déjà cité, tome II,
chap. XXV, page 131. — *La Guérinière, École de Cavalerie. Paris,* 1769, in-8°, tome I, chap. II, page 7.

d'*un bout de devant*, souvent très séduisant, abs-traction faite de toutes les difformités rassemblées dans l'individu.

*Mécanisme de la conformation du Cheval, en ce qui concerne la possibilité de ses mouvemens.*

Mais la considération de ce que l'extérieur de l'animal envisagé dans le repos offre et présage ne conduit encore à rien d'infaillible ; il faut, de plus, examiner le cheval dans l'action.

Ses allures sont de deux sortes : les unes sont *naturelles*, les autres *artificielles*. Le pas, le trot et le galop sont compris dans les premières. On en compte une quatrième, qui est l'amble ; mais elle est défectueuse, et ne dérive de la nature que dans un petit nombre de chevaux. A l'égard de certains trains rompus et désunis, tels que l'entrepas, qui tient du pas et de l'amble, et l'aubin, qui tient du trot et du galop, ils annoncent la faiblesse et la ruine de l'animal, et ne doivent pas être, par conséquent, mis au rang des allures dont il s'agit.

Celles que l'on nomme *artificielles*, ou *airs*, en terme de manége, sont, ou *près de terre*, comme le passage, la galopade, la volte, le terre-à-terre, le mézaire, etc.; ou *relevées*, comme la pesade, la courbette, la croupade, la ballottade, etc.; cepen-dant, quoiqu'elles soient tirées des autres, elles ne sont que l'effet et la suite d'une éducation donnée par d'habiles maîtres, et cette éducation ne se suppose que rarement dans un cheval dont on fait choix.

Le moyen de saisir avec une véritable précision
tout ce que cet animal peut présenter de défectueux
et de beau, de juste et d'irrégulier, dans l'exécution des différentes allures auxquelles il est invité
quand on l'éprouve, et même de toutes ses actions
quelconques dans toute autre circonstance, est d'a-
voir l'esprit toujours présent aux vues et à l'industrie de la nature lors de sa conformation.

Quatre colonnes osseuses, composées chacune de
plusieurs pièces unies et assemblées dans une direction et une convenance d'où dépendent la possibilité et la liberté de leur jeu, servent de base à
cette machine animée, ainsi qu'à son transport d'un
lieu à un autre, lorsqu'elles sont sollicitées aux
mouvemens dont elles sont susceptibles. Il serait
inutile de parler ici des cordons plus ou moins larges
et plus ou moins aplatis qui, sous le nom de ligamens, en assurent la stabilité et la liaison; mais
nous dirons que chacune de ces colonnes a six articulations, une *sphéroïde*, qui est la supérieure, et
cinq *ginglymoïdes*. Ainsi, dans les colonnes antérieures, la sphéroïde opère la jonction du bras avec l'é-
paule par la portion supérieure de l'humérus reçue
dans la cavité glénoïde de l'omoplate ; comme, dans
les colonnes postérieures, elle opère celle de la cuisse
avec le bassin par le fémur, dont la tête arrondie
entre et roule dans la cavité cotyloïde (1).

---

(1) Voyez, dans le *Précis anatomique du corps du Cheval*,
déjà cité, les articles 13, 14, 15, 16 de l'*Hippostéologie*,
tome I, page 41 et suivantes.

La direction et la situation de leurs différentes parties dépouillées de leurs muscles et considérées dans le repos sont telles, que l'examen de celles préposées au soutien du devant nous montre l'extrémité inférieure de l'omoplate au milieu de son inclinaison possible, soit en avant, soit en arrière. Il en est néanmoins une légère en avant dans la position naturelle de cet os, qui ne peut jamais et dans aucun cas outre-passer la ligne verticale.

Le bras qui se fléchit en arrière, et que nous supposons pouvoir, ainsi que l'épaule, parcourir dans toute sa flexion, respectivement à l'omoplate, environ quarante degrés, se trouve alors au milieu de son chemin.

L'avant-bras qui, dans sa flexion en avant, peut aussi parcourir un arc d'environ le double, est, en arrière, à un tiers près de l'extrémité de son chemin possible, et dans une position qui n'est pas exactement verticale, puisque la ligne qu'il trace de bas en haut est légèrement portée en arrière.

Le canon qui se fléchit en sens opposé et selon une ligne verticale est à l'extrémité possible de sa flexion en avant.

Le paturon, à l'articulation du boulet, se fléchit en arrière et en avant : il est à peu près à l'extrémité de son jeu, aussi en avant.

Ce même os, à son articulation avec celui de la couronne, est à l'extrémité de son chemin en avant, et forme, avec la verticale, un angle de quarante-cinq degrés.

Quant à l'os de la couronne, il est encore plus

oblique en approchant de l'horizontale; mais si son articulation avec le paturon et la couronne, et l'articulation de la couronne avec le pied sont capables de semblables mouvemens, l'arc qu'ils décrivent est à peine de quelques degrés.

Le sabot, enfin, repose horizontalement sur le sol.

A l'égard des colonnes postérieures, nous observons que de la situation et de la direction des pièces supérieures résultent des angles alternes rétrécis et rendus plus aigus par leur action. Ces pièces sont le fémur, qui est dans le milieu de sa flexion en avant; le tibia, qui est au commencement de sa flexion en arrière, et le canon, qui est au milieu de sa flexion en avant : les autres parties sont dans la même position que celles qui terminent les colonnes chargées de l'avant-main.

La raison de la position des os qui composent l'extrémité antérieure, position plus ou moins distante d'une ligne droite, ou la nécessité de leurs différentes flexions ou inclinaisons, soit en avant, soit en arrière, même dans le repos, nous paraît sensible.

Il n'est pas douteux, en effet, que, si les articulations eussent été dans la même ligne que la longueur des solides qui forment le membre entier, 1°. ou les muscles parallèles aux os qu'ils doivent mouvoir n'auraient jamais pu vaincre la résistance du poids qui, dès lors, aurait été infinie, ou il aurait été indispensable de multiplier et d'accroître monstrueusement les éminences, soit dans l'étendue, soit dans les articles de ces mêmes os, pour écarter de leur axe ces cordes mouvantes : or, une multitude d'angles à intercepter en a assuré la puissance ; 2°. tous ces solides aboutis n'auraient fait qu'un seul et même corps raide, qui aurait porté dans la machine tout l'effet de la réaction lorsque sa chute serait arrivée dans la même direction.

Pour obvier à cet inconvénient, la nature, en fixant dans l'animal les omoplates sur les faces latérales du thorax, les a écartés de la perpendiculaire en deux sens : d'une part, en portant leur sommet contre les vertèbres dorsales, et, de l'autre, en dirigeant leurs extrémités inférieures en avant. De plus, elle a mis en sens opposé et en arrière l'extrémité inférieure de l'humérus ; elle a éloigné soigneusement le paturon, l'os de la couronne et du pied des directions de l'avant-bras et du canon : ces différentes positions des divers solides destinés à ne faire ensemble qu'une seule et même colonne, et qu'un seul et même appui, étaient absolument nécessaires pour que la réaction ne se transmît pas à l'extrémité supérieure avec une force capable d'ébranler la machine entière, d'offenser les muscles qui maintiennent les omoplates, et sur lesquels l'animal semble être, pour ainsi dire, soutenu comme par des sangles, de détruire les ligamens qui lient ces os aux vertèbres dorsales, et qui, les séparant en quelque façon de cette même machine, la sauvent des secousses que, malgré toutes les autres précautions prises, elle aurait incontestablement éprouvées, si ces mêmes os eussent été emboîtés dans les vertèbres.

( 205 )

L'ordre des directions particulières et variées de
chacune des pièces n'est pas moins digne d'admi-
ration.

L'omoplate attaché par le sommet n'aurait pu se
mouvoir en arrière sans froisser les côtes, sans gêner
la respiration et sans rencontrer lui-même un obstacle
à son jeu : il importait donc qu'il se mût en avant.
Par une suite nécessaire, le bras a dû se mouvoir
en arrière, l'avant-bras en avant, et le canon dans
le sens du bras ; car ces flexions successivement contraires favorisent le mouvement progressif. L'omoplate étant levé, toutes les autres parties constituant
le reste du membre forment, en effet, divers angles qui en abrègent la longueur, et dès lors il peut
être porté en avant sans aucun obstacle ; outre
qu'au moment de sa foulée sur le sol, la percussion
qu'il effectue tient de la direction différente de chacune de ces parties, qui toutes tendent par leur jeu
du devant à l'arrière. Il est vrai que les articulations des autres os qui le terminent ne sont point
selon cette succession constante dans les portions
supérieures, puisque le sens de leur flexion est conforme au sens de la flexion du canon ; mais l'uniformité de mouvement dans cet os et dans ceux
qui lui sont inférieurs a été spécialement ordonnée
pour la facilité, et même la possibilité de la marche, qui, autrement, aurait été d'autant plus pé-
rilleuse ou plus impraticable, que le pied porté en
avant aurait infailliblement heurté sans cesse contre les moindres corps ; au lieu que, vu leurs dé-
terminations en arrière, ces parties, en s'élevant,

glissent sur tous les obstacles présentés et les fran-
chissent.

En voyant, dans la construction des colonnes sur
lesquelles l'arrière-main est établie, le fémur engagé, comme il l'est, dans la cavité cotyloïde, il
semblerait, au premier coup-d'œil, que la nature
pourrait être accusée d'avoir omis de parer aux inconvéniens de la réaction, mais une multitude de
routes la conduisent au même but. Elle a donc sup-
pléé ici au défaut du ligament qui, dans l'avant-
main, attache et suspend l'omoplate, par la flexibilité des vertèbres lombaires, par la longueur du
levier formé par les os des îles, et par le soin qu'elle
a eu de varier les directions. Ce levier répond en
quelque façon à l'omoplate, le fémur au bras, le
tibia à l'avant-bras, le canon et les autres parties
aux mêmes parties du devant; ce qui complète
l'égalité du nombre des pièces dans les colonnes
opposées.

L'objet des flexions de celles-ci est le même ; le
fémur fléchit néanmoins à contre-sens du bras, le
tibia à contre-sens de l'avant-bras, le canon à contre-
sens du canon de devant ; mais on voit clairement
que toutes ces directions tendantes ici de l'arrière en
avant, tandis que les autres tendent de l'avant en
arrière, ont été tournées du côté qui pouvait favoriser
la progression de l'animal, la célérité de sa marche,
et la force dont il avait besoin pour tirer des faix
lourds, et pour percuter de manière à chasser, à
élever toute la masse, et à détacher de terre le devant, qui porte le fardeau plutôt qu'il ne le transporte.

Quoique les articulations soient selon toutes les
conditions requises pour l'exécution du mouvement
local, leur action est cependant purement passive,
les pièces osseuses ne sont mues que par les instrumens organiques auxquels elles servent d'attache (1) : ainsi la contraction des muscles importait
à la flexion et à l'extension des parties ; la flexion
et l'extension, à leur transport et à leur appui ;
leur appui et leur transport, au mouvement local
qu'elles effectuent. La flexion et l'extension com-
plètes d'un seul membre n'opéreraient cependant
pas ce mouvement. Le cheval appuyé sur la colonne
antérieure droite fléchira et étendra vainement
jusqu'au terme fixé les pièces différentes de la colonne antérieure gauche, si le derrière ne percute
et ne chasse lui-même l'avant-main en poussant en
avant la colonne fléchie, la masse demeurera fixée
dans le même lieu, et le pied élevé retombera, lors
de l'extension, à environ la même place qu'il
occupait précédemment à la flexion, à peu près
comme nous le voyons dans l'animal qui bat du
pied pour se délivrer des mouches qui l'incommodent.

Mais toutes les flexions aperçues dans la même
colonne sont-elles en même degré d'utilité, et l'a-
nimal ne cheminerait-il pas sans le concours de tous
ces angles ? Nous avons reconnu, dans les six con-

_______

(1) Voyez, dans le *Précis anatomique du corps du Cheval*,
déjà cité, les articles 91, 92, 93 du *Précis myologique*,
tome I, page 156 et suivantes.

jonctions naturelles des os de chaque extrémité, une seule articulation sphéroïde ou par genou, et cinq articulations ginglymoïdes ou par charnière. Les pièces unies par genou sont susceptibles de mouvemens en tous sens : or, c'est en elles que réside la cause immédiate et prochaine du transport; celles dont la jonction se fait par ginglyme, n'étant que des pièces purement auxiliaires, y conspirent simplement. L'omoplate et l'humérus sont donc, dans les colonnes de l'avant-main, et le fémur, dans les colonnes de l'arrière-main, les uniques agens, d'où dépend réellement la translation d'un lieu à un autre. Par eux, la machine est principalement dirigée, tantôt sur une ligne droite, tantôt sur des lignes obliques et détournées, selon le chemin qu'elle doit décrire et parcourir, et de leurs actions dérivent celles du membre entier, tout mouvement fait dans le principe d'une partie ne pouvant que se communiquer et s'étendre jusqu'à son extrémité. Soit donc que la translation ait lieu en avant, obliquement ou de côté, il est évident qu'elle n'est que l'effet des mouvemens de la cuisse, de l'épaule et du bras, surtout si l'on fait attention aux pieds de l'animal, qui, au moment de la foulée ou de l'appui, n'outre-passent jamais que de très peu de chose, dans sa progression, les articulations dont il s'agit, et tombent toujours, malgré l'extension et la flexion des autres portions osseuses, de manière que la pince revient constamment à peu près au lieu qu'elle occupe lors de la station de l'animal, et se trouve sur une ligne presque perpendiculaire

celle où le grasset et la pointe du bras ont été
coupés.

Les bornes imposées, au surplus, aux mouvemens des autres portions mettent encore sous nos
yeux la simplicité et la solidité des voies par lesquelles la nature agit. Non moins merveilleuse par
son économie que par sa fécondité, elle ne va jamais
au delà du besoin. Les pièces intérieures devant
participer des différentes actions de celles dont elles
sont une suite, il aurait été superflu de les douer de
tous mouvemens. Elle ne leur a conséquemment départi qu'une liberté telle qu'elle leur était nécessaire
pour se mouvoir sur elles-mêmes. En les renfermant
dans la seule possibilité de la flexion et de l'extension, non seulement elle a évité la profusion des
muscles dont les actions en tous sens auraient infailliblement exigé la multiplication ; mais elle a travaillé à assurer la stabilité et la fermeté des articulations, moins sujettes aux dérangemens, dès
que leurs mouvemens sont ainsi limités, que celles
qu'elle a chargées d'en accomplir un plus grand
nombre.

*Succession harmonique des membres du Cheval dans
ses allures naturelles.*

La science du mécanisme de l'animal, en ce qui
concerne le principe, le sens, l'étendue et le terme
des mouvemens dont il est capable, conduit à celle
de leur ordre ou de leur succession harmonique,
qui change et varie relativement à la diversité de
ses allures, plus ou moins tardives, plus ou moins

vites et plus ou moins près de terre. Les temps et l'arrangement particulier des jambes, ordonnés dans les unes et dans les autres, en constituent la différence ; mais l'œil le plus attentif et l'oreille la plus exacte ne les apprécieraient jamais avec assez de précision. Il faut, pour ainsi dire, ici circonscrire les objets pour les voir dans un jour où aucune des conditions ne puisse échapper.

On doit donc considérer dans le mouvement des jambes à l'action du *pas*, le lever, le soutien, le poser et l'appui. Le lever est l'instant où elles se détachent de terre, le soutien est le temps qu'elles demeurent en l'air, le poser est l'instant où elles regagnent le sol, et l'appui est le temps qu'elles y demeurent fixées ; mais le lever et le poser fuyant avec trop de rapidité pour être commensurables, on peut réduire l'action entière de chaque colonne en particulier aux deux temps qui résultent du soutien et de l'appui.

De plus, il importe, à l'effet d'éviter la confusion qui suit les mouvemens successifs et précipités des colonnes, d'envisager le cheval comme un bipède, en fixant nos regards, ou sur les colonnes antérieures seules, ou sur les colonnes postérieures, ou sur les colonnes latérales.

Sous le premier point de vue, il est clair que l'instant du lever du pied droit est toujours l'instant du poser du pied gauche : or, les temps du soutien et de l'appui successifs et marqués de chacune de ces jambes ne peuvent être que parfaitement égaux entr'eux dans leur durée : autrement il faudrait

que les deux pieds restassent quelque temps à terre
ou en l'air ensemble; ce qui n'est point et ne saurait
être dans l'allure dont il s'agit.

Les mêmes vérités s'offrent à nous dans le bipède
résultant des colonnes postérieures; mais il n'en est
pas ainsi à l'égard des bipèdes latéraux : l'instant
du lever d'une jambe n'est pas l'instant du poser de
l'autre.

Au *pas*, dès qu'une jambe de devant fait entendre sa foulée en se posant, la jambe de derrière,
du côté opposé, doit immédiatement après faire entendre la sienne; l'autre jambe de devant effectue
ensuite sa battue, et celle-ci est suivie de la battue
de la seconde jambe de derrière : or, les foulées des
bipèdes antérieurs et postérieurs étant ainsi naturellement interrompues et diagonalement entrecoupées, il n'est pas possible que la retombée de la
jambe antérieure et la relevée de la jambe postérieure des bipèdes latéraux soient exécutées en
même temps.

Supposons que la durée de l'action entière de
chaque jambe, dont les battues et les foulées ne
peuvent être espacées que par des intervalles de
temps égaux, soit de deux secondes; divisons cette
action entière en deux temps, dont l'un sera celui
du soutien et l'autre celui de l'appui : ces deux
temps étant, ainsi que nous l'avons prouvé, dans
une égalité parfaite, seront chacun d'une seconde.
Que résultera-t-il donc de cette position? L'appui
de la première jambe de devant mise à terre sera
d'une seconde; la foulée de l'autre jambe de de-

vant, à laquelle nous devons accorder un même
espace de temps pour son soutien, ne se fera que
lorsque la seconde sera écoulée; mais cette foulée
devant être intercalairement précédée, comme on
ne peut le nier, de celle de la jambe de derrière
diagonalement opposée à celle qui, la première, a
marqué sa battue, et ainsi successivement, chaque
foulée intercalaire, séparée par des temps égaux,
qui ne sont autre chose que les quatre temps que
l'on entend distinctement lors du pas, doit être à
une moitié de seconde l'une de l'autre.

Si chaque foulée intercalaire doit être à une moitié de seconde l'une de l'autre, la première jambe
de devant tombée est à la moitié de son appui, et
la seconde jambe de devant mue à la moitié de
son soutien, lorsque la jambe de derrière, diagonalement opposée à celle de devant qui a frappé la
première, se repose sur le sol : or, les jambes du
bipède antérieur n'ont donc plus, pour la terminaison du temps qu'elles ont commencé, c'est à dire
l'une pour son appui et l'autre pour son soutien,
qu'une demi-seconde; tandis que la percussion dia-
gonale de celle de derrière doit être encore d'une
seconde entière : d'où il suit que la première jambe
tombée se levera, et la seconde jambe élevée se po-
sera à la moitié de cette seconde entière, c'est à dire
à la moitié de l'appui de la jambe de derrière qui
percute. Si donc l'une se lève et l'autre se repose à
la moitié de cet appui, nous sommes nécessités de
conclure qu'eu égard aux bipèdes latéraux, l'instant
du poser d'une jambe n'est pas l'instant du lever de

l'autre, l'élévation de la jambe antérieure précédant d'un quart de temps entier l'élévation de la jambe postérieure, et son appui devançant d'un semblable quart de temps celui de cette même jambe postérieure, et l'une et l'autre se trouvant conséquemment un quart de temps ensemble à terre et un quart de temps ensemble en l'air.

Disons donc que le cheval cheminant au pas est alternativement porté : 1°. par la jambe droite de devant et par la jambe droite de derrière, bipède latéral, pendant un quart de temps que chaque jambe met à compléter son action, ou, ce qui revient au même, son appui et son soutien pris ensemble, c'est à dire durant une demi-seconde, puisque la durée de cet appui et de ce soutien pris ensemble a été supposée de deux secondes ; 2°. dans le second quart de temps, par la jambe postérieure gauche et par la jambe droite de devant, ces deux jambes se répondant diagonalement ; 3°. dans le troisième quart de temps, par la jambe droite de devant qui arrive à terre, et par la jambe droite de derrière, bipède latéral, qui est prêt à la quitter ; 4°. enfin, dans le quatrième quart de temps, par la jambe droite de derrière qui se pose sur le sol, et par la jambe gauche de devant qui y est encore, ces deux jambes étant diagonales. Ainsi s'achève et se termine l'action du *pas*, pendant laquelle on entend une, deux, trois, quatre battues espacées également d'une demi-seconde, si chaque jambe emploie deux secondes à compléter son action entière ou son *pas* particulier.

14.

L'action des jambes au *trot* diffère de l'action des jambes au pas : 1°. en ce que, lorsque cette allure est déterminée et soutenue, l'action complète des quatre colonnes est marquée par deux foulées seulement, un pied de chacun des bipèdes antérieur et postérieur frappant toujours le sol en même temps ; 2°. en ce que chaque jambe de chacun de ces bipèdes n'attend pas que sa paire soit tombée pour se détacher de terre, car il est entre ces deux actions un instant très rapide pendant lequel la masse, s'élançant en avant, n'est étayée sur le sol par aucune partie : d'où il suit que la durée du temps de l'appui est un peu plus abrégée que la durée du temps du soutien. Or, à cette allure plus diligente et plus relevée que la précédente, chaque jambe du bipède antérieur agit toujours diagonalement avec celle du bipède postérieur, l'animal, à l'exception du moment presqu'insensible de son élancement, n'effectuant sa progression que par la translation de deux jambes ainsi mues et de deux jambes ainsi posées, et les foulées des jambes qui tombent s'exécutant dans un si grand ensemble, que des quatre battues on n'en entend jamais que deux.

Cette précision des foulées diagonales n'est pas néanmoins telle dans le cheval faible, abandonné, qui trotte mollement. Le son provenant de l'appui des deux jambes qui tombent n'est point un son net, c'est un son traîné, résultant de leur chute discordante et non exactement simultanée, semblable à peu près à celui qui frappe notre oreille lors de la prononciation des deux consonnes *t, r,* précédant la voyelle *a*, à laquelle elles se trouvent unies, *tra, tra* (1).

Il est encore une sorte de trot très écouté, et suggéré par l'art, où les temps de l'appui et du soutien de chacune des jambes sont toujours parfaitement égaux, où la droite de devant et la gauche de derrière étant dans leur appui, la droite de derrière et la gauche de devant seront dans leur soutien; où, enfin, au même moment dans lequel les deux dernières tomberont, les deux premières se leveront incontestablement : en sorte qu'au *trot* dont il s'agit, non seulement l'instant de la levée d'une jambe du bipède postérieur est l'instant de la posée de l'autre, comme l'instant de la posée d'une jambe du bipède antérieur est l'instant de la levée de sa voisine, mais l'instant de la levée d'une jambe du bipède latéral est encore l'instant de la posée de l'autre jambe du même bipède; en sorte que les levées et les foulées étant exactement simultanées de toutes parts, les deux jambes qui tombent, et sur lesquelles la masse est diagonalement étayée, ne font jamais entendre qu'une seule battue.

L'*amble* a été de tout temps, et avec raison, regardé comme un train défectueux, plutôt ordinaire, selon le témoignage de l'expérience, à des poulains qui n'ont pas encore acquis leur force, à des chevaux naturellememt faibles des reins, ou à des

---

(1) Le mot *trot*, comme tant d'autres, est une véritable *onomatopée*, qui représente à l'oreille et à l'idée le bruit que font les pieds du cheval dans cette allure. (*É.*)

chevaux usés et ruinés par le travail, qu'à l'animal qui a de la vigueur et du nerf. Cette allure, la plus basse de toutes et la moins détachée de terre, a été totalement bannie des manéges. Outre qu'elle est fort alongée, et que chaque membre a, par conséquent, un terrain considérable à décrire, l'ordre dans lequel ils agissent et sont successivement dans le repos est tel, que la machine n'est jamais alternativement portée que par un des côtés, l'autre n'ayant absolument aucun appui, puisque chaque bipède latéral se charge alternativement de la masse : or, ce défaut d'équilibre, cette situation chancelante qui contraignent l'animal à un balancement continuel, et sans lequel sa chute serait inévitable, joints à l'étendue du chemin que chaque colonne doit parcourir, demandent une diligence extrême dans les mouvemens, et c'est précisément cette vitesse et cette célérité nécessaires pour l'exécution d'une marche incertaine, brouillée, et dans laquelle la masse n'est jamais affermie, qui excluent des écoles tout cheval qui va *l'amble*. Obligé dès lors, en effet, de raser le tapis continuellement, parce que, si les colonnes mues et agissantes étaient conduites à une certaine hauteur, il tomberait infailliblement sur le côté, et que d'ailleurs il perdrait considérablement sur la longueur du chemin qu'elles ont à embrasser, il ne peut jamais faire montre, par leur élévation et leur soutien, de la liberté de ses ressorts, liberté dont il est ordinairement privé, vu sa faiblesse, et qui serait nécessairement étouffée par la précipitation avec laquelle il

doit se mouvoir, quand même il en serait doué.
Ainsi, cette action ne pouvant être mesurée, soutenue, sonore et cadencée, ne saurait être soumise et
rappelée à ce point de justesse, de précision et d'harmonie, qui est une suite et un effet de l'art, et ne
peut être en aucune manière envisagée, par conséquent, par les maîtres, comme un objet sérieux
d'étude et de réflexion.

Il en est de même de l'*amble rompu,* c'est à dire
de l'*entrepas* ou du *traquenard;* l'ordre et les temps
observés dans l'amble s'y trouvent intervertis : l'ordre, en ce que l'animal n'est pas toujours porté sur
un bipède latéral, car il est un moment, à la vérité très court, et qui est à peine sensible, pendant
lequel il est appuyé sur deux jambes diagonales :
les temps, en ce que ceux du même bipède ne sont
point parfaitement simultanés, les jambes ne foulant point et ne s'élevant point exactement ensemble, de façon qu'on entend la posée de chacune
d'elles, et que l'oreille distingue les quatre battues,
les deux foulées de chaque bipède latéral se succé-
dant et se faisant très près l'une de l'autre.

Quelque prompte que soit l'action des membres
au *galop,* l'œil saisit trop facilement leur arrangement et l'ordre dans lequel il sont mus, pour que
l'on puisse former des doutes à cet égard. Il doit
être tel qu'un des bipèdes latéraux devance toujours l'autre, de sorte que lorsque l'animal galope
à droite, les jambes droites de devant et de derrière
outre-passent constamment les jambes gauches dans
leur marche et dans leurs foulées, comme lorsque

l'animal galope à gauche, les jambes gauches ou-tre-passent les jambes droites. Dans cet état, le *ga-lop* est réputé juste et uni, la justesse dépendant de la jambe de devant qui outre - passe ou qui mène et entame ; car l'allure est falsifiée, si à droite la jambe gauche, et si à gauche la jambe droite devancent, l'union ne naissant que de l'accord des membres du derrière et du devant, celui du derrière étant nécessairement astreint à suivre le mouvement de la jambe avec laquelle il forme un bipède latéral, en sorte que l'une de devant enta-mant, celle de derrière du même côté doit entamer aussi : sans cette condition, l'action du cheval est désunie et d'ailleurs chancelante et peu sûre.

Considérons l'animal galopant à droite , et dans sa course naturelle foulant seulement trois fois le sol à chaque pas complet du *galop :* la jambe gauche de derrière effectuera la première battue, la jambe droite de derrière et la jambe gauche de devant la seconde, et la jambe droite de devant la troisième. Voilà des temps marqués et qui ne se dérobent point aux sens ; mais la vue la plus perçante s'é-gare bientôt lorsque, pour fixer la durée des ap-puis et pour s'assurer de celle des soutiens, elle court, pour ainsi dire, de jambe en jambe, cher-chant à démêler tous les temps de l'action de l'une séparément, de deux, ou de toutes ensemble. La rapidité de leur mouvement l'emportant sur la vi-vacité de l'organe, nous voudrions en vain discer-ner et saisir l'étendue ou les intervalles, les com-parer et les diviser par parties ; nos efforts ne servent qu'à augmenter le trouble, et chaque objet, ne pouvant être distinctement envisagé, ne fait sur nous qu'une impression obscure, confuse, et d'ailleurs trop faible pour asseoir sur elle quelque chose de certain. Le seul moyen qui s'offre à nous pour dissiper ou plutôt pour diminuer les ténèbres d'une telle nuit est donc de combiner et d'unir les faits les plus apparens dont nos sens déposent, avec les idées qui résultent du mécanisme connu de l'animal, et d'en composer un corps dont la lumière réfléchie puisse au moins guider et satisfaire notre raison.

Il n'est pas douteux, et tout le monde convient que le *galop* est une sorte de saut en avant ; l'élancement de la machine dans cette action en est d'ailleurs une preuve : or, nul élancement possible aux quadrupèdes qu'en suite du rejet du devant sur le derrière (car c'est ainsi qu'ils entament leur course), et qu'en suite de ce rejet, du port subit des pieds de derrière près du centre de gravité ( car c'est ainsi qu'ils la continuent ) ; et selon que ces mêmes pieds seront plus ou moins près de ce centre, que les flexions et les détentes des colonnes chargées de la masse seront plus ou moins grandes et plus ou moins obliques, l'animal s'alongera plus ou moins en embrassant plus de terrain à chaque pas complet du *galop*, ou son action, plus ou moins raccourcie, sera aussi plus soutenue et plus détachée de terre.

Ces principes et ces vérités suffisent pour nous mener à la connaissance des raisons de la diversité des degrés de vitesse et d'élévation, et conséquemment à la distinction exacte des différens genres de *galop* dont le cheval est capable.

Si les colonnes postérieures prennent leur appui moins près de la ligne de direction du centre de gravité, elles seront moins fléchies, la détente s'en fera dans une direction plus oblique de l'arrière à l'avant, et son effet sera conséquemment tel que la machine, moins élevée, ne pourra parcourir que plus de terrain en avant. D'une autre part, le bipède antérieur, dont l'appui était d'autant plus près de la ligne de direction de ce centre que celui du bipède postérieur en était plus éloigné, ne soulevera jamais, par la sienne, considérablement l'avant-main; sa percussion, étant dans le même degré d'obliquité que celle du derrière, favorisera plutôt encore le port de la masse dans le sens auquel elle est déterminée par l'effort du bipède postérieur, et c'est ce qui caractérise le *galop* le plus ordinaire et le plus naturel, c'est à dire celui dans lequel nous n'entendons que trois foulées dans l'ordre que nous avons remarqué.

Nous avons vu d'abord, et il est certain, que la masse est premièrement rejetée sur la jambe de derrière opposée à celle qui entame. Dans ce moment, les jambes antérieures étant en l'air, celle-ci, occupée de la plus grande partie du poids, succomberait infailliblement sans l'action prompte et subite qu'elle fait pour s'en délivrer. Cette action, qui tend, d'un côté, à porter le centre de gravité en avant, et, de l'autre, à rejeter le poids sur le membre qui, postérieurement l'avoisine, et sur celui de devant qui compose avec elle un bipède latéral, sollicite la chute de ces deux jambes, qui reçoivent la masse dans sa tombée, et qui, par leur percussion oblique, la portent encore plus en avant en la relevant médiocrement : alors, et à l'instant même de leur relevée, la jambe de devant qui entame ajoute par sa percussion, d'où dérive la troisième battue, un nouveau degré de vitesse à ces mouvemens combinés, mais plus particulièrement à celui de l'élévation de l'avant-main, et cette troisième battue, qui est toujours la plus sensible, étant effectuée, la machine est en l'air jusqu'à ce que la jambe de derrière, qui la première s'est fait entendre, atteigne le sol et soit chargée de nouveau. L'animal est donc d'abord porté sur une jambe, ensuite par deux, et enfin par une, ce qui ne paraîtrait pas compréhensible, si l'on ne faisait pas attention à la direction, ainsi qu'à la rapidité et à la célérité de l'action des membres, qui, tour à tour et successivement, viennent au secours de la machine, s'opposent à sa chute, la soulèvent, la chassent et l'étayent. Les foulées sont également espacées: c'est ce dont tout homme attentif au bruit ou au son résultant du heurt des colonnes sur le sol sera inévitablement convaincu. Ces foulées sont séparées entre elles par deux intervalles; mais ils ne peuvent entrer en proportion avec celui qui sépare chaque pas complet, si nous nous en rapportons encore à la disposition du même organe. Enfin, l'appui de chaque colonne est moins du tiers du temps qu'elles mettent à compléter leur action ; et leur soutien,

vu la véhémente percussion qui ne peut être effectuée et porter le corps en avant que par l'excès de
la vitesse du membre percutant sur celle du corps
mu, sera environ à l'appui comme 2, plus le temps
que la machine est en l'air, est à 1.

Supposons à présent que les colonnes postérieures
prennent leur appui plus près de la ligne de direction du centre de gravité, le derrière étant plus
abaissé et la plus grande portion du poids se trouvant rejetée sur lui : alors les colonnes du bipède
antérieur, débarrassées et déchargées, pourront, ai-
dées d'ailleurs par le jeu des lombes, soulever l'a-
vant-main à une hauteur considérable, au moyen
de la plus légère percussion; et leur détente se faisant, ainsi que celle du bipède postérieur, dans une
direction moins oblique de l'arrière à l'avant, qu'au
*galop* dont nous venons de parler, la masse entière
sera plus élevée que chassée. De là ces actions détachées de terre et moins alongées, c'est à dire ces
différens genres de *galop* plus ou moins soutenus
et plus ou moins cadencés, selon le plus ou moins
d'obliquité des membres percutans, dans lesquels
quatre battues très distinctes frappent toujours notre
oreille, et qui ne sont véritablement effectuées que
par l'art, car elles exigent de la part de l'animal un
ensemble qu'il fuirait, et dont il serait incapable
sans une force, une agilité et une souplesse qui
n'ont pu être développées que par des leçons sages,
mesurées et dispensées savamment.

Ces différens genres de *galop* à quatre temps
peuvent être réduits au nombre de deux, le second

étant encore bien moins alongé que le premier,
plus soutenu et plus harmonieux, s'il nous est permis de nous exprimer ainsi. Dans l'un et dans l'autre, à en juger par l'impression que les foulées font
sur le sens de l'ouïe, elles sont espacées également, et ce sens est encore affecté, ainsi que nous
l'avons dit, de quatre battues très sonores, la posée de la jambe gauche de devant et de la jambe
droite de derrière n'étant et ne pouvant être ici simultanée comme au *galop* à trois temps, vu que la
plus grande élévation de l'avant-main favorise la séparation de la chute de ces jambes diagonales ; mais
l'instant de l'élancement, c'est à dire l'instant où
la machine est totalement détachée du sol, est,
dans la première de ces actions, entre la posée des
deux jambes de devant et la posée de celles de derrière, tandis que dans la seconde il se trouve entre
la foulée des colonnes postérieures et celle du bipède antérieur. Du reste, il nous semble que les
soutiens sont aux appuis environ, à peu de chose
près, comme 3, plus l'intervalle ajouté, est à 1.
Cependant le derrière étant toujours plus bas, plus
fléchi et moins élevé que le devant, il est nécessaire que l'appui du bipède postérieur soit plus long
que celui du bipède antérieur ; car ce même derrière,
dont les colonnes postérieures sont chargées, ayant
moins de chemin à parcourir de haut en bas, ces colonnes n'auraient jamais le temps de compléter leur
action en revenant à leur appui. Ainsi, pour nous
expliquer avec plus de précision, les soutiens du devant sont à leur appui, comme nous l'avons dit,

et les soutiens des colonnes postérieures, dont la diligence est extrême, seront plus courts en raison des appuis, à proportion du long intervalle de temps qu'elles seront à terre, cet intervalle ne pouvant être pris qu'aux dépens de la durée des soutiens, puisque les quatres foulées sont toujours espacées également.

Nous ajouterons que celui de ces *galops*, qui diffère de l'autre en ce que l'intervalle dans lequel la machine est entièrement en l'air se rencontre immédiatement après la foulée du bipède postérieur, est, par cette raison, plus véritablement comparable au saut. Imaginons, en effet, d'une part, que les colonnes postérieures prennent ensemble et sans s'outre-passer leur appui près de la ligne de direction du centre de gravité, l'animal use de toute sa force dans le moment de leur détente simultanée, et percute continuellement avec cette même force, en leur faisant parcourir un plus grand arc, à l'extrémité duquel elles seront dans une direction plus oblique. Figurons-nous, d'un autre côté, que les colonnes antérieures, agissant aussi ensemble et ne soulevant que médiocrement l'avant-main, prennent leur appui plus avant et parcourent aussi un arc plus considérable, il en résultera une action de la dernière célérité. Or, dans cette action qui dérive uniquement de la succession de plusieurs sauts précipitamment répétés, et qui ne nous fait entendre que deux foulées, une seule partant de chaque bipède, il est certain que le moment où l'on aperçoit les quatre fers de l'animal suit toujours celui de la chute subite

des colonnes postérieures, qui tombent aussitôt que
es antérieures qui ont frappé le sol se relèvent, et,
ce moment étant précisément le même au *galop* dont
l s'agit, il s'ensuit que ce *galop*, quoique plus raccourci que les précédens, tient néanmoins plutôt
qu'eux de ce mouvement prompt et violent, par le
moyen duquel les animaux sautent et s'élancent.

Examinons encore la nature dans ce qu'elle nous
présente toujours de merveilleux, eu égard à la progression des animaux. Nous devons envisager leur
transport successif et local comme une action dépen-
sante de leur volonté ; mais les mouvemens alterna-
tifs et continus des membres dans cette action n'en
sont pas constamment un acte particulier. Nous
marchons nous-mêmes sans qu'une volonté réitérée
et sensible détermine à chaque pas le cours des esprits : or, ces mouvemens, qui, pour être opérés,
n'ont besoin ni d'une volonté expresse ni d'une attention réfléchie, son; donc presque toujours des
mouvemens automatiques ou machinaux, tels que
ceux auxquels nous sommes invités conséquemment
à de certaines perceptions. Le moyen le plus simple
d'en solliciter ici l'exécution était de provoquer en
quelque façon cette crainte naturelle dont est tout
à coup et machinalement saisi l'animal lorsqu'il
chancelle ou qu'il est voisin de sa chute ; mais ce sentiment ou cette crainte n'aurait pu être provoqué dès
qu'il aurait été affermi dans son mouvement progressif, comme il l'est dans le repos : de là, sans doute,
l'obligation dans laquelle tout quadrupède, cheminant franchement, se trouve de mouvoir alternati-

vement deux jambes ensemble et de ne reposer que
sur deux points, et la nécessité, par conséquent, de
cette suite répétée de positions toutes non stables par
lesquelles il passe et entre lesquelles il flotte.

D'une part, cette instabilité met la volonté à l'abri
des fatigues d'une contention continuelle, et qui serait inévitable s'il ne lui suffisait pas de consentir,
et si elle devait sans cesse ordonner; de l'autre, ses
degrés sont, pour ainsi dire, la mesure de la vitesse
de l'animal. Qu'un cheval soit assujetti à une répétition d'efforts à l'effet de vaincre la résistance que
lui oppose le poids considérable qu'il tire ou qu'il
porte, la force qu'il est contraint d'employer exigeant qu'il soit plus ferme et plus assuré sur le sol,
il n'agira successivement que d'une jambe seule, les
trois autres étant à terre, et sa marche sera toujours
très lente et très tardive. Supprimons le fardeau et
laissons-le cheminer librement, nous nous convain-
crons que la célérité de sa progression augmente en
raison de son instabilité. Son centre de gravité est-il
renfermé dans la seule direction de deux points diagonalement opposés, de manière que l'on n'entende
que deux foulées au lieu de quatre? cette action sera
celle du *trot* et elle est plus vite que celle du *pas*.
Priverons-nous absolument de tout appui les côtés
de la masse, un bipède latéral étant en l'air tandis
que l'autre bipède sera chargé? l'animal sera porté
à un mouvement encore plus prompt, d'où dérivera
l'*amble*; et s'il n'est enfin successivement étayé que
sur un pied, pressé machinalement par l'évidence
et la proximité du danger qu'il court, il ne cessera

d'appeler ses membres au secours les uns des autres, et de la rapidité avec laquelle ils se succéderont naîtra l'action diligente du *galop*.

## *Manière d'examiner, dans l'action, le cheval qu'on veut acheter.*

Le trot en main est communément l'allure ou la première épreuve à laquelle on soumet un cheval après l'avoir examiné et en avoir considéré toutes les parties. Cette action ne peut être ici unie et soutenue telle qu'elle le serait dans un cheval instruit, exercé, et qui serait sous l'homme; mais on exige qu'elle soit ferme et prompte; que le maniement des membres soit libre sans cependant que l'action des épaules et des bras soit trop élevée, car, toute séduisante qu'elle est, elle occasione bientôt la ruine des jambes et des pieds; que l'animal montre de la légèreté; que le derrière chasse le devant avec franchise; que sa tête soit haute naturellement et sans le secours trompeur de la main du palefrenier qui le trotte et de la branche énormément longue du filet par le moyen de laquelle on relève attentivement et frauduleusement cette partie; que les reins soient droits; que les mouvemens de l'avant et de l'arrière-main soient uniformes; qu'il ne se berce point, c'est à dire que la croupe ne balance pas alternativement à chaque temps; qu'il embrasse proportionnément le terrain; qu'il trotte devant lui sans forger, sans s'entre-tailler, sans s'attraper, sans billarder ou sans jeter ses jambes antérieures en dehors : elles ne doivent pas, en effet, s'écarter de la ligne du corps ; il faut, au contraire, que les jambes postérieures les dérobent à l'œil de l'acheteur placé directement derrière le cheval, pour s'assurer de toutes ces différentes conditions, et d'une multitude d'autres points relatifs à tout ce que nous avons observé jusqu'ici.

Néanmoins cette position, à laquelle on se borne ordinairement, n'est pas l'unique et n'est pas même celle d'où l'on peut parfaitement juger du véritable accord du mouvement des membres entr'eux. Il est essentiel de rechercher s'il y a égalité dans l'action de chaque jambe : or, comment y parvenir, si l'on ne se met à portée d'en saisir les différences en voyant le cheval de profil ? Dès lors, chaque membre agissant à découvert, il est facile d'en comparer l'élévation, la progression et la vitesse. Ce n'est même que par cette voie qu'on peut apercevoir un défaut presque imperceptible de justesse, qui naît assez souvent plutôt de la faiblesse de l'un de ses membres que d'un mal réel, et qui n'en est pas moins la cause d'une claudication légère, qui échappe toujours quand on ne considère l'animal que de face, ainsi qu'il est d'usage.

Les yeux seraient encore plus aisément frappés de l'irrégularité ou de l'inégalité des mouvemens dans l'action du pas, puisque ces mêmes mouvemens sont moins rapides. Lève-t-il une jambe de devant ? on verra clairement si cette action est faite avec hardiesse et avec facilité, si le genou est suffisamment plié, si cette même jambe parvient à une élévation convenable, si, lorsqu'elle y est parvenue, elle s'y soutient un certain espace de temps, si, dans sa foulée,

son appui sur le sol est ferme, si l'action de chaque
membre est en raison de celui qui lui correspond :
en un mot, l'animal étant répréhensible dans quelques points de sa marche, ses défauts seraient bien
plutôt aperçus. C'est aussi cette allure qu'il faut principalement exiger d'abord d'un cheval que l'on fait
monter devant soi. On se mettrait plus sûrement à
l'abri de la fraude en le montant soi-même, puisque
le sentiment serait joint alors aux différentes remarques que l'on aurait pu faire, soit dans la station, soit quand il a été trotté et conduit en main,
soit quand il a été et qu'on l'a vu sous l'homme. En
pareil cas, jamais on ne doit débuter par des aides
propres à l'animer et à le rechercher. On l'observe
attentivement au moment du départ, on examine
si ce premier mouvement est opéré librement, de
bonne volonté et sans aucune action désordonnée de
la tête. On l'éloigne peu à peu du lieu où le marchand le met en montre ; s'il témoigne de l'ardeur,
on l'apaise, on ne lui demande rien, on ne le tient
point, on le laisse marcher et cheminer quelque
temps à son gré, et l'on voit insensiblement ensuite.
en le renfermant et même en l'attaquant par degrés.
s'il demeure placé, s'il aura de la franchise, de l'appui, s'il est libre à toutes mains, etc. De telles
épreuves sont les seules au moyen desquelles on
peut porter un jugement d'autant plus certain de
l'animal, que tous ses mouvemens sont un indice
non équivoque de sa nature.

## *Indices de la nature de l'Animal, d'après ses différentes actions.*

Les qualités que l'on doit rechercher en lui sont la force, la légèreté, le courage, et un tempérament qui n'ait rien de trop ardent ou de trop tardif. Si à ces qualités se joignent de justes proportions, et l'exemption des vices principaux dont ses membres peuvent être atteints, il se trouvera, dans toutes ses actions, naturellement uni, la tête en sera ferme et assurée, le devant léger, les hanches affermies, les allures franches, sûres, nullement pénibles et toujours accompagnées de tout ce qui constitue la grace ; dans ses mouvemens hauts et relevés, on verra sans cesse la correspondance merveilleuse de ses parties entr'elles et avec le tout; ses sauts, qui ne seront point désordonnés et qui ne tiendront en aucune manière de ce que nous nommons *défenses,* seront constamment le produit de sa force et de sa gaieté, il les effectuera toujours en avant et librement. Livré à un homme de cheval, son obéissance sera prompte et entière; et s'il paraît se refuser à ce qu'il lui demandera, ce ne sera qu'en voulant prévenir sa volonté et en se portant aux premières leçons qu'il en aura reçues. Il est certain aussi que les chevaux de ce caractère sont très aisément gâtés, surtout lorsqu'on emploie sur eux la violence et une force toujours inutiles, ou lorsqu'on ne se conforme pas aux instans possibles à saisir et aux temps qu'il faut prendre pour les porter à telle ou telle action, ou enfin lorsque, sans égard à leur union naturelle

et en tentant indiscrètement de les mettre au point
où l'on imagine assez mal à propos qu'on les *as-
seoit,* non seulement on fausse en eux l'équilibre
résultant de la juste répartition de la masse sur les
extrémités, mais on les force sur les jarrets; ce qui
n'a lieu que trop fréquemment par l'ignorance profonde de ceux qui les estrapassent plutôt qu'ils ne
les instruisent en les exerçant.

Le cheval vigoureux, mais moins voisin de la
perfection que celui-ci, s'annonce d'abord par sa
construction, son action ensuite en décèle le fond.
Elle est exécutée avec une sorte d'ensemble, sans
mollesse, et avec une vivacité qui se soutient long-
temps; elle est la même au moment où l'on commence et au moment où l'on finit de l'éprouver.
Ses sauts, qu'on peut regarder communément comme
des *contre-temps,* sont multipliés, redoublés et con-
tinués, attendu la force de ses reins; cependant,
cette force fût-elle suivie de beaucoup de légèreté,
si sa bouche était si faible qu'on ne pût en rencontrer l'appui, on se tromperait très fort en le desti-
nant aux airs relevés, puisqu'il ne serait pas possible, malgré sa vocation apparente, de le secourir
des aides de la main quand l'action du devant serait
trop lente et trop basse, de le recevoir à la descente
du saut, de lui assurer la tête, et de maintenir, en
un mot, l'égalité et la justesse de son manége.

La faiblesse est dénotée par diverses actions,
selon ses causes ou selon les parties en qui elle réside
principalement. Lorsqu'elle tient en total à la constitution de la machine, tous les mouvemens de l'a-

nimal s'en ressentent; ils sont d'ailleurs bientôt épuisés, et il s'avilit toujours davantage. Est-elle particulière aux reins? sa tête ne saurait demeurer constamment placée, il se bercera sans cesse en cheminant; le jeu des vertèbres lombaires ne sera jamais en raison de ce qu'il devrait être pour accompagner et pour aider celui des extrémités postérieures; l'action de l'arrêt lui coûtera infiniment, il ne l'effectuera qu'en portant au vent, et toujours plus sur le devant que sur le derrière, dont il se traversera à l'effet de se délivrer et de se tirer d'un état pénible. Le reculer lui sera par conséquent encore bien plus fâcheux; il s'y refusera ou en tendant le nez, ou en battant à la main, ou en se jetant sur les épaules, ou en se traversant, et si l'on parvient à le gagner, ce ne sera que pour un instant, encore les reins étant incapables de supporter ce qu'ils doivent soutenir du fardeau rejeté sur les extrémités auxquelles ils répondent directement, tout le derrière s'abaissera-t-il de manière que le cheval sera pour ainsi dire accroupi. La débilité des jarrets et des autres parties de ces mêmes extrémités sera suivie de semblables effets. De plus, leur action sera exécutée mollement, sans soutien, et à chaque foulée qu'elles feront, elles tourneront de côté et d'autre, et fléchiront en quelque sorte sous le poids. Si, enfin, ce défaut est indiqué dans les colonnes antérieures par trop de finesse ou par les autres signes différens qui peuvent le faire présumer, il ne le sera pas moins par la contrainte sensible dans le mouvement de chaque jambe, qui sera d'autant moins élevé qu'elles seront successivement appelées au secours l'une de l'autre par le prompt soulagement de celle qui se trouvera chargée de la masse. L'animal sera donc disposé et sujet à buter; et si la faiblesse est manifeste, surtout dans les épaules et dans les bras, il pesera sur la main, principalement à la fin d'une course ou d'une allure précipitée : la facilité, la beauté et la justesse de l'arrêt dépendant, non seulement des reins et des parties postérieures qui chassent toujours la machine, mais des forces combinées du devant qui la reçoit, et qui, dans ce moment, en doit nécessairement ramener l'action.

La légèreté dépend de la conformation et de la justesse des proportions des membres, aussi accompagne-t-elle très souvent la force. On la reconnaît à l'agilité naturelle qui se montre dans toutes les actions de l'animal; soit en effet qu'il chemine au pas, ou qu'il trotte, ou qu'il galope, tous les mouvemens en sont faciles et prompts, et les foulées si prestes qu'à peine dirait-on que ses pieds atteignent le sol.

Dans les temps de ses sauts, la masse est toujours portée à un degré d'élévation considérable, sa chute semble ne pas faire la moindre impression sur le terrain, et l'on peut observer que les défenses de ces sortes de chevaux ont lieu constamment plutôt par la levée du devant que par celle du derrière.

Le cheval pesant est pour l'ordinaire chargé de tête, de cou et d'épaules; ses pieds ont un volume excessif; plusieurs sont bas du devant, ou longs de corps, et par conséquent faibles de reins; d'autres les ont durs et peu flexibles; il en est encore qui, provenant de père et mère mal assortis, tiennent le devant de l'un et le derrière de l'autre, et sont tellement décousus, que ces deux parties semblent disjointes en eux. Quoi qu'il en soit, leurs mouvemens sont directement opposés à ceux qui caractérisent le cheval léger. L'action de leurs membres est toujours lourde et tardive; ils ne sont capables d'aucune des allures qui exigent de la célérité; ils ébranlent, pour ainsi dire, par leur poids, le sol sur lequel ils heurtent et retombent; et l'impossibilité dans laquelle ils sont d'en détacher la masse dont ils le surchargent fait qu'ils ne le quittent jamais entièrement, et que, bien loin d'effectuer de vrais sauts dans leurs contre-temps ou dans leurs défenses, ils se voient forcés à prendre leur devant pour appui; tandis que, d'une autre part, ils emploient leur derrière à des ruades gauchement et maladroitement fournies.

Le courage n'est autre chose, dans l'animal, qu'une volonté constante d'exécuter et d'obéir; la disposition à la soumission et la franchise en sont donc les premiers témoignages. L'œil des chevaux doués de cette qualité l'annonce aussi. Leur détermination est toujours en avant, ils ne se refusent point à l'étendue, à l'alongement et à l'élévation possibles à leurs membres, leur action n'est jamais limitée, et elle est constamment exécutée avec toute la force et tout le nerf qui leur ont été départis.

L'éloignement de la sujétion et de la contrainte ne naît pas toujours d'un mauvais fond. Une timidité naturelle, qu'il serait dangereux de confondre avec ce qu'on doit réellement appeler mauvaise volonté, y a souvent beaucoup de part, ainsi que le défaut de raisonnement dans des hommes qui, ayant demandé indiscrètement à l'animal ce qu'il ne peut ni ne sait, sont parvenus à le rebuter, à le révolter et à en pervertir le caractère. Il est aisé de se persuader que la timidité doit s'évanouir à mesure que la modération et la douceur capteront la confiance et que l'animal trop craintif acquerra insensiblement l'habitude des actions et des objets. Il est certain aussi que celui qui ne sait pas doit être instruit par des personnes qui sachent elles-mêmes se faire entendre de lui, et à l'égard du cheval dont l'obstination a son principe dans une véritable impuissance occasionée par la mauvaise constitution de quelques unes de ses parties, ou par des vices dans la construction totale, il s'agit de rechercher les effets des unes ou des autres de ces imperfections relativement à telle ou telle action, pour n'exiger ensuite que celles qui n'ont pour lui rien d'impossible. Le vrai défaut de courage ou la mauvaise volonté réelle réside donc dans l'intérieur de l'animal et se montre au dehors par tous les signes qui annoncent la malignité, la poltronnerie, l'ardeur superflue, etc. L'œil couvert en est un indice, mais la preuve la moins suspecte est celle d'une opiniâtreté constante à se retenir et à borner ses mouvemens sous lui, quelque effort que l'on puisse faire pour le solliciter à un développement par le moyen duquel il embrasserait franchement le terrain. Ses défenses, qui ne sont que trop fréquentes, et dont il prévient toujours par le déplacement de sa tête, et le plus souvent par le mouvement de l'une de ses oreilles en avant et de l'autre en arrière, varient à l'infini. S'il est léger et que la bouche en soit délicate, elles consisteront dans des *pointes* très dangereuses, puisque, plus ou moins droit sur ses pieds de derrière, il sera aux risques de se renverser sur l'homme, surtout dans le cas où il manquerait de force dans les reins, et où son ardeur et sa vivacité le porterait à s'élever subitement et avec violence trop en arrière. Si à la légèreté se joint la force, lorsqu'il sentira que ses *pointes* ne sont que de vains efforts contre le cavalier, il se livrera à des sauts désordonnés, soit en avant, soit en arrière, soit en se traversant, soit en tournant, etc. Si ces défenses sont encore inutiles, il cherchera à gagner la main en portant au vent, et il fuira en se dérobant à tous les mouvemens de cette partie. S'il est faible, il se plantera à la même place, il fuira la volte, il pliera le cou, et la lenteur ainsi que la mollesse de ses contre-temps décèleront sa débilité. S'il est pesant, il ruera sans quitter le sol du devant, il pesera sans cesse sur la main, il y tirera, pour peu qu'il ait d'impatience, et il la gagnera le plus fréquemment en s'encapuchonnant; enfin, si, après s'être obstiné dans une seule et même place, et quand il éprouve le plus léger châtiment, il se jette à terre, on doit le regarder comme un animal des plus vils, etc.

Le mouvement d'un cheval de bon tempérament

est prompt; celui d'un cheval ardent, toujours pressé; celui d'un cheval paresseux, constamment tardif. Les allures du premier ne sont jamais qu'au degré de célérité auquel on veut les porter; celles du second, dont la vivacité est excessive, ne peuvent être que très difficilement tempérées, surtout quand il est mu par quelques objets, et son ardeur lui est aussi nuisible qu'elle est fatigante pour l'homme; celles, enfin, du troisième sont retenues, en ce que chaque action de ses membres est languissante; il demande à être sans cesse sollicité et poussé; il ne répond à ces sollicitations et aux différentes aides auxquelles on n'a recours que pour un instant, car il en revient bientôt à tout ce qui caractérise en lui la paresse; et, insensiblement accoutumé à ces mêmes aides répétées, il s'endurcit tellement que son insensibilité prive le cavalier de toutes ressources.

Le mélange de toutes ces qualités, bonnes et mauvaises, combinées encore avec tous les vices différens qui peuvent exister dans chaque cheval, nous offrirait ici une matière bien plus ample et qui exigerait de nous plusieurs volumes; mais en nous bornant aux simples indications, nous ouvrons les portes aux idées des élèves; nous leur présentons des moyens d'approfondir, de s'instruire eux-mêmes, et de sentir un jour que des lumières acquises par ses méditations et par ses propres recherches éclairent mille fois plus que toutes celles que l'on tient d'autrui et auxquelles on participe simplement.

*Choix des Chevaux, d'après l'usage auquel on les destine.*

L'usage auquel on destine un cheval doit encore en déterminer et en fixer le choix.

Il est des chevaux fins, il est des chevaux communs. Cette distinction a lieu, soit qu'il s'agisse de chevaux de monture, soit qu'il s'agisse de chevaux destinés à tirer.

Le cheval fin, parmi les premiers, est proprement un cheval de légère taille, tel qu'il doit être choisi dans le nombre des différens chevaux résultant du mélange de diverses races, lorsqu'on se propose de s'en servir pour le manége ou en qualité de cheval de maître, en voyage, à la guerre, à la chasse, etc.

On demande que le cheval de manége ait de la beauté et de la grace, qu'il soit nerveux, léger, vif et brillant, que les mouvemens en soient lians et trides, que la bouche en soit belle, et surtout que les reins et les jarrets en soient bons, etc.

Dans le cheval de voyage, on exige une taille raisonnable, un âge fait, tel que celui de six ou sept années, des jambes sûres, des pieds parfaitement conformés, un ongle solide, une grande légèreté de bouche, beaucoup d'allure, une action souple et douce, de la tranquillité, de la franchise, et l'on doit rejeter avec soin celui qui serait ardent, paresseux, et délicat en ce qui concerne la nourriture.

Le choix du cheval de guerre n'a que trop souvent coûté la vie à celui qui l'a fait ou pour qui il a été fait imprudemment et sans lumières. La taille des chevaux consacrés à cet usage ne doit être ni trop élevée ni trop petite; il est rare de trouver de l'agilité et de la légèreté dans une grande machine, et d'une autre part, outre le désavantage qu'il y a de combattre sur un petit cheval, il est constant qu'il ne résistera jamais à la fatigue comme un cheval d'une certaine hauteur. Le poil en doit être obscur, principalement s'il est destiné à monter un officier de marque. Il faut qu'il soit bien proportionné, bien traversé, beau du devant, bien ouvert, et non chargé d'épaules, puisque alors il serait pesant, paresseux et lent dans ses actions. La tête et l'encolure en doivent être bien conformées, la bouche belle, et l'appui à pleine main, afin qu'il obéisse assez promptement, sans cependant être effarouché de quelques mouvemens irréguliers de cette partie, qui ne seraient pas extraordinaires, même de la part d'un homme de cheval dans le moment du combat. La jambe en sera bonne, les pieds excellens et non dérobés; car un semblable défaut serait une raison d'exclusion. Il sera uni; il aura de la souplesse, de la sensibilité, de l'adresse et du courage, et une liberté entière à toutes mains, soit au pas, soit au trot, soit au galop; actions qu'il doit exécuter avec facilité et promptitude. Il sera docile aussi au partir de la main, et susceptible d'un retour facile à un galop écouté, ainsi qu'au trot et au pas; il connaîtra les jambes; il fuira librement les talons, et, lorsqu'il sera arrêté, il ne témoignera aucune inquiétude, et sera comme immobile à la même place ; il importe encore qu'il ne redoute aucun des objets qui peuvent frapper son ouïe ou sa vue, qu'il ne craigne ni le feu ni l'eau, qu'il ne soit point vicieux envers les autres chevaux, qu'il n'ait point d'ardeur, qu'il soit d'un bon et facile entretien, etc.

Quant au cheval de chasse, on désire qu'il ait du fond et de l'haleine, que les épaules en soient plates et très libres ; qu'il ne soit point trop raccourci de corps ; que la bouche en soit bonne, qu'elle ne soit point trop sensible ; qu'il soit plutôt froid qu'ardent à s'animer, qu'il soit doué de légèreté et de vitesse, etc.

La tranquillité, la docilité, l'exacte obéissance, la bonté de la bouche, des allures sûres et douces, une taille médiocre, une franchise à l'épreuve de tous les objets capables d'effrayer et d'émouvoir sont les qualités que l'on doit rechercher dans les chevaux de l'arquebuse, dans les chevaux de promenade et dans les chevaux de femme.

Le cheval de domestique ou de suite, le cheval de cavalier et de dragon, le cheval de piqueur sont dans le genre des chevaux de selle que nous envisageons comme des chevaux communs, et qui peuvent être mis en opposition avec ceux dans lesquels nous trouvons de la finesse. Le premier doit être bien traversé, bien membré, bien gigotté. La bouche en sera bonne sans être absolument belle, et l'on ne doit pas trop s'attacher au liant ou à la dureté de ses allures.

Il est essentiel que le second, c'est à dire le che-

lal de troupe soit plus susceptible d'obéissance , de
souplesse et de légèreté relativement aux manœu-
res qu'il doit exécuter , et auxquelles il n'est que
trop prouvé qu'il ne peut suffire dans un âge tendre.
Les secours de l'art , absolument limités aux mouvemens dont il est tenu, et bornés, d'une autre part,
à ce que le cavalier et le dragon doivent savoir eux-
mêmes , seront toujours utiles au bien du service ,
surtout lorsque les principes donnés seront étroitement renfermés dans le cercle des actions dont ces
différens corps doivent être chargés.

Le cheval de piqueur doit être étoffé , vigoureux,
doué d'une grande haleine , et propre à résister au
travail pénible auquel il est assujetti.

Quant aux bidets de poste , on doit plutôt considérer la bonté de leurs jambes et de leurs pieds
que leur figure , et que les qualités de leur bouche ; il faut nécessairement qu'ils galopent avec aisance , et de manière que la dureté ou la force de
leurs reins n'incommode point le cavalier. Trop de
sensibilité serait , au surplus , en eux un défaut
d'autant plus considérable , que l'inquiétude qui
résulterait des mouvemens désordonnés des jambes
des différens courriers qui les montent , et de l'approche indiscrète et continuelle des éperons, les rendrait bientôt rétifs et ramingues.

Dans le genre des chevaux qui tirent et qui portent des fardeaux , il en est de plus ou moins fins et
de plus ou moins grossiers.

Des chevaux bien tournés et bien proportionnés,
d'une taille de quatre pieds onze pouces , jusqu'à

cinq pieds trois ou quatre pouces, qui seront parfaitement relevés du devant, bien traversés, dont les épaules ne seront pas trop chargées, dont le poitrail ne péchera pas par un excès de largeur; dont les jambes, plates et larges, ne seront pas garnies d'une infinité de poils; dont les jarrets seront nets, amples, bien évidés, bien conformés; dont les pieds seront bons; qui auront de la grace et beaucoup de liberté dans leurs mouvemens, qui seront justement appareillés de poil, de taille, de marques, de figure, d'inclination, d'allure et de vigueur, formeront des chevaux de carrosse qui auront de la finesse, et qui seront préférables à tous ceux sur lesquels on pourrait jeter les yeux, lorsqu'on souhaitera des chevaux beaux, brillans et d'un très bon service.

Certains chevaux de chaise comparés aux chevaux peu déliés que l'on emploie communément à tirer cette sorte de voiture, seront, dans leur espèce, envisagés comme des chevaux fins. Le cheval de brancard (1) sera bien étoffé, d'une taille raisonnable et non trop élevée. Il trottera librement et diligemment, tandis que le *bricolier* (2), qui sera bien traversé, mais qui aura moins de dessous que lui, et qui sera aussi moins éloigné du genre des chevaux de selle, sera capable de fournir avec facilité à un galop raccourci.

---

(1) Que l'on appelle encore *brancardier, mallier.* (*É.*)

(2) Ou le cheval du postillon, que l'on nomme aussi *porteur.* (*É.*)

Les autres chevaux de tirage seront plus ou moins communs selon leur structure , leur épaisseur, la largeur de leur poitrail , la grosseur de leurs épaules plus ou moins charnues, leur pesanteur, l'abondance et la longueur des poils de leurs jambes (1), etc. Il en sera ainsi des différens chevaux de bât et de somme qui doivent avoir aussi beaucoup de reins, et ce n'est véritablement qu'au moyen d'une attention scrupuleuse à toutes ces distinctions, qu'on peut approprier le choix de l'animal à l'emploi qu'on veut en faire.

*Action en Garantie et Cas rédhibitoires.*

Nous ne nous dispenserons pas de placer un mot ici sur l'obligation du vendeur envers l'acheteur.

Cette obligation consiste dans une garantie, qui est ou une suite naturelle de la vente, ou une condition faite et arrêtée entre les parties, ou une règle particulière , et en vigueur dans certains lieux.

Dans le premier cas, la garantie est de droit; dans le second, elle est conventionnelle; dans le troisième, elle est d'usage.

La garantie de droit ne s'exprime point, elle a lieu constamment et quelles que puissent être les circonstances de la vente. Tout homme qui vend

_______________

(1) Le *limonier* surtout , destiné à supporter la charge et à la retenir dans les descentes, doit être distingué par sa force, et par la largeur de ses reins et de ses jarrets. (*É.*)

un cheval est nécessairement astreint à répondre que l'animal lui appartient. C'est une loi immuable et de rigueur à laquelle il ne saurait se soustraire, parce qu'on ne peut, sous aucun prétexte et sans blesser les bonnes mœurs, transmettre une propriété que l'on n'a pas.

La garantie conventionnelle s'étend à tous les engagemens pris par le vendeur, il en est indispensablement tenu.

Enfin, la garantie d'usage est relative aux vices déclarés par les maximes usitées et reçues, être de de nature à annuler la vente.

Ces vices ont été généralement restreints parmi nous à *la pousse*, à *la morve* et à *la courbature*. Dès que le cheval est atteint de l'une de ces maladies, l'acheteur est en droit de contraindre le vendeur à reprendre l'animal et à lui restituer le prix donné.

On ne doit point être étonné que la facilité de dérober et de pallier, pour quelque temps et au moyen de certains médicamens, les signes caractéristiques de l'espèce de courbature qu'un flux considérable d'humeurs par les naseaux décèle, ainsi que les symptômes évidens de la pousse et de la morve, qui, d'ailleurs, ont été regardés comme des maux incurables, ait suggéré une disposition qui obvie aux fraudes que cette même facilité peut occasioner; mais il est surprenant que la jurisprudence diffère et varie sur la durée de l'action rédhibitoire admissible dans ces trois cas. Il est des pays où l'acheteur doit se pourvoir dans les huit jours, à compter de celui de la délivrance du cheval : il en

( 245 )

est d'autres où l'usage est d'en accorder quarante, après lesquels le vendeur est à couvert de toutes recherches.

Quoique la fixation du plus court de ces délais soit autorisée sur le risque des événemens qui peuvent arriver dans l'espace et dans la circonstance d'un terme plus long, il est certain qu'elle n'en est ni plus juste ni moins illusoire. En premier lieu, la condition de l'acheteur est assez défavorable pour qu'on ne doive pas craindre de prendre toutes les voies capables de réprimer, dans le vendeur, des infidélités qu'il commet encore avec plus de hardiesse, lorsque la loi même qui les condamne ne lui interdit pas toutes les exceptions captieuses qu'il peut employer pour en abuser.

S'il est vrai, en second lieu, qu'il soit possible de faire disparaître, au delà des huit jours prescrits et pendant le cours d'un mois entier les symptômes principaux et univoques des maladies dont il s'agit, par le secours de quelques médicamens, il faut nécessairement convenir que les coutumes et les ordonnances qui prescrivent l'action en rédhibition, quand elle n'est pas intentée dans la huitaine, non seulement ne remplissent pas l'objet qu'elles semblent et qu'elles doivent s'être d'abord proposé, mais favorisent en quelque manière la mauvaise foi du vendeur. Il serait donc à désirer que tous les tribunaux auxquels de semblables contestations soient déférées prononçassent uniformément et d'après un principe généralement établi pour l'entière sûreté des acheteurs, tel que celui qui est suivi rigoureu-

16.

sement dans de certains parlemens, comme, par exemple, dans le parlement de Rouen (1).

Persuadés, au surplus, de l'inutilité de nos réflexions sur les ruses pratiquées par la plus grande partie des marchands de chevaux, nous ne nous y livrerons point. Comment, d'ailleurs, rougiraient-ils de leurs artifices, dès que des personnes de tous les états, par une sorte d'exception aux règles de la probité et de l'honneur, disputent publiquement et sans remords, à des ames viles et mercenaires, la gloire ou la honte d'avoir porté aussi loin qu'elles

_______

(1) Le *Code civil* actuel a généralisé la garantie; il dit d'une manière plus avantageuse pour l'acheteur :

*Art. 1641. Le vendeur est tenu de la garantie, à raison des défauts cachés de la chose vendue qui la rendent impropre à l'usage auquel on la destine, ou qui diminuent tellement cet usage, que l'acheteur ne l'aurait pas acquise, ou n'en aurait donné qu'un moindre prix s'il les avait connus.*

*Art. 1642. Le vendeur n'est pas tenu des vices apparens et dont l'acheteur a pu se convaincre lui-même.*

Il résulte donc bien évidemment de ces deux articles que ce ne sont plus tels ou tels vices qui sont rédhibitoires, suivant telle coutume ou tel usage, mais que tous les vices dont l'acheteur n'a pas pu s'apercevoir au moment de la vente, parce qu'ils étaient cachés, et parce qu'ils préjudicient au service d'une manière quelconque, sont dans ce cas.

Mais ce même *Code civil* a dit, **art. 1648** : *L'action résultant des vices rédhibitoires doit être intentée par l'acquéreur dans un bref délai, suivant la nature des vices rédhibitoires, et l'usage des lieux où la vente a été faite.* Ainsi, il a conservé les usages et coutumes des lieux pour la durée de l'action en garantie, quelqu'insuffisans qu'ils soient pour certains vices cachés au moment de la vente. (*É.*)

l'art humiliant de la fraude et du mensonge? A
l'aspect de tous les détours odieux qu'il nous serait
aisé de dévoiler, et qui seraient peut-être moins
communs si, conformément à la police observée par
les Romains, et à l'édit fameux des Édiles, tout
vendeur était obligé de déclarer les défauts de l'a-
nimal qu'il vend, et n'avait pas même la faculté
de s'excuser sur son ignorance, nous nous contenterons de nous écrier avec *Montaigne : La vertu as-
signée aux affaires de ce monde est une vertu à plusieurs plis, encoignures et coudes, pour s'accommoder
à l'humaine faiblesse* (1).

### Des Soins qu'exigent les Chevaux.

Le mépris du régime, l'oubli de ses lois, voilà
la source d'une infinité de maladies.

La même suite de mouvemens qui constitue la vie
de l'animal en opère insensiblement la destruction ;
et, d'une autre part, tout ce qui, dans les corps qui
l'environnent, doit influer sur lui tend à retarder
ou à accélérer sa ruine. Le principe de son anéantissement réside donc au dedans de lui-même, puisque l'action de ses propres ressorts n'a qu'un terme
plus ou moins limité, et que ses humeurs se perver-

---

(1) On trouvera de plus grands détails relatifs à l'action
en garantie et aux cas rédhibitoires, dans les *Instructions et
Observations sur les maladies des animaux domestiques*,
déjà citées, première partie ; et encore dans l'ouvrage intitulé *De la Garantie et des Vices rédhibitoires dans le commerce des animaux domestiques*, par Huzard fils. *Paris,*
1829, in-12. (*É.*)

tiraient et seraient bientôt épuisées sans de nouveaux rafraîchissemens et de nouveaux sucs; le plus souvent aussi la cause en est au dehors, puisque les différentes qualités des êtres physiques extérieurs dont il est nécessité de participer peuvent décider de la durée de son existence et du moment de sa perte.

Rien ne peut affranchir de la mort, l'arrêt en est irrévocable; mais il est des moyens de ne pas en hâter le coup, et ces moyens consistent dans un usage constant et proportionné des choses propres à maintenir l'intégrité des corps, et dans une attention exacte à rejeter toutes celles qui, préparant toujours et produisant plus tôt ou plus tard des dérangemens et des maux plus ou moins graves, doivent être regardées ici comme ennemies de la nature. Il est vrai que la distinction de ces choses ne peut être certaine, parce qu'elles ne sauraient être nuisibles ou salutaires absolument et en elles-mêmes : or, ces deux qualités étant relatives et dépendant réellement de la disposition particulière des sujets, leur évidence exigerait non seulement la connaissance singulière de la nature de chaque individu, mais encore celle des rapports et des agens qui, dans ces mêmes individus, sont capables d'opérer une infinité de changemens dont elles peuvent être susceptibles.

Cependant, il est des effets généraux qu'il n'est pas permis d'ignorer; car la science de ces effets nous fraie les routes qui conduisent à la conservation de l'animal, et peut même nous éclairer sur des exceptions et sur des dérogations qui nous échapperaient infailliblement sans elle.

On doit savoir qu'un air humide ramollit, relâche, affaiblit les fibres motrices et s'oppose dès lors
aux excrétions; qu'un air trop chaud raréfie les liqueurs, ouvre les pores avec excès, et augmente
par conséquent la transpiration au point de solliciter
la dissipation des particules les plus mobiles et les
plus ténues des humeurs, et c'est ainsi qu'il donne
lieu à l'imméabilité de celles qui restent, à l'allon-
gement et à l'affaiblissement des solides, à des obstructions, à des desséchemens, à des inflammations, etc. Il n'est pas moins certain qu'un air trop
froid rapproche les particules des fluides, les condense et les épaissit, resserre les pores et les extrémités des vaisseaux sécrétoires, chasse et détermine
les liqueurs de la circonférence au centre; ce qui ne
peut arriver sans qu'il en résulte des suites plus ou
moins funestes. Il est incontestable aussi qu'un air
tempéré donne aux fibres la force et la tension nécessaires à la liberté, à l'égalité de leur action, et
au maintien du juste équilibre qui doit régner entre
elles et les fluides qu'il n'épaissit, ni ne dissout, ni
n'atténue, ni ne subtilise point trop, de manière à
troubler les sécrétions, les excrétions et toutes les
fonctions, en un mot, dans lesquelles consistent la
vigueur et l'état sain de la machine.

Ces vérités doivent être sans cesse présentes à
l'esprit, non seulement de ceux qui s'occupent du
traitement des maladies des animaux, mais de ceux
à qui la conduite en est confiée. Elles prouvent aussi
combien il serait important d'apporter plus d'attention dans le choix du lieu que l'on destine à leur ha-

bitation, et dans la construction des bâtimens élevés ou réservés à cet effet; rien n'est sans doute plus singulier que de voir dans la plus grande partie des maisons de la capitale des écuries, pour ainsi dire, enterrées, mal exposées, mal aérées, mal éclairées, et qui forment autant de réduits où les chevaux contractent nécessairement une infinité de maux.

## Construction des Écuries.

Les écuries qui sont dans une exposition véritablement favorable sont celles qui sont orientées à l'est; elles sont moins en but aux vents de sud et de nord, et l'air y est toujours beaucoup plus tempéré.

Le sol sur lequel elles sont bâties doit être sec et élevé; un terrain bas et humide les rend malsaines, et les chevaux y sont en proie à des fluxions, à des refroidissemens d'épaules, etc.

Elles doivent avoir plus ou moins de longueur, selon le nombre des chevaux que l'on se propose d'y retirer, et selon la manière dont on a dessein de les séparer les uns des autres. Leur largeur, soit qu'on les ait destinées à en contenir un ou deux rangs, doit être telle qu'il y ait toujours un espace de douze pieds, pour la place de l'auge, du râtelier, et de chaque cheval dans sa longueur, et il est nécessaire de ménager encore un intervalle de huit pieds au moins, pour laisser un libre passage derrière ces rangs à ceux que la curiosité conduit, ou qui sont préposés au service de ces animaux. Quant à la hauteur du vaisseau, elle doit être proportionnée à sa grandeur; et, d'ailleurs, un architecte habile et éclairé doit constamment s'attacher à ne rien faire perdre à l'œil du volume, de la masse et de la taille de chaque animal, taille qui, quelque colossale qu'elle soit et qu'elle puisse être, paraît réduite à celle d'un bidet dans de vastes édifices, que l'on n'admire vraisemblablement que parce que leur étendue en impose.

Les voûtes sont préférables aux planchers, aux plafonds même. Elles maintiennent l'écurie plus chaude en hiver, plus fraîche en été ; et, d'ailleurs, dans les cas d'incendie, elles s'opposent aux progrès funestes du feu.

Ces sortes de lieux sont communément pavés. Quelquefois on substitue aux pavés des madriers de chêne posés transversalement, intimement unis, et semés de hachures pratiquées à l'effet d'éviter que les chevaux ne glissent, ce qui serait infiniment dangereux et très aisé, surtout lorsqu'ils se campent pour uriner.

Ces madriers, ou le pavé, en cet endroit, doivent toujours présenter depuis le devant de l'auge une légère pente qui se termine à la croupe des chevaux, ou plutôt au commencement du chemin tracé derrière eux. Elle doit aboutir à une sorte de ruisseau qui reçoit l'urine et les eaux quelconques, dont elle facilite l'écoulement. Elle relève encore le devant du cheval et le met dans une situation qui soulage très souvent ce même devant, et qui rend l'animal beaucoup plus agréable aux yeux du spectateur. Ce ruisseau doit être conduit hors de l'écurie.

Outre la propreté qui résulte des plates-formes,

on n'a point à redouter que les chevaux deviennent rampins, ce dont on ne doit pas se flatter lorsqu'ils sont sédentaires sur un terrain pavé ; car, dès qu'ils en rencontrent les joints, ils y implantent la pince des pieds de derrière, et s'accoutument à ne se reposer que sur cette partie, de manière que la rétraction des tendons de leurs jambes postérieures est inévitable.

Cependant, les madriers entraînent dans une dépense considérable ; mais il est un moyen moins coûteux, il consiste à bien *salpêtrer* le terrain et à le bien battre (1). On entretient à peu de frais un sol ainsi préparé ; il maintient les chevaux à leur aise, il n'en fatigue ni les pieds ni les jambes, et il les sauve de toute humidité, ainsi que des douleurs et des incommodités qu'ils éprouveraient s'ils reposaient sur la terre.

Plusieurs personnes ont pensé que des chevaux résidant continuellement sur des planches souffrent ensuite dans leur marche, et redoutent les terrains

---

(1) Quoique cette expression (*salpêtrer*) soit généralement employée pour exprimer l'action de garnir un sol quelconque de la terre encore humide dont on a tiré le nitrate de potasse ou salpêtre, elle n'en est pas moins inexacte. On ne salpêtre pas le sol ; la terre connue sous le nom de *blanc de salpêtre* ne contient plus de nitrate de potasse, elle en a été privée par les lessives auxquelles elle a été soumise par le *salpêtrier* ; elle doit être renouvelée, au contraire, lorsqu'elle est salpêtrée de nouveau, c'est à dire lorsque, par l'effet des urines dont elle a été imbibée et pénétrée par l'effet du temps, elle a repris du nitrate de potasse ou salpêtre, parce qu'alors elle est froide et humide. (*É.*)

lurs et pierreux , nous ne croyons pas que l'expérience puisse confirmer cette idée. L'ongle du cheval, en effet, ne peut jamais que se ressentir du fer
dont son contour est inférieurement garni , sur lequel la masse repose , et qui garantit le pied de
l'impression et du heurt direct de tous les corps
quelconques qu'il atteint. La seule partie de ce
même ongle qu'il ne défend point, et qui n'est autre
chose que la sole et la fourchette, n'est point exposée au contact du pavé ; car il en arriverait des contusions, telles que celles qui ont lieu lorsque le cheval a cheminé sans fer : ainsi, l'avantage des madriers ne peut être détruit et balancé que par la
cherté dont ils peuvent être, ils garantissent bien
mieux que le pavé l'animal de l'humidité du terrain, humidité qui perce toujours, quelle que soit
la litière qu'on puisse faire (1).

Les murs vis à vis desquels sont tournées les

---

(1) L'humidité et la fraîcheur des murs latéraux , contre
lesquels on place les chevaux, sont au moins aussi à redouter
que celles du sol , surtout lorsque ces murs sont salpêtrés,
comme cela arrive fréquemment : aussi , dans les écuries bien
tenues, ces murs latéraux sont-ils garnis , à trois ou quatre
pieds de hauteur, de paillassons ou de nattes de paille , ou ,
ce qui vaut beaucoup mieux encore, de planches parfaitement
jointes, qui garantissent les animaux du contact immédiat
de l'humidité.

Il ne faut pas chercher ailleurs que dans la fraîcheur et
l'humidité du sol et des murs de beaucoup d'écuries la cause
de claudications rhumatismales qu'on s'efforce inutilement
de guérir, et auxquelles les animaux sont encore plus exposés que l'homme. (*É.*)

têtes des chevaux sont meublés d'une auge et d'un râtelier qui règnent dans toute la longueur de l'écurie.

L'auge ou la mangeoire est une espèce de canal de quinze pouces de profondeur, sur un pied de largeur, clos et fermé par ses deux bouts. Le bord supérieur de sa paroi antérieure est élevé au dessus du sol de trois pieds trois ou quatre pouces environ. On construit ce canal le plus ordinairement en bois; mais les planches qui le forment doivent être tellement jointes et assemblées, qu'il n'y ait pas entre elles le moindre intervalle par où l'avoine ou le son que l'on distribue au cheval puisse s'échapper et tomber. Ce même bord de la paroi antérieure sera armé de feuilles de tôle ou de quelque autre métal, vis à vis les chevaux qui rongent, qui mordent le bois, et qui contractent la mauvaise habitude de tiquer.

Les auges de pierre n'exigent pas toutes ces précautions. Il faut que les carnes en soient exactement abattues et arrondies. Quelques uns leur donnent la préférence sur les premières. Ils décident d'abord ainsi : 1°. eu égard à leur solidité; 2°. eu égard à l'aisance avec laquelle elles peuvent être lavées et nettoyées; 3°. vu la commodité de pouvoir s'en servir pour abreuver un rang entier de chevaux en même temps, lorsqu'on est à portée d'y conduire de l'eau et de les en remplir; ce qui suppose, d'une part, une légère pente de chaque côté, et à une de leurs extrémités un réservoir qui peut s'y dégorger dès qu'on ouvre un robinet, qui y est placé à cet ef-

fet, et à l'autre bout un second robinet pour l'écoulement du fluide quand les chevaux ont bu. Au
moyen de cette irrigation une auge de cette matière
est toujours très propre et très nette. D'ailleurs,
les auges de bois contractent toujours de l'odeur, et
non les auges dont il s'agit lorsque la pierre est dure
et compacte.

Les consoles ou les pieds-droits qui servent d'appui et de soutien aux unes et aux autres de ces
auges sont espacés de manière qu'ils ne se rencontrent pas dans le milieu des places qu'occupent les
chevaux : non seulement ils priveraient alors les
palefreniers de la facilité de relever la litière et de
la ranger sous l'auge, mais encore l'animal pourrait
se heurter le genou contre ces mêmes piliers et se
couronner. Enfin, à trois ou quatre pouces environ
au dessus du bord de la paroi antérieure dont j'ai
parlé, on attache, dans les auges de bois, et on
scelle, dans les auges de pierre, trois anneaux
à distances égales. Celui qui est dans le milieu
sert à porter et à suspendre la barre de séparation des chevaux, les deux autres à attacher ou
à passer les longes du licou, l'une d'un côté, la
seconde de l'autre, et l'on comprend que l'anneau
du milieu devient inutile, si l'on sépare les chevaux par des cloisons. Il en est qui, au lieu d'anneaux, pratiquent trois trous : cette méthode ne
tend qu'à affaiblir les bois ou qu'à endommager
la pierre ; et, au surplus, si les longes ne sont
arrêtées que par des boules de bois posées à leur
extrémité, elles coulent et glissent bien moins

aisément dans les trous percés que dans les anneaux.

Les râteliers ou les espèces de grilles que nous nommons ainsi ont communément deux pieds et demi de hauteur, et sont placés de façon qu'ils sont ou droits ou inclinés. Dans le premier cas, leur saillie en dedans de l'écurie est de dix-huit pouces environ. Ils reposent par leur extrémité inférieure contre la paroi postérieure de l'auge, et leur distance du mur est remplie par un autre grillage plus serré, appuyé et arrêté, d'une part, contre cette même extrémité, et, de l'autre, accolé et fixé à la muraille. Ce grillage livre un passage à la poussière du foin, qui tombe alors en arrière même de l'auge.

Les autres râteliers sont inclinés par leur extrémité supérieure en avant. Cette même extrémité est soutenue par des tirans de fer qui partent horizontalement du mur et qui l'en maintiennent éloignée de quinze pouces environ, tandis que l'autre en est si rapprochée qu'elle y est scellée très solidement. La mangeoire dès lors n'en est pas séparée. Ceux-ci, qu'on ne doit élever et mettre en usage qu'autant que l'on est gêné par le défaut de terrain, n'offrant aucune issue à la poussière et aux autres ordures qui ne se rencontrent que trop souvent dans le fourrage, s'en déchargent sur la tête, sur le cou, ou sur la crinière de l'animal.

On pourrait encore placer des râteliers sans qu'ils fissent saillie dans les écuries. On pratiquerait vis à vis de chaque cheval, dans l'épaisseur du mur, un renfoncement en niche qui serait plus haut que le râtelier, et qui descendrait derrière l'auge jusque sur le sol. Ce renfoncement serait formé par le râtelier qu'on appliquerait contre ses montans, et supérieurement ouvert pour laisser passer le fourrage que l'on distribuerait et qui serait, comme dans les râteliers droits, soutenu par un grillage placé au niveau de la partie la plus élevée de la paroi postérieure de la mangeoire. Ce grillage laisserait échapper les ordures et la poussière qui, dès lors, tomberaient sur le terrain en arrière du râtelier même.

Les fuseaux des uns et des autres de ces râteliers doivent être distans seulement de trois ou quatre pouces. Si l'espace est plus grand, le cheval tire et perd trop de foin; s'il est moindre, il n'en tire pas assez ou n'en tire que difficilement. Du reste, il est bon que ces fuseaux arrondis tournent et roulent dans les cavités qui les contiennent, pour qu'ils n'opposent point trop de résistance à la sortie du fourrage.

Il est des écuries sans râteliers, d'autres qui ont des râteliers sans auge : celles-ci sont d'usage dans quelques haras; on y retire les élèves pendant la nuit et à leur retour des pâturages, sans les y attacher. Les autres, qui sont destituées de râteliers, demandent une attention, une assiduité de la part des palefreniers, sur lesquels il est rare de pouvoir compter. Ils ne sauraient, en effet, étendre dans l'auge une assez grande quantité de fourrage à la fois, et il est absolument nécessaire de le renouveler souvent, sans parler de l'inconvénient de la perte qui s'en fait, soit à raison du dégoût dont sont saisis nombre de chevaux pour peu que leur souffle ait échauffé leur nourriture, soit attendu l'impossibilité de le maintenir dès qu'on est privé du secours qu'offrent les râteliers, et qu'on l'abandonne totalement à la discrétion de l'animal, qui s'en remplit la bouche et qui en laisse tomber une grande partie. Cette construction ne peut donc convenir que dans les écuries de ceux qui alimenteraient leurs chevaux de fourrages hachés, seuls ou mêlés avec le grain, ainsi qu'on le pratique dans quelques pays.

Chaque place doit être séparée par des barres ou par des cloisons.

Les barres doivent être unies, arrondies et percées par les deux bouts. On les suspend à l'anneau du milieu, scellé ou fixé dans l'auge, par une de leurs extrémités, au moyen d'une corde passée dans un des trous, et au moyen d'une autre corde au pilier placé en arrière, vis à vis cet anneau, et qu'on doit avoir percé à cinq pouces environ au dessous de l'espèce de tête ou de boule qui en décore le sommet, afin qu'il puisse recevoir la longe qui doit porter la barre. Une des manières d'arrêter cette corde en arrière du trou de ce pilier est de la nouer, en y faisant une boucle coulante. Cette précaution est d'autant plus importante qu'il est alors aisé de dégager promptement et sur-le-champ un cheval embarré, puisque le palefrenier en tirant, avec une force même légère, l'extrémité de la longe dont la grosseur doit être proportionnée au trou qui la reçoit et le remplir presqu'en entier, défait tout à coup le nœud et laisse couler la corde.

Il est encore essentiel d'observer que la barre soit

suspendue à une hauteur qui réponde à six ou sept doigts environ au dessus des jarrets de l'animal, et par le bout qui regarde l'auge au dessus du milieu de son avant-bras. Si elle est moins élevée, le cheval s'embarrera fréquemment, et si elle l'est davantage, il pourra, malgré cette sorte de séparation, estropier les chevaux qui l'avoisineront et en être blessé lui-même.

Quelques personnes ne suspendent les barres en arrière que par une corde arrêtée au plancher ou à la voûte. En pareil cas, cette corde ou longe de suspension doit être coupée en deux portions, l'une fixée supérieurement par un tire-fond, son extrémité inférieure étant terminée en une ganse ; l'autre, qui passe dans la barre et que l'on noue en dessous, ayant à son autre extrémité un bouton de bois en forme olivaire allongée, qu'on arrête dans la ganse de la première, et qu'on en retire facilement au besoin. Le jeu des barres suspendues ainsi est très considérable. Elles ne garantissent pas toujours aussi exactement que celles qui sont suspendues à des piliers les chevaux des coups de pied qu'ils peuvent se donner mutuellement, elles les amortissent tout au plus. D'ailleurs, il est toujours très dangereux d'aborder des animaux vifs et sujets à ruer, quand ils sont séparés de cette manière, à moins qu'on n'ait l'attention de se saisir de la barre : autrement, en vacillant, elle frapperait et heurterait le cheval, et pourrait le porter à détacher une ruade ou un coup de pied à celui qui en approcherait et qui ne serait pas en garde.

Dans les écuries d'une foule de maquignons, les barres ne sont élevées que du côté de l'auge, l'autre bout repose à terre et sur le sol. Il serait superflu de détailler ici les commodités qu'ils prétendent en retirer, il faut leur laisser le soin de se rappeler les suites funestes des embarrures, des coups de pieds, des entorses, des fractures même que cette disposition a occasionés.

Quoi qu'il en soit, les piliers nous paraissent être le meilleur moyen d'assujettir les barres : ils doivent être exactement ronds et polis. Les inégalités, les fentes y sont nuisibles, en ce que les crins s'y engagent et se rompent. On les place debout, de distance en distance ; ils limitent l'étendue de terrain accordée à chaque cheval. Élevés hors de terre de quatre pieds et demi à cinq pieds environ, ils y sont enfoncés de trois pieds de profondeur, et sont extrêmement fermes et stables. S'ils n'étaient pas plantés assez en arrière, ils seraient trop à la portée de l'animal, qui pourrait en profiter, comme il arrive souvent, pour frotter sa queue, et quelquefois aussi pour appuyer ses pieds de derrière, sur la pince desquels il se reposerait continuellement pour peu qu'il y eût de la disposition.

On ne doit pas, au surplus, imiter ceux qui fixent aux deux côtés de chaque pilier un anneau de fer, à l'effet d'y attacher les rênes du filet ou du mastigadour, lorsqu'on tourne le cheval de façon que sa croupe soit à l'auge. En premier lieu, ces anneaux peuvent demeurer relevés et non aplatis contre les piliers sans qu'on s'en aperçoive, et le cheval qui

rentrerait à sa place avec vivacité pourrait s'y prendre et s'y engager par quelques parties de son harnais, ou se heurter et se blesser. Il faut convenir,
d'une autre part, qu'ils sont dès lors multipliés sans
nécessité ; car un seul anneau placé au devant du pilier, à deux pouces et demi environ au dessus du
trou dont nous avons parlé, suffirait assurément
pour contenir la longe droite et la longe gauche de
deux chevaux qui seraient voisins, et l'on éviterait
les risques des heurts, des contusions et du déchire-
ment de quelques portions de l'équipage de l'animal. A l'égard du crochet, que l'on peut poser au
dessus du lieu que j'assigne à cet anneau, il peut
être utile pour suspendre un moment une bride, un
bridon, etc. ; mais il n'est pas si nécessaire qu'on ne
puisse s'en passer.

Au moyen de séparations pratiquées selon que je
viens de l'expliquer, on peut ne laisser qu'un intervalle de quatre pieds pour la place de chaque cheval, et nous observerons ici qu'une distance de trois
pieds et demi, laissée, pour l'ordinaire, entre chaque
cheval dans la plupart des écuries de Paris, ne saurait être suffisante. Les chevaux y sont gênés, surtout dans les cas où ils se couchent ; et si l'on nous
objecte que le terrain est précieux, nous répondrons
que les chevaux ne le sont pas moins.

Les places limitées par de véritables cloisons seraient trop étroitement espacées, si elles ne com-
prenaient pas au moins cinq pieds (1). Ces cloisons

_______________

(1) Pour juger de la largeur que doivent avoir ces espèces

sont communément en bois de chêne ; les planches en sont exactement assemblées et languettées ; nul clou ne peut porter aucune atteinte au cheval ; nulle fissure, nulle aspérité n'endommagent ni ses crins ni ses poils. Une de leurs extrémités est insérée, par coulisse, dans le pilier ; l'autre est arrêtée à l'auge, et elle monte depuis le sol pavé et parqueté, jusqu'à la hauteur des piliers et des fuseaux du râtelier. On pourrait encore élever celle-ci jusqu'à la hauteur de sa traverse supérieure ; ce sacri-

---

de loges particulières appelées *stalles*, il suffit de se représenter l'animal debout et couché. Je suppose un cheval de carrosse de la taille de cinq pieds du garrot à terre, il faut ajouter un pied au moins pour avoir sa hauteur du sommet du toupet au sol, et il en résulte une hauteur totale de plus de six pieds. Lorsque l'animal est couché tout de son long, il doit occuper en largeur ou en superficie sur le terrain, à très peu près, le même espace qu'il occupe en hauteur ; lorsqu'il veut se relever, son premier mouvement est de porter la tête en arrière, et d'augmenter ainsi l'étendue qu'il occupe : il faut donc lui laisser la liberté de ses mouvemens sans se heurter contre la cloison.

Ainsi, la largeur des *stalles* devrait toujours être plus considérable que la hauteur totale des animaux qu'on veut y mettre, non seulement pour qu'ils y soient couchés à l'aise, mais encore pour que l'on puisse, en cas de maladies ou d'accidens, tourner librement autour d'eux ; et si on compare les *stalles* de nos écuries actuelles avec celles dont je viens de donner les proportions, on ne sera pas surpris des accidens trop multipliés auxquels les premières donnent souvent lieu, dont les plus fréquens sont des enchevêtrures, des efforts de boulets, de reins ; des luxations de l'encolure, etc. (*É.*)

fice de la beauté du coup-d'œil serait d'autant
moins blâmable, qu'il importe à la plus grande
sûreté des chevaux, qui, dès lors, ne sauraient s'en-
tre-mordre, porter la tête hors de l'intervalle qui
leur est assigné, se gratter, se frotter, etc. On pourrait d'ailleurs le compenser, si l'on observait de
mettre toutes les croupes à la portée de la vue, en
contournant supérieurement ces cloisons en une
doucine terminée par la boule des piliers dans lesquels elles seraient engagées.

Quoi qu'il en soit, il est certain qu'il résulte de
ces moyens de séparation une plus grande propreté
dans chaque place, surtout si elles sont garnies de
madriers; les chevaux s'y trouvent, pour ainsi dire,
emboîtés de manière qu'ils sont à l'abri d'une multitude d'accidens, qui ne sont que trop fréquens lorsqu'on n'établit que des barres entre eux. On ne
doit pas, au surplus, oublier, dans tous les cas, de
garnir d'une semblable cloison les murs qui terminent les rangs. Elle garantit le cheval de toute humidité, il ne saurait alors entamer son poil, et ses
crins ne peuvent recevoir aucune atteinte dans la
circonstance où il entreprend de se frotter (1).

Dans la distribution des jours qui doivent éclairer les écuries, il est indispensable d'avoir égard
aux yeux de ces animaux. En les exposant aux traits
d'une lumière vive et continuelle, on soumet la prunelle à un resserrement, à une constriction constante, et la vue se perd et s'affaiblit bientôt. Les

_______________

(1) Voyez ci-devant la note de la page 251.

écuries simples ou à un seul rang présentent, à
cet égard, moins de difficultés que les autres. Il est
aisé de pratiquer des fenêtres dans le mur qui fait
face aux croupes, et l'on a , de plus, la commodité
d'y fixer des chevalets pour y placer des selles,
d'y implanter des crochets au dessous de ces mêmes
chevalets, à l'effet de suspendre les brides, les bri-
dons, etc., et de ranger, en un mot , derrière les
chevaux, tout ce qui est d'usage pour leur service.

On ne peut jouir des mêmes avantages dans la
construction des écuries à double rang, les croupes
se trouvant vis à vis les unes des autres. En premier
lieu, les palefreniers ne sauraient avoir sous leurs
mains tout ce qui, eu égard à ce même service,
devrait être à leur portée, à moins qu'on ne ménage
d'espace en espace, selon la longueur du vaisseau,
une plus ou moins grande étendue de terrain, pour
y recéler tous les équipages et tous les instrumens
nécessaires; car il n'est pas possible d'approuver
que l'on place directement l'équipage de chaque
cheval au dessus de sa tête, contre le mur et à côté
de l'inscription qu'on y met quelquefois. Un semblable arrangement expose ce même équipage à la
poussière du fourrage ; les siéges des selles sont toujours garnis d'une multitude de brins de foins; les
palefreniers, ne pouvant atteindre à la hauteur des
chevalets, sont obligés de monter sur la paroi intérieure de l'auge , et de s'aider de la main, avec laquelle ils saisissent les fuseaux du râtelier qu'ils
ébranlent, soit qu'il faille prendre la selle ou la
replacer, le service est très lent, très peu sûr et très

( 263 )

difficile; il arrive même fréquemment que des chevaux en sont effrayés, surtout lorsque des palefreniers maladroits laissent tomber l'équipage sur la
tête ou sur le corps de ces animaux, qui s'acculent,
tirent sur leur licou, en cassent les cuirs ou les
longes; et s'ils ne sont pas toujours dans un grand
danger de s'estropier, du moins ces sortes d'accidens occasionent-ils souvent de vrais désordres (1).
En second lieu, on ne peut, dans ces sortes d'écuries, être tellement maître des jours, que les yeux
des chevaux n'en soient incommodés, surtout si le
vaisseau est médiocrement élevé.

Quant à celles qui sont à double rang, les têtes
placées vis à vis les unes des autres, au moyen
d'une séparation quelconque élevée dans le milieu
même du vaisseau, à une hauteur convenable, il
est certain qu'elles ne diffèrent point des écuries
simples, puisqu'une seule de celles-là en compose,
en quelque façon, deux de celles-ci. On en voit une,
à Naples, qui prouve que quelque décorées, quelqu'embellies qu'elles soient, elles n'offrent jamais
un spectacle aussi satisfaisant que celui que présentent les premières écuries à double rang dont nous
venons de parler (2).

Nous n'avons point encore fait mention de ces
communications, dont une sage économie avait sug-

---

(1) C'est ce qu'on appelle communément *tirer en re-
nard*. (*É.*)

(2) Il y en avait une de ces dernières au Luxembourg, à
Paris, à l'usage du Directoire, qui produisait un assez bel
effet, quoique très simple et de petite dimension. (*É.*)

géré l'idée, et que l'on a appelées du nom d'*abat-foin;* on n'en pratique plus dans des constructions bien ordonnées, et on n'en trouve aujourd'hui que dans les écuries des hôtelleries et de quelques particuliers habitant des pays où l'usage n'est pas de botteler le foin. Dans ceux où cet usage est en vigueur, on se contente de jeter le fourrage, ainsi lié, du fenil hors de l'édifice, pour le transporter ensuite dans l'écurie, et pour le distribuer à chaque cheval. Il serait à souhaiter que l'on pût servir chacun d'eux de l'extérieur et non de l'intérieur. On y est parvenu dans nombre de lieux, en faisant tomber le foin du fenil dans le râtelier même; mais ce n'est point encore assez, puisque, par cette voie, la poussière des greniers, se mêlant avec celle du fourrage, peut susciter dans les chevaux une toux plus ou moins forte, et que, d'ailleurs, leur corps et leurs crins en sont continuellement chargés et salis. Rien ne conviendrait mieux que des ouvertures pratiquées au dehors, vis à vis chaque place. On les fermerait avec un volet aussitôt que le foin y aurait été introduit. La propreté serait maintenue, et l'on parerait au désagrément qui résulte, pour des personnes que la curiosité peut attirer dans des écuries vastes et renommées, et pour les écuries de cavalerie, de la rencontre de nombre de palefreniers occupés du soin de distribuer chaque portion, et qui marchent, cheminent chargés, et reviennent sans cesse dans le lieu du passage ménagé derrière les chevaux.

Eu égard à la distribution du son et de l'avoine, il convient qu'elle soit toujours faite dans l'écurie

même. Si le grain , qui de tous les alimens est celui
que les chevaux préfèrent , leur était, ainsi que le
fourrage, donné de dehors, il y aurait à craindre
que ces animaux, que l'homme n'apprivoise et ne
rend familiers qu'autant qu'il leur fait sentir le besoin qu'ils ont de lui , et qu'il les habitue à recevoir
la nourriture de sa main , ne devinssent en quelque
façon féroces et sauvages dès qu'elle leur serait ad-
ministrée d'une manière qu'il n'en serait point
aperçu.

Du reste, quand ces sortes d'édifices sont destinés
à recevoir un nombre considérable de chevaux distingués, tels que ceux qui forment les équipages
des princes et des seigneurs, il convient de pratiquer
en même temps des logemens convenables aux
écuyers, aux commandans de l'écurie , aux vétérinaires, aux maréchaux, aux maîtres-palefreniers,
aux personnes chargées de délivrer le fourrage, aux
maîtres des garde-meubles, aux cochers, aux postillons et aux palefreniers, et d'en combiner les dispositions sur l'utilité et la commodité du service. On
ne peut se dispenser aussi d'y établir des garde-
meubles, des selleries, dans lesquelles il importe de
se ménager les moyens de garantir, par le moyen
du feu, les selles et les harnais de l'humidité, qui
leur nuit. On pourrait encore, si des vestibules formaient les différentes entrées des écuries, faire scel-
ler des chevalets dans les murs, et les ranger en
échiquiers pour y placer les selles dont on ferait le
plus d'usage, et poser au dessus de ces chevalets
des médaillons, dans lesquels seraient répétés les

noms des chevaux auxquels ces mêmes selles seraient appropriées, et qui seraient inscrits dans les écuries vis à vis chaque cheval, supérieurement à chaque niche et à chaque râtelier.

Il faudrait, de plus, disposer dans des cours attenantes des auges en pierre, dont les unes seraient très près des portes par lesquelles on communiquerait des garde-meubles et des selleries dans ces cours ; tandis que les autres seraient sous des hangars, destinés à panser les chevaux, à les desseller, à leur abattre la sueur, etc. : dès lors les palefreniers et les maîtres du garde-meubles jouiraient facilement du lieu et de l'eau nécessaire pour laver, d'une part, les crins et les extrémités de l'animal, en observant de dégorger souvent ces auges dès que l'eau en aurait été salie, et pour nettoyer, de l'autre, tous les harnais et tous les équipages, les selles ne devant, au surplus, être rangées sur les chevalets en échiquiers qu'après qu'on en aura fait sécher les panneaux mouillés et abreuvés, pour l'ordinaire, de la sueur des chevaux.

Des remises, des retraites pour le fumier ne seraient pas moins nécessaires (1), ainsi que des in-

_______________

(1) Dans beaucoup d'écuries des villes, l'économie du terrain, ou des convenances locales, forcent à laisser le fumier dans l'écurie même et derrière les chevaux : les inconvéniens qui en résultent sont trop multipliés pour qu'il soit nécessaire de les indiquer ici. Les propriétaires qui veulent conserver leurs chevaux ne doivent pas hésiter, dans ces cas, à faire enlever le fumier au moins tous les jours très exactement. (*É.*)

firmeries, distribuées de manière que les chevaux
malades pussent être totalement séparés des autres,
dans le cas où ils seraient affectés de maladies con-
tagieuses. D'un côté des infirmeries serait une phar-
macie garnie de fourneaux, de tous les ustensiles,
des médicamens nécessaires; de l'autre, seraient
une ou deux forges et des travails de toute espèce,
couverts, et à l'abri des injures du temps : par le
moyen de ces différentes constructions on réunirait
tout ce qui peut faciliter le traitement de l'animal
sain et malade, et même tout ce qui pourrait mettre
à portée de le travailler et de l'exercer, si l'on y
ajoutait un manége qui, dans l'autre face de l'édifice, répondrait à ces cours supposées.

On doit penser, d'ailleurs, que le terrain seul
doit décider des plans à faire en pareil cas; mais ces
notions générales seront peut-être de quelque utilité aux architectes; et d'après les détails dans lesquels nous sommes entrés, les simples particuliers
pourront profiter de celles de nos idées dont l'exécution leur sera possible, si néanmoins ils les trouvent assez justes pour les adopter (1).

Nous observerons encore qu'il est essentiel de ne
jamais abandonner les chevaux à eux-mêmes; que,
dans des écuries bien peuplées, il convient qu'il y
ait toujours, au moins, un ou deux palefreniers de

---

(1) Les uns et les autres pourront encore consulter un ouvrage intitulé *Traité des bâtimens propres à loger les animaux qui sont nécessaires à l'économie rurale. Leipsig,*
1802, in-fol., avec 50 planches. (*É.*)

garde ; et qu'il serait à souhaiter que celles de personnes privées fussent, dans la capitale, construites de manière à permettre aux cochers de ne pas se séparer de leurs chevaux pendant la nuit pour habiter le faîte des maisons ; ce qui les met hors de portée de les secourir, de parer aux inconvéniens qui résultent de ceux qui s'embarrent, qui se délicotent, qui se mordent, qui se battent, etc.

### Propreté des Écuries.

Des balais, des fourches, des pelles, des civières ou des brouettes sont d'une absolue nécessité pour nettoyer sans cesse ces lieux du fumier et de toutes les ordures dont l'ensemble et le séjour seraient incontestablement nuisibles à ces animaux.

L'air, ce fluide invisible, dont nous avons déjà parlé, ce mobile perpétuel qui agite, divise et mêle tout, cette espèce de chaos, dans lequel nagent une infinité de parcelles émanées de toutes sortes de corps, et dont le concours, la combinaison et le mélange donnent différens produits, s'épaissit et se corrompt bientôt s'il est renfermé, à plus forte raison s'il peut, dans un lieu limité, se charger des exhalaisons excrémenteuses qui sortent et qui s'échappent constamment du corps des chevaux, et à bien plus forte raison encore s'il participe nécessairement de parties plus impures et plus fétides. C'est alors qu'il contient particulièrement des semences vraiment morbifiques, cachées et capables de causer à la machine des troubles plus ou moins considérables. Il l'embrasse, il l'entoure, il la comprime ; il

est poussé, aidé de son propre poids et de son ressort, principalement dans la trachée-artère, dans les
poumons, dans l'œsophage, l'estomac et les intestins ; il pénètre enfin avec le chyle dans le sang, et
se distribue dans toutes les liqueurs fournies par ce
dernier fluide : or, sa corruption, conséquemment
aux diverses parties hétérogènes qu'il peut charrier,
doit inévitablement produire de sinistres effets ; de
là l'importance, d'une part, de le renouveler attentivement pour le purger, pour l'épurer, en procu-
rant la dispersion et la dissipation de ces mêmes parties, et, de l'autre, d'approprier avec le plus grand
soin l'habitation de tous les animaux quelconques.
Des palefreniers toujours occupés de conduire au
dehors et au loin le crottin et les moindres immon-
dices à mesure qu'ils en aperçoivent, ainsi que de
donner de temps en temps une entrée libre à l'air,
travaillent donc avec fruit à la conservation de l'animal, et préviennent une foule d'atteintes auxquelles
la paresse et la malpropreté ne l'exposent que trop
souvent. Que l'on juge à présent du mérite et de la
force des raisons des cochers qui ont le talent de persuader à des maîtres très peu instruits que des chevaux continuellement sur la litière sont infiniment
plus sainement que sur un pavé ou sur des madriers
nets et bien balayés. Que l'on admire la prévoyance
des habitans des campagnes, qui, pour s'assurer
de bons amendemens et d'excellens engrais, laissent pourrir, des six mois entiers et quelquefois
des années, le fumier dans leurs écuries, comme si
la fécondité de la terre devait être indispensable-

ment payée par le sacrifice des animaux sans lesquels nous ne saurions la fertiliser, et comme s'il était permis au cultivateur d'ignorer que le meilleur moyen de se procurer les amendemens qu'il désire consiste à déposer les litières dans la terre, creusée à cet effet à une certaine profondeur, et aussi à une distance raisonnable des écuries, pour qu'elles ne demeurent point exposées à des vapeurs et à des émanations dangereuses, et que l'unique attention à avoir est de faire de temps en temps remuer et retourner ce fumier (1).

Serait-ce, au surplus, à quelque vieille tradition que nous devons une foule d'autres préjugés qui dominent encore aujourd'hui nombre de personnes? Telle est, par exemple, l'erreur de ceux qui croient que des araignées multipliées sur les voûtes ou sur les plafonds des écuries, ainsi que des moutons et des boucs assainissent ces lieux par leur séjour. Pour nous, nous avouerons que nous ne voyons ici qu'une occasion, 1°. d'empoisonner des chevaux en les mettant aux risques de manger avec les fourrages qu'on leur donne des insectes souvent venimeux ; 2°. de procurer à des moutons, par une très bonne nourriture, une chair excellente; 3°. enfin, d'infecter les écuries d'une odeur peut-être aussi insupportable à l'animal qu'à l'homme (2).

_________

(1) Voyez, dans le *Nouveau Cours complet d'Agriculture théorique et pratique, Paris,* 1721-1723, in–8, tome **VII,** l'article *Fumier,* page 182 et suivantes. (*É.*)

(2) Voyez, dans le *Dictionnaire de Médecine de l'Ency-*

*Nécessité du pansement de la main.*

De toutes les excrétions, la plus intéressante est celle qui s'opère dans toute la surface du corps, au moyen d'une infinité de pores dont la peau du cheval est criblée. Ces pores sont les orifices des artérioles séreuses qui se terminent au niveau du derme, et cette excrétion est appelée du nom de *transpiration insensible*. Il n'en est aucune que celle-ci ne surpasse, et telle est la quantité des exhalaisons qui la forment, que les évacuations qui ont lieu par cette voie ont été regardées dans l'homme comme supérieures à toutes celles des autres excrétions prises ensemble. Il serait assez difficile de suivre dans l'animal les expériences qui ont été faites et répétées à cet égard sur le corps humain, ainsi que les différences que pourraient donner des résultats et des calculs, comparés à ceux auxquels se sont livrés *Sanctorius, Dodart, Jacques Keill, Robinson, de Rye, Linings, Jean Hartmann*, etc., qui, la plupart, ont soumis leur propre individu à diverses épreuves; mais il n'en est pas moins certain qu'une évaporation qui se fait sans cesse par presque tous les points d'une superficie aussi étendue que l'est le tégument ne peut être que très considérable proportionnellement à toutes les autres évacuations quelconques. Celle-ci maintient la peau dans une souplesse nécessaire; elle unit le poil et le vivifie,

<hr>

clopédie *méthodique,* déjà cité, les articles *Air, Araignée,* et tous les autres articles relatifs à l'hygiène vétérinaire. (*E.*)

pour ainsi dire ; elle dégage les humeurs vitales d'une infinité de superfluités nuisibles, elle les entretient dans un mélange, une proportion et une température qui constituent la santé ; et nous dirions volontiers de l'animal ce que *Primerose* disait en parlant de l'homme, dans son ouvrage sur les erreurs populaires, qu'il est presque impossible qu'un corps qui transpire bien soit atteint de maladies graves et dangereuses. Nous ajouterons, avec non moins de vérité, que la plupart de celles que nous avons à combattre naissent de la concentration des parties excrémenteuses, auxquelles les couloirs de la peau auraient offert un passage et une issue, si cette excrétion, due à la contraction du cœur et des artères, ainsi qu'à la force expansive de la chaleur interne, n'avait été interceptée ou diminuée. Plus les solides chassent et déterminent les fluides à la circonférence, plus il est de ces parties qui sortent et qui sont expulsées sous la forme d'une humidité vaporeuse, dont la plus grande partie prend corps dès qu'elle est parvenue à l'habitude de la machine, et d'où résulte la crasse ou la poussière blanchâtre ou grisâtre qui couvre la superficie du tégument. Si cette crasse y séjourne, elle obstrue, elle bouche tous les orifices de ce vaste émonctoire ; elle prive de toute issue les liqueurs impures qu'il était essentiel de laisser échapper, et ces mêmes liqueurs, obligées, les unes de refluer dans le centre, les autres de s'arrêter à la circonférence, ont, en quelque sorte, l'effet mortel des poisons. L'exactitude à panser les chevaux de la main n'est donc pas un

soin indifférent, et ne se borne pas à procurer aux
yeux la simple satisfaction de voir des chevaux propres, nets et luisans, comme quelques uns le croient,
elle importe véritablement à leur conservation et à
leur existence.

*Instrumens nécessaires au pansement de la main.*

Les instrumens nécessaires à ce pansement sont,
l'*étrille*, l'*époussette*, la *brosse ronde* et *longue*, le
*bouchon de paille* ou *de foin*, l'*éponge*, le *peigne*, le
*cure-pieds*, le *couteau de chaleur*, etc.; ils sont assez
connus : nous ne croyons pas cependant devoir nous
dispenser de parler ici de l'*étrille*, attendu les diverses formes qu'elle reçoit dans les différens pays.

Celle que nombre d'éperonniers français appellent du nom d'*étrille à la lyonnaise* semble, à tous
égards, mériter la préférence. Nous en donnerons
une exacte description après avoir détaillé les parties que l'on doit distinguer dans l'*étrille* en général, et par comparaison à celle à laquelle je m'arrête, nous indiquerons les plus usitées entre celles
qui sont connues.

Les parties de l'*étrille* sont le *coffre* et ses deux
*rebords*, le *manche*, sa *soie* empâtée et sa *virole*, les
*rangs*, leurs *dents* et leurs *empatemens*, le *couteau
de chaleur*, les deux *marteaux*, enfin les *rivets*, qui
lient et unissent ces diverses pièces pour en composer un tout solide.

Le *coffre* n'est autre chose qu'une espèce de gout-
tière résultant du relèvement à l'équerre des deux
extrémités opposées d'un plan carré ou carré long.

Dans l'*étrille à la lyonnaise*, il présente un carré long de tôle médiocrement épaisse, dont la largeur est de six à sept pouces, et la longueur de huit ou dix pouces. Cette longueur se trouve diminuée par deux ourlets plats, que fait l'ouvrier en repliant deux fois sur elles-mêmes les deux petites extrémités de ce carré long, et ces ourlets, larges de deux lignes, et dont l'épaisseur doit se trouver sur le dos de l'é-trille et non en dedans, sont ce que l'on nomme les *rebords du coffre*. A l'égard des deux extrémités de ce parallélogramme bien aplani, elles forment les deux côtés égaux et opposés de ce même *coffre*, lorsqu'elles ont été taillées en dents et repliées à l'é-querre sur le plat de l'*étrille*, et ces côtés doivent avoir dix ou douze lignes de hauteur égale dans toute leur longueur.

Le *manche* est de buis, d'un pouce six ou dix li-gnes de diamètre, et long de quatre ou cinq pouces environ. Il est tourné cylindriquement, et strié dans toute sa circonférence par de petites cannelures, es-pacées très près les unes des autres, pour en rendre la tenue dans la main plus ferme et plus aisée, et il est ravalé à l'extrémité, par laquelle sa *soie* doit y pénétrer de cinq ou six lignes de diamètre, à l'effet d'y recevoir une *virole* qui en a deux ou trois de lar-geur, et qui n'y est posée que pour le garantir contre l'effort de cette *soie*, qui tend toujours à le fendre. Il est, de plus, placé à angle droit sur le milieu d'une des grandes extrémités, dans un plan qui ferait, avec le dos du coffre, un angle de vingt à vingt-cinq de-grés. Il est fixé au moyen de la *patte*, qui se termine en une *soie* assez longue pour l'enfiler dans le sens de sa longueur et être rivé au delà. Cette *patte,* forgée avec sa *soie* selon l'angle ci-dessus, et arrêtée sur le dos du coffre par cinq *rivets* au moins, ne sert pas moins à le fortifier qu'à l'emmancher ; aussi est-elle refendue sur le plat en deux lames d'égale largeur, c'est à dire de cinq ou six lignes chacune, qui s'étendent en demi S avec symétrie, l'une à droite et l'autre à gauche. Leur réunion, d'où naît la *soie,* et qui doit recevoir le principal *rivet,* doit être longue et forte, et leur épaisseur, suffisante à deux tiers de ligne environ partout ailleurs, doit augmenter insensiblement en approchant du manche, et se trouver de trois lignes au moins sur quatre lignes de largeur à la naissance de la *soie,* qui peut être beaucoup plus mince, mais dont il est important de river exactement l'extrémité.

Les deux parois verticales du coffre et quatre lames de fer également espacées et posées de champ sur son fond parallèlement aux deux parois composent ce que nous avons nommé les *rangs.* Trois de ces lames sont, ainsi que celles qui font partie du coffre, dentées supérieurement et ajustées de manière que toutes leurs *dents* toucheraient en même temps par leurs pointes un plan sur lequel on reposerait *l'étrille.* Celle qui ne l'est point, et qui constitue le troisième rang à compter dès le manche, est proprement ce que nous disons être le *couteau de chaleur.* Son tranchant, bien dressé, ne doit pas atteindre au plan sur lequel portent les *dents,* mais il faut qu'il en approche également dans

18.

toute sa longueur, et conséquemment un intervalle égal à leur profondeur, d'une ligne, plus ou moins, suffit à cet effet. Chacun de ces *rangs* est fixé par deux *rivets* qui traversent le coffre, et deux *empatemens* qui ont été tirés de leurs angles inférieurs par le secours de la forge. Ces *empatemens* sont ronds, ils ont six à sept lignes de diamètre, et nous les comptons dans la longueur des lames qui, de l'un à l'autre bout, est la même que celle du coffre. Il est bon d'observer que ces quatre lames ainsi appliquées doivent être forgées de façon que, tandis que leurs *empatemens* sont bien assis, il y ait un espace de deux lignes environ entre leur bord inférieur et le fond du coffre, pour laisser un libre passage à la crasse et à la poussière que le palefrenier tire du poil du cheval, et dont il cherche à dégager et à nettoyer son *étrille* en frappant sur le pavé ou contre quelqu'autre corps dur.

C'est pour garantir ses rebords et ses carnes des impressions de ces coups, que l'on place à ses deux petits côtés, entre les deux rangs les plus distans du manche, un morceau de fer tiré sur carré de quatre ou cinq lignes, long de trois ou quatre pouces, refendu, selon sa longueur, jusqu'à cinq lignes près d'une de ses extrémités, en deux lames d'une égale épaisseur, et assez séparées pour recevoir et pour admettre celle du coffre à son rebord. Ces morceaux de fer forment les *marteaux*. La lame supérieure en est coupée et raccourcie, pour qu'elle ne recouvre que ce même rebord, et l'autre est couchée entre les deux rangs, et fermement unie au coffre par deux ou trois *rivets*. Les angles de ces *marteaux* sont abattus et arrondis comme toutes les carnes de l'instrument, sans exception, et afin de parer à tout ce qui pourrait blesser l'animal en l'étrillant. Par cette même raison, les dents, qui représentent le sommet d'un triangle isocèle assez alongé, ne sont pas aiguës jusqu'au point de piquer; nulle d'entre elles ne s'élève au dessus des autres. Leur longueur doit être proportionnée à la sensibilité de l'animal auquel l'*étrille* est destinée; elles doivent, en passant au travers du poil, atteindre la peau, mais non la déchirer. La lime à tiers-point, dont on se sert pour les former, doit aussi être tenue par l'ouvrier très couchée sur le plat de la lame, afin que leurs côtés et leur fond, dans l'intervalle qui les sépare, présentent un tranchant tel que celui du couteau de chaleur, c'est à dire un tranchant fin et droit sans être affilé ou en état de couper, et elles seront espacées de pointe à pointe d'une ligne tout au plus.

Toute paille, barbe, fausse ou mauvaise rivure, faux joint ou dent fendue capable d'accrocher les crins du cheval ou le poil, sont des défectuosités nuisibles, et qui tendent à donner atteinte au plus bel ornement de cet animal.

Entre les espèces d'*étrilles* les plus usitées, il en est dans lesquelles on compte sept rangs, le couteau de chaleur en occupant le milieu. Les rebords en sont ronds, le dos du coffre voûté, et les rangs élevés sur leurs empatemens jusqu'à laisser six ou sept lignes d'espace entre eux et le fond du coffre. Leurs marteaux n'ont pas deux lignes de grosseur et de saillie, et ils sont placés entre le deuxième et le troisième rang; la patte du manche est enfin refendue en trois lames, dont les deux latérales ne peuvent être considérées que comme une sorte d'enjolivement.

Il est évident 1°. que le septième rang n'est bon qu'à augmenter inutilement le poids et le volume de cet instrument; 2°. l'espace entre le fond et les rangs est non seulement excessif, puisque, quand il serait d'une seule ligne, il suffirait pour empêcher l'adhésion de la crasse et pour en faciliter l'expulsion; mais il est encore réellement préjudiciable, parce que les rangs peuvent être d'autant plus facilement couchés et détruits, que les tiges de leurs empatemens sont plus longues; 3°. les marteaux, étant aussi minces et aussi courts, ne méritent pas même ce nom; 4°. situés entre le second et le troisième rang, ils ne sauraient, par leur position et par leur saillie, garantir les rebords et les carnes; 5°. ces rebords ronds n'ont nul avantage sur les rebords plats, et n'exigent que plus de temps de la part de l'ouvrier; 6°. enfin, la patte, ne contribuant pas à fortifier le coffre, ne remplit qu'une partie de sa destination.

Nous trouvons dans les *étrilles* qui sont du plus fréquent usage à Paris une grande partie de ces défauts. Il semble que les ouvriers qui construisent cet instrument, soi-disant anglais, et par cela seul, sans doute, préféré, s'attachent uniquement à mettre à profit des lames de fer très minces, dont ils ne peuvent tirer des empatemens à peu près solides qu'aux dépens des parties dentées. Ces lames ou ces parties n'occupent qu'environ la moitié de la longueur du coffre, les empatemens qui les attachent par les deux bouts ayant de chaque côté un quart de cette longueur totale : ainsi, au moyen de la brièveté des rangs, le palefrenier n'embrasse à la fois qu'une très petite partie de la surface des poils, et il se voit obligé de multiplier les allées et les venues, la longueur des rangs tirés du coffre même ne suffisant pas pour détacher la crasse qu'il s'agit d'enlever. Il n'est ici qu'un marteau tiré du rang du milieu, c'est à dire du couteau de chaleur, et par conséquent très mal situé ; il est tellement affamé qu'à peine peut-il résister à quelques coups. D'ailleurs, la construction totale est d'autant plus mauvaise, qu'elle ne présente qu'aspérités et fausses rivures. Quant au manche, il serait à souhaiter qu'il fût adapté aux *étrilles à la lyonnaise*, la forme en est également ronde ; mais, au lieu de simples stries dans son milieu, il est renflé dans le lieu que le creux de la main saisit, et terminé par un bout fort élargi, en forme de champignon, qui, remplissant l'espace qui est entre le pouce et l'index de la main qui en est armée comme elle doit l'être, empêche que l'*étrille* ne glisse, et demande à cette main moins d'efforts pour la tenir. Du reste, nous désirerions encore que ce même manche fût relevé jusqu'au point d'éviter le frottement des doigts du palefrenier dans l'action d'étriller l'animal.

Il est encore d'autres *étrilles* dans lesquelles les rangs sont seulement dentés jusqu'à la moitié de leur longueur ; tandis que, dans l'autre moitié, ils représentent un couteau de chaleur opposé dans chaque rang, et répondant à la moitié dentée de l'autre. Communément l'ouvrier forme les rangs droits sur leurs bords supérieur et inférieur; ces rangs formés droits, il en taille en dents la moitié; mais, soit par ignorance, soit par paresse ou par intérêt, il s'épargne le temps et la peine de ravaler le tranchant : dès lors l'appui du couteau sur le poil s'oppose à ce que les dents parviennent à la peau. Je conviens qu'un ouvrier plus intelligent ou de meilleure foi peut, en ravalant les tranchans, obvier à cette défectuosité; cette pratique, néanmoins, ne m'offre aucune raison de préférence sur la méthode que je conseille, car elle sera toujours plus compliquée; et, d'ailleurs, l'expérience démontre journellement qu'un couteau de chaleur, coupant toute la longueur de l'*étrille*, n'est pas moins efficace que les six moitiés qui entrent dans cette dernière construction.

Au surplus, à l'égard des ouvriers qui blanchissent à la lime le dos du coffre, nous dirons que ce soin est assez déplacé relativement à un semblable instrument, et nous ajouterons encore qu'il peut apporter un obstacle à sa durée, l'impression de la forge dont ils dépouillent le fer en le limant étant un vernis utile qui l'aurait long-temps défendu des atteintes de la rouille.

### *Pansement de la main.*

Quoi qu'il en soit de toutes ces différentes observations, la première attention du palefrenier ou

du cocher, en se levant ou en entrant le matin dans
l'écurie, doit être d'attacher à un des fuseaux du
râtelier une des doubles longes du licou. C'est ce que
plusieurs cochers ne pratiquent jamais; aussi trouve-
t-on très souvent leurs chevaux couchés, étendus
sur le pavé, et mangeant leur litière; à l'égard des
chevaux malades, cette précaution serait déplacée.
Il doit ensuite *faire net,* ou nettoyer les auges avec
un bouchon de paille, et distribuer l'avoine ou le
son, selon qu'il est ordonné. Quand on n'aurait
rien à présenter à l'animal, on ne fera pas moins
net devant lui, l'odeur que contracte l'auge par le
séjour des alimens en partie mâchés et laissés par
le cheval étant capable de le jeter dans le dégoût;
aussi cette action doit-elle être répétée plusieurs fois
dans le jour.

Aussitôt après que l'animal a mangé ce qu'on lui
a donné, on remue la litière avec une fourche de
bois et non de fer, il serait très prudent d'interdire
aux cochers celle-ci. Quand elle se trouve sous leur
main, ils s'en servent préférablement à la première,
aux risques de blesser très dangereusement l'animal. Ils releveront promptement la litière sous
l'auge, observant de séparer et de mettre à l'écart
la partie de cette même litière qui se trouve mouillée ou gâtée par la fiente et par l'urine, après quoi
ils nettoieront à fond avec le balai de bouleau la
place du cheval.

Quoiqu'on relève rarement la litière aux chevaux
malades, il est bon d'en ôter ce qui est corrompu
et mouillé, et de balayer en dessous, sauf à faire

une litière en partie fraîche, le tout pour rendre toujours la place qu'ils occupent plus saine.

Avant de procéder au pansement, il faut mettre le cheval au filet, ou, ce qui vaut mieux encore, au mastigadour, que l'on garnit de temps en temps d'un nouet d'assa-fœtida. Cette espèce de masticatoire ou d'apophlegmatisant prévient toute inappétence ; il réveille la sensation de la faim, et procure souvent une utile révulsion (1).

Lorsqu'on peut faire sortir l'animal de sa place et le fixer en arrière, en attachant les longes du filet ou du mastigadour aux piliers qui la limitent, on ne doit pas chercher à s'en dispenser ; en pansant des chevaux à leur place, la poussière de l'un vole sur l'autre.

Si la saison et le temps sont beaux, on les conduit hors de l'écurie, on les attache, par ces mêmes longes, à des anneaux de fer scellés dans le mur pour cet usage.

Toutes ces précautions prises, le palefrenier, armé de l'*étrille*, qu'il tient dans sa main droite, de manière que son petit doigt est tourné du côté du corps ou du coffre de cet instrument, et que son pouce se trouve étendu sur l'extrémité du manche, et près de la rivure de la soie dont ce manche est enfilé, saisit la queue du cheval avec la main gauche, il passe l'*étrille* sur le milieu et sur le côté de

_______

(1) Voyez *Matière médicale raisonnée à l'usage des élèves des Écoles vétérinaires ; quatrième édition. Paris*, 1805, in-8°, tome I, pages 170, 243 ; tome II, pages 61, 445.

la croupe, à rebrousse-poil, en allant et revenant
pendant un certain espace de temps, avec vitesse
et avec légèreté, sur toutes les parties de ce même
côté, qu'il parcourt d'abord ainsi en remontant jusqu'à l'oreille.

On doit ménager toutes celles qui sont douées
d'une trop grande sensibilité, ainsi que celles qui
sont occupées par la racine des crins. On ne porte
par conséquent jamais l'*étrille* ni sur le tronçon de
la queue, ni sur les parties tranchantes de l'encolure, ni sur l'épine, ni sur le fourreau ; on la passe
plus légèrement sur les jambes qu'ailleurs. Du
reste, il importe que le palefrenier, dans cette action, meuve son bras avec aisance, le déploie et
embrasse à chaque coup une certaine étendue du
corps.

L'effet de cet instrument étant de détacher la
crasse résultante de l'évaporation dont nous avons
parlé, plusieurs coups donnés suffisent pour en enlever une certaine quantité plus ou moins considérable. C'est aussi pour dégager les rangs ou le fond
du coffre de l'*étrille* de celle dont on les voit chargés, que le palefrenier doit frapper de l'un des
marteaux de son instrument de temps en temps sur
le pavé, contre le mur, ou contre les piliers ; il
doit même souffler fortement entre les rangs pour
les nettoyer plus exactement.

Le cheval suffisamment étrillé sur le côté droit,
on procédera au pansement de la partie gauche. Il
s'agit alors de changer l'*étrille* de main, et de se
saisir de la queue avec la droite, d'où l'on doit con-

clure qu'un bon palefrenier doit être ambidextre, c'est à dire qu'il doit avoir une même et une égale liberté dans les deux bras. Il pratiquera, sur cette face du corps de l'animal ce qu'il a pratiqué sur l'autre.

A l'*étrille* succède l'*époussette*. On nomme de ce nom une certaine étendue de serge ou de gros drap destiné à enlever les corpuscules que le premier instrument peut avoir élevés et laissés à la superficie des poils. On tient cette étoffe par un des bouts ou des coins; on en frappe légèrement tout le corps de l'animal. On s'en sert aussi pour frotter et nettoyer la tête, les oreilles dedans et dehors, l'auge, l'intervalle qui sépare les avant-bras, celui qui sépare les cuisses, et toutes les parties enfin sur lesquelles l'*étrille* n'a pas dû être passée.

L'*étrille* livre à l'effet de la *brosse*, qu'elle précède dans le pansement, ce qu'elle a détaché d'ordure et de crasse et ce qu'elle n'a pu en entraîner. On doit donc, après avoir épousseté le cheval, prendre la *brosse ronde*. On la chaussera dans sa main droite en glissant une portion de cette même main entre la partie supérieure de cet instrument et le cuir qui y est cloué en forme d'anse, tandis que l'on tiendra l'*étrille* de la main gauche.

On brossera d'abord avec soin la tête en tous sens, en observant de ne pas offenser les yeux et après avoir rejeté en arrière la têtière du mastigadour ou du filet. On brossera de suite tout le côté droit du corps, en passant à poil et à contre-poil, et en ne laissant aucune de ces parties que ce

même poil ne soit uni et couché ainsi qu'il doit
l'être.

Il faut brosser le plus près qu'il est possible de
la racine des crins, et frotter la *brosse* sur les dents
des rangs de l'*étrille* à chaque coup qu'on donne,
le tout pour la nettoyer et pour en charger ce dernier instrument ; mais on doit avoir attention alors
de se retourner pour ne pas renvoyer sur l'animal
la crasse ou la poussière qu'on a ôtée.

Celle qui s'attache à l'*étrille* s'enlève, ainsi que
je l'ai dit, au moyen du souffle et des coups plus
ou moins répétés de l'un de ses marteaux contre un
corps dur quelconque.

Toutes les parties du corps soigneusement bros-
sées, ainsi que les membres, soit du côté droit, soit
du côté gauche, soit sur les faces antérieures, postérieures et latérales, et la *brosse* ne se chargeant
plus de poussière ou de crasse, on passera et repassera sur tout le corps, sur les jambes, sur toutes
les articulations, entre les ars, etc., un *bouchon
de paille* ou de foin légèrement humecté, à l'effet
d'unir exactement le poil. L'*époussette* légèrement
mouillée servirait encore à cet usage ; une *époussette*
de crin, qu'on laverait après s'en être servie et qu'on
laisserait sécher, nettoierait encore plus parfaitement.

Il s'agit ensuite de laver les jambes. On met à
côté de soi et à sa portée un seau plein d'eau dans
cette intention, et l'on se munit de la *brosse longue*
et de l'*éponge*. S'il est question des jambes de devant, on appuie successivement l'*éponge* mouillée

à diverses reprises contre les différentes faces du genou. L'eau qui sort de cette *éponge* imbue et pressée coule le long des parties inférieures de la jambe : alors on frotte vivement le long de cette même jambe avec la *brosse longue*, en remontant et en descendant, jusqu'à ce que l'eau paraisse claire. On lave ainsi le canon, le tendon, le boulet, le paturon, le fanon. A l'égard de l'articulation du paturon, il est essentiel, surtout dans sa partie postérieure et à l'endroit où tombe le fanon, de la tenir extrêmement nette ; la crasse y séjourne plus facilement qu'ailleurs, et c'est à l'obstruction des pores et à l'interception de la transpiration occasionée par cette crasse que l'on doit le plus souvent attribuer les maladies cutanées qui se manifestent.

Les jambes de derrière doivent être lavées de même, en appuyant et en pressant l'*éponge* contre le jarret ; cette méthode est préférable à celle de laver les jambes avec l'*éponge* seule, et l'on conçoit que la *brosse longue* doit nettoyer bien plus exactement.

Il faut encore peigner et laver les crins. On jette l'eau qui était dans le seau, on le rince et on y en remet de nouvelle, après quoi on nettoie avec l'*éponge* mouillée, et que l'on a eu grand soin de bien laver, les yeux, les joues et une portion du chanfrein. On reprend de l'eau avec cette même *éponge*, on mouille fortement le toupet, et sur-le-champ on le peigne avec un *peigne de corne* et non de bois, ceux-ci étant plus sujets à se casser, à se fêler, et par conséquent à arracher les crins qui entrent et qui s'arrêtent dans les fentes ou dans les joints des cassures.

Le toupet étant peigné, on doit passer à la crinière. On l'éponge d'abord à fond dans toute son étendue et dès la racine. On reprend de l'eau, et à mesure que l'on mouille de nouveau les crins d'une main, en commençant depuis la nuque, on les démêle et on les peigne de l'autre, en descendant auprès du garrot. On les renverse ensuite, c'est à dire que ces mêmes crins sont jetés du côté opposé à celui sur lequel ils tombent ordinairement. On les humecte encore dès leur origine, en passant l'*éponge* sur la partie supérieure de l'encolure et dans toute sa longueur. On frotte avec force, et tandis qu'une main est occupée à les mouiller, l'autre est employée à peigner dans le sens où ils ont été jetés. On les met ensuite dans le sens où ils doivent être, et on les peigne et on les éponge de la même façon.

Ceux de la queue n'exigent pas moins de soins. Lorsqu'elle est sale on prend un seau par l'anse, on l'élève de manière à y faire baigner tous les crins ; on les frotte et on les froisse entre les deux mains depuis le bas jusqu'en haut, jusqu'à ce qu'on en ait enlevé toute la saleté. On les prend ensuite en une seule et même poignée à un demi-pied près de leur extrémité, on les peigne et on les démêle toujours en remontant insensiblement jusqu'au tronçon.

L'huile d'olives est excellente pour aider à les débrouiller, le savon noir pour les décrasser; selon le besoin on enduira ses mains de l'une ou de l'autre de ces matières, et on frottera la queue aussitôt après, ainsi qu'on l'a fait quand elle a été baignée dans le seau. Il faut encore mouiller *l'éponge,* en exprimer l'eau sur le tronçon, en peignant et en descendant jusqu'en bas, et sans oublier que chaque coup de peigne doit être précédé de l'action d'éponger.

Le pansement sera terminé en lavant les fesses et le fondement, et en étuvant les testicules et le fourreau. Cette dernière précaution est d'une importance extrême. Pour laver le fourreau, on trempe *l'éponge* dans l'eau, on la presse fortement et on l'insinue autant qu'il est possible dans cette partie, garnie pour l'ordinaire d'une humeur sébacée très fétide, aussi épaisse et presque aussi noire que du cambouis, qui souvent est en si grande quantité que l'animal ne peut tirer le membre pour uriner.

Enfin, on passera exactement *l'époussette* sur toutes les parties mouillées, et on la coulera sur tous les crins de l'encolure et de la queue, à l'effet de les sécher autant qu'il sera possible. En hiver, on doit moins mouiller qu'en été ; mais il est important de faire attention à ce que des palefreniers ou des cochers paresseux ne mouillent tout le corps des chevaux, au lieu de les panser avec *l'étrille ;* ce qui n'arrive que trop fréquemment, et ce qui, réduisant toute la crasse en une espèce de croûte adhérente au tégument, obstrue totalement les pores et suspend ou intercepte toute transpiration cutanée.

L'animal doit être ensuite conduit à sa place. On

ôte le filet ou le mastigadour, auquel on substitue le licou, qui doit être à double sous-gorge si le cheval est enclin à se délicoter, et dans le cas où ce licou n'obvierait point à cet inconvénient, on ajouterait deux longes très déliées qu'on attacherait, d'une part, à la partie supérieure des montans de ce même licou, et qui, de l'autre, passeraient dans le surfaix destiné à maintenir les couvertures.

Les meilleures et les plus convenables sont celles de toile ; elles s'étendent sur le corps et l'encolure de l'animal au moyen d'une crinière qu'on y adapte. Les couvertures de laine hérissent et mangent le poil, et les demi-couvertures n'entretiennent pas, comme les autres, une transpiration égale dans toute la superficie. L'animal étant couvert, on en curera les pieds et on les dégagera de tous les corps qui se seraient introduits entre l'ongle et le fer, ainsi que des ordures dont la cavité du pied pourrait être remplie. On mettra dans cette même cavité une suffisante quantité de terre glaise, à l'effet de tenir l'ongle humide, et on graissera le sabot autour de la couronne avec l'onguent de pied (1). A l'égard de ceux de derrière, l'aridité n'en est pas aussi à craindre, attendu l'urine et la fiente dans lesquelles ils séjournent.

Quelques cochers font brûler, au surplus, quel-

_______________

(1) Voyez la manière de préparer cet onguent dans les formules officinales de la *Matière médicale*, déjà citée, tome II, page 487.

ques brins de paille ; ils en jettent la cendre dans l'huile et en oignent l'extérieur de l'ongle : ce qui lui donne un luisant, un éclat et une couleur satisfaisante. Ils devraient toujours être munis de ces *cure-pieds anglais*, qu'on porte facilement avec soi, et qui consistent en un crochet très recourbé , emmanché par charnière à un anneau de fer, la charnière ayant sur le derrière un terme qui limite l'ouverture du crochet, jusqu'à ce que les deux parties les plus voisines de cette même charnière s'aboutissent en ligne droite, son nœud étant, pour cet effet, rejeté totalement en dedans, et le crochet, lorsqu'il est fermé , embrassant avec justesse une portion de l'anneau, muni d'un bouton creusé pour recevoir la pointe de ce même crochet.

Lorsqu'un cheval est en sueur, on lui abat l'eau avec le *couteau de chaleur*. On tient ce couteau avec les deux mains, et de façon qu'on en appuie le tranchant sur les parties du corps de l'animal qu'on doit racler avec force. On commence par l'encolure, et on ramène toujours l'eau du côté du garrot. De là, on suit les épaules, les bras, les avant-bras , les jambes et l'entre-deux de ces parties.On ne tient son instrument d'une main seule que lorsqu'il ne serait pas libre de l'employer autrement. On le passe ensuite depuis le dos et les reins jusque sous le ventre, où l'eau se rassemble, et le long du ventre et de la poitrine depuis le fourreau jusqu'au poitrail, pour l'abattre entièrement.

On en use de même relativement à la partie supérieure de la croupe, à ses parties latérales , aux hanches, aux fesses, aux cuisses, extérieurement et intérieurement, aux jambes, etc.; après quoi, on bouchonne fortement le cheval, on le couvre avec soin, on le met au mastigadour, et on l'attache de manière qu'il demeure la croupe tournée à la mangeoire, jusqu'à ce qu'après un certain espace de temps on entreprenne de le panser.

Pour faire la queue, on l'empoigne dès le tronçon et on coule, en l'empoignant toujours, la main jusqu'en bas et jusqu'à l'endroit où on se propose de couper les crins. Cette même main doit descendre en suivant une ligne à plomb, et sans se porter ni à droite ni à gauche; lorsqu'elle est parvenue au lieu convenable, on la serre exactement et on la retourne, de sorte que l'extrémité des crins se présente au palefrenier, qui coupe toute cette même extrémité excédante. La hauteur de la queue est ordinairement fixée à la hauteur du fanon.

A l'égard de la crinière, on ne la coupe aux chevaux qui ont tous leurs crins que de la largeur d'un doigt, précisément à l'endroit où repose le dessus de la têtière du licou (1).

Les chevaux dans lesquels cette partie est trop chargée demandent qu'on leur en arrache des crins, ce qui se fait en tortillant autour du doigt ou d'un

---

(1) J'ai déjà dit ( page 87 ) qu'il est des chevaux à courte-queue auxquels on coupe la crinière en brosse ou à la housarde. Le mérite de cette opération consiste surtout en ce que les crins soient coupés bien uniformément. On coupe également le toupet à ces sortes de chevaux. (*É.*)

morceau de bois l'extrémité de ceux qu'on se propose d'arracher.

Les grands poils des lèvres doivent être coupés, et il en est de même de ceux qui croissent au menton, à la barbe, et qui sont parsemés aux environs des naseaux. On arrache ceux qui se montrent au dessous de la paupière inférieure ( page 85 ).

Pour faire les oreilles, on met l'animal dans une position dans laquelle sa tête est à portée de la main, et l'on coupe à petits coups de ciseaux, le plus près qu'on peut, le poil qui borde ces parties, tant en dehors qu'en dedans ; on tiendra parfaitement égale la bordure que l'on trace, et la largeur de cette bordure doit être de toutes parts de trois lignes environ. Quelques personnes se servent d'un rasoir au lieu de ciseaux, après avoir savonné l'oreille.

On fait le poil aux jambes trop garnies de poils avec des cisailles ou pinces à poil. On l'arrache en l'étageant de manière qu'il ne paraisse pas qu'on en ait ôté (1).

Toutes les fois que des chevaux viennent de l'eau, on doit la leur avaler des quatre jambes avec les deux mains, et toutes les fois qu'ils rentrent, on doit les nettoyer de la boue dont elles sont chargées, avec l'*éponge* et la *brosse*, ou avec le *balai ;* les maîtres ne sauraient trop recommander cette

---

(1) On peut voir, pour les dangers qu'entraîne cette méthode et les maladies auxquelles elle peut donner lieu dans les pays froids et humides, et surtout pendant l'hiver dans les grandes villes, l'*Essai sur les eaux aux jambes des chevaux,* que j'ai déjà cité. *(É.)*

pratique à leurs cochers, surtout dans la capitale, dont la boue est toujours épaisse, noire et très caustique. Nous ne voyons pas aussi que l'on y fasse un grand usage des bains de rivière, qui, cependant, sont très capables de fortifier les membres, et auxquels les personnes dont le domicile est voisin de la Seine devraient souvent avoir recours pour leurs chevaux (1).

Quant à l'habitude où l'on est de faire passer les chevaux à l'eau après les avoir courus et mis en nage, elle serait certainement très préjudiciable si on les y tenait long-temps, et si on n'en prévenait les suites funestes, d'une part, en exigeant d'eux une allure très prompte et très pressée dans leur retour à l'écurie, et de l'autre, en leur abattant l'eau avec le *couteau de chaleur*, et en les bouchonnant fortement ensuite; toute action précipitée hâtant le mouvement du sang, et l'espèce de friction qui résulte du bouchonnement ne pouvant qu'ouvrir les pores resserrés par l'astriction de l'eau, augmenter la chaleur de la peau, et y rétablir l'évaporation nécessaire.

Enfin, tous les soirs on repassera dans l'anneau de la mangeoire la longe du licou qu'on a attachée

_______________

(1) Autant l'usage modéré des bains est salutaire et avantageux, autant l'usage répété est préjudiciable à la corne, qu'il dessèche et qu'il rend cassante. On a observé beaucoup de mauvais pieds, des pieds dérobés, et que les chevaux se déferraient fréquemment dans les garnisons de cavalerie où l'on avait la faculté de mener les chevaux à la rivière deux fois par jour pour les faire boire ou les baigner. (*E.*)

le matin aux fuseaux du râtelier, afin que les chevaux puissent se coucher. On mettra une couche de
paille fraîche sur l'ancienne litière, et on ne fera
jamais cette même litière trop en arrière ; elle n'y
est que trop rejetée par le cheval ; il ne faut pas
qu'elle outre-passe la pince des pieds de derrière.

### DES ALIMENS.

Cette masse énorme dont les premiers linéamens,
par des moyens supérieurs à tous les efforts de l'intelligence humaine, sont dus à une simple goutte
de liqueur lancée dans l'antre utérin lors de l'accouplement, n'est parvenue au point où nous la
voyons que conséquemment à des mixtes alimenteux, qui en font, pour ainsi dire, toute la substance.

Une assimilation constante d'une infinité de sucs
transformés en une liqueur douce, capable de réparer et de compenser les pertes sans cesse occasionées
par des organes destructifs de la machine, et en
même temps nécessaires à son existence, est, sans
doute, une des plus parfaites actions de la nature.
Elle a lieu dans tout ce qui a vie, dans l'omnivore,
dans le carnassier, dans le granivore, dans l'herbi-
vore, et même dans les végétaux ; mais dans ceux-
ci ce ne sont pas plusieurs sucs qui, comme dans les
animaux, forment un fluide presque homogène,
c'est un seul suc presque uniforme, d'où résulte une
variété étonnante de plantes, les unes amères, les
autres aromatiques, les autres douces, et qui, selon
les changemens qu'il éprouve lors de son exalta-

tion, de son élaboration, et à mesure de sa marche dans les différentes parties, fournit une quantité de sucs divers.

Nous ne scruterons point ici le merveilleux de ces opérations, et nous ne nous étendrons pas sur la prévoyance admirable avec laquelle les instrumens de la digestion ont été combinés d'après la nourriture propre de chaque animal, nous nous proposons simplement de parler de celle qui convient au cheval.

La plus ordinaire et la plus universelle, en France, est le *foin*, la *paille de froment* et l'*avoine*.

### *Des Alimens solides.*

Le *foin* est plus ou moins bon, suivant le terrain qui le produit. La qualité de celui des bas prés est toujours très inférieure à celle du *foin* cueilli dans les prés élevés. Celui qui est vasé, qui est semé ou mêlé de joncs (*junci*) et de laîches (*carices*) ne vaut rien. Celui qui est très fin, très délicat et très substantiel a un inconvénient, les chevaux qui y ont été accoutumés refusent tous autres *foins* qui leur sont présentés, ils dépérissent insensiblement quand ils sont forcés de se nourrir de ceux-ci, et ne se rétablissent qu'après en avoir contracté une longue habitude. C'est ce qui arriverait à l'homme qui passerait subitement des plus excellens mets à un ordinaire frugal, et même d'une vie dissolue à un excès d'abstinence et de sagesse. On ne doit jamais, au surplus, leur donner que le *foin* de la première récolte, le regain ne convient qu'aux chevaux de vil prix, ou aux bêtes de somme, aux bœufs, aux vaches, etc.

Celui qui est nouveau n'est bon qu'autant qu'il a été renfermé trois ou quatre mois dans les fenils (1); quand il n'a pas eu le temps de suer, il suscite, à raison de sa fermentation dans l'estomac, c'est à dire dans un viscère pourvu lui-même de sucs fermentescibles, de très violentes maladies. Un *foin* trop vieux n'a plus de substance ni de goût; il tombe comme en poussière sous la dent de l'animal lorsque le besoin le plus pressant le sollicite à en manger, et il fait sur lui la même impression qu'un *foin* poudreux, qui altère ordinairement le flanc, quelque précaution que quelques uns aient de le secouer et de le mouiller; car l'agitation ne le rend pas plus net, et l'eau sert, pour ainsi dire, à fixer la poussière sur chaque brin. Un *foin* trop court se dessèche trop promptement; il n'est point, en général, aussi alimenteux que celui qui est long, néanmoins il en est d'une très bonne nature et que les chevaux dévorent.

Les qualités de cette espèce de fourrage dépendent, au surplus, de celles des plantes qui lui sont associées : la pimprenelle (*sanguisorba officinalis*), les paquerettes (*bellis perennis, chrysanthemum segetum, chrysanthemum leucanthemum*), les chiendents (*triticum repens, panicum dactylon, festuca fluitans,* etc.), les prêles (*equisetum fluviatile,*

---

(1) Si l'on met dans les greniers du foin mouillé, non seulement il pourrit et se change en fumier, mais il est à craindre qu'il ne s'embrase plus ou moins sourdement, et que le feu ne consume le bâtiment qui le contient.

*equisetum arvense*), la sarriette ( *satureia* ), le tussilage (*tussilago farfara*), la scabieuse (*scabiosa arvensis*), la petite chélidoine (*ranunculus ficaria*), le
trèfle des prés ( *trifolium pratense*), le sainfoin (*hedisarum onobrychis* ), les orchis (*orchis mascula*, *orchis morio*), le carvi (*carum carvi*), la jacée noire
( *centaurea jacea*), la pédiculaire (*pedicularis palustris*), la grassette des prés (*pinguicula vulgaris*), etc., sont autant de plantes bienfaisantes et
appétissantes (1). Si le *foin* ainsi composé est fauché
dans sa juste maturité, c'est à dire avant qu'il ait
séché sur pied, et s'il est fané dans un temps sec et
favorable, il formera pour l'animal une nourriture
très salutaire.

Un mélange des espèces de pentaphyloïdes (les
argentines, *potentillæ*), de linaire (*anthirinum li-
naria*), d'aunée ( *inula helenium*), d'euphraise (*eu-
phrasia officinalis*), de cardamine ( *cardamine pratensis*), de daucus (*daucus carotta*), de jacobée
( *senecio jacobæa*), d'eupatoire (*eupatorium canna-*

_______________

(1) On ne peut se dissimuler que, dans les plantes indiquées comme devant former le meilleur foin, il s'en trouve
qui doivent en être rejetées, telles que la petite chélidoine
(*ranunculus ficaria*), la pédiculaire ( *pedicularis palustris*),
et la grassette des prés (*pinguicula vulgaris*) ; que d'autres,
comme la sarriette (*satureia*), le tussilage (*tussilago farfara*),
les prêles (*equisetum*), la première surtout, ne peuvent jamais contribuer à faire un bon fourrage. *Bourgelat* aura sans
doute été induit en erreur dans cette nomenclature par les
noms vulgaires que reçoivent souvent différentes plantes:
c'est ce qui m'a déterminé à ajouter les noms linnéens à la
suite des noms ordinaires. (*É.*)

binum), des lysimachies (*lysimachia vulgaris, lysimachia nummullaria*), de dent-de-lion (*leontodon taraxacum*), de pouliot (*menta pulegium*), de scordium (*teucrium scordium*), de primevère (*primula officinalis*), de laîche (*carex*), de juncago (*triglochin palustre*) (1), de scabieuse des bois (*scabiosa succisa*), de mousse terrestre (*hypnum triquetrum*), de trèfle sauvage jaune (*lotus corniculatus*), de jonc fleuri (*butomus umbellatus*), etc., fait un *foin* d'une qualité très inférieure au premier.

Enfin, tous les tithymales, tels que l'amygdalin (*euphorbia amygdaloides*), le réveil-matin (*euphorbia helioscopia*), le verruqueux (*euphorbia verrucosa*), la petite ésule (*euphorbia cyparissias*), l'ésule (*euphorbia palustris*), l'épurge (*euphorbia lathyris*), etc.; la gratiole (*gratiola officinalis*), la ptarmique (*achillea ptarmica*), les persicaires (*polygonum persicaria, polygonum hydropiper*); les différentes renoncules, telles que la douve (*ranunculus lingua*), la flammèche (*ranunculus flammula*), la graminette (*ranunculus gramineus*), la lierrée (*ranunculus hederaceus*), la grenouillette (*ranunculus bulbosus*), la scélérate (*ranunculus sceleratus*), la renoncule âcre (*ranunculus acris*), etc., sont autant de plantes qui, confondues avec les bonnes, détériorent totalement ce fourrage

---

(1) Les laîches (*carices*), les joncs (*junci*), et les roseaux (*arundines*) sont non seulement de mauvais fourrages, mais ils ont encore l'inconvénient de couper les lèvres, la langue et la bouche des animaux lorsque la misère oblige à les leur faire manger, surtout sur place. (*É.*)

et le changent en une nourriture, sinon mortelle, du moins très nuisible et très malfaisante.

Il est facile, d'ailleurs, de comprendre l'impossibilité dans laquelle nous serions de fixer d'une manière positive les substances végétales d'où peuvent résulter les différens degrés d'excellence des prairies, attendu que, d'une part, ces substances ne sont pas toujours exactement les mêmes dans les divers pays, qu'il en est de particulières qui y sont propres et plus communes, qu'elles y diffèrent très souvent par leurs qualités, et que, d'un autre côté, ce n'est que d'après l'expérience la plus réfléchie que l'on peut décider de leurs effets; car toutes les décompositions, toutes les analyses par lesquelles on tenterait d'en découvrir la nature, enfanteraient beaucoup de raisonnemens sur les principes qu'elles contiennent et dans lesquels elles se résolvent, et ne nous instruiraient pas davantage de leur action sur les solides et sur les fluides du corps animal.

Quoi qu'il en soit, le *foin* sur lequel on doit arrêter le plus ordinairement son choix est, en général, celui dont les parties fibreuses ou vasculaires, à peine altérées dans le conduit alimentaire, puisque la fiente du cheval ne présente que des filamens combustibles, ne sont ni trop déliées, ni trop fortes; dont la couleur n'offre point un vert noir ou brun, ou trop de blancheur, et dont l'odeur, enfin, n'a rien de fétide et que d'agréable, etc.

L'*avoine* donne de la force et de la vigueur à

l'animal. La meilleure est celle qui est noire (1), pesante, luisante, bien nourrie, et non mélangée de mauvaises graines que certaines plantes y déposent, telles que celles de colza (*brassica campestris*), de coquelicot (*papaver rheas*), de psyllium (*plantago psyllium*), de cardamine (*cardamine pratensis*), de perce-pierre (*aphanes arvensis*), de sénevé (*sinapis arvensis*), d'orobanche (*orobanche major*), de nielle (*nigella arvensis*), qui dégoûtent inévitablement l'animal. Celle qui n'est pas parvenue à son degré de maturité est aqueuse, flatueuse, peu nourrissante.

On doit encore faire attention qu'elle n'ait pas souffert d'altération dans le champ, ou dans le grenier : dans le champ, si, après avoir été fauchée ou abattue, et y avoir été étendue pour lui donner le temps de javaler au moyen de la pluie ou de la rosée, qui gonflent et affermissent les grains dans leur épi, elle a souffert une pluie trop abondante et de longue durée, de façon qu'elle soit en partie pourrie et en partie germée : dans le grenier, si, par la négligence qu'on a eue de la remuer, elle a fermenté et s'est échauffée ; car, dès lors, ses principes se développent, elle contracte une odeur désagréable, rance, fétide, et elle tombe dans une espèce de putréfaction capable de donner aux chevaux, s'ils la mangeaient, toutes les maladies qui sont le produit d'une nourriture corrompue.

---

(1) L'*avoine blanche* est une variété également cultivée en grand, et qui est aussi bonne que la noire lorsqu'elle réunit les autres qualités exigées de cette dernière. (*E.*)

La *paille de froment* est un excellent aliment lorsqu'elle est blanche, menue, fourrageuse, c'est à dire associée à de certaines plantes, telles que la gesse ( *lathyrus sativus* ), la fumeterre ( *fumaria officinalis* ), le pied-de-lion ( *alchemilla vulgaris* ), la perce-feuille ( *bupleurum rotundifolium* ), le grateron ( *galium aparine* ), le mélilot ( *trifolium melilotus officinalis* ), la bourse-à-pasteur ( *thlaspi bursa pastoris* ), le perce-pierre ( *aphanes arvensis* ), etc., et lorsqu'elle n'a point été couchée, les blés étant sur pied; mais il ne faut pas en donner beaucoup quand elle est nouvelle, car elle provoque des tranchées. On doit certainement la préférer, quand on le peut, à celle qui est grossière et noire, celle-ci étant plus dure, moins capable de réparer les déperditions animales, et assez souvent ayant une odeur qui répugne au cheval.

Je ne sais pourquoi on ne sait pas plus généralement en France ( du moins dans les pays et les provinces où la *paille* est fine et déliée) l'exemple des Allemands qui ont soin de la hacher, et qui en font la principale nourriture de leurs chevaux (1). Ils la donnent ainsi sans mélange. Aux heures de la distribution de l'avoine, ils la mêlent avec ce grain, qui en devient moins échauffant, et ils ont toujours

---

(1) L'instrument dont ils se servent à cet effet est nommé *hachoir*, *hache-paille* ou *coupe-paille* : on en trouvera des modèles de différens prix, tous plus ou moins économiques, et à la portée des divers propriétaires, au Conservatoire des arts et métiers, rue Saint-Martin, à l'ancienne Abbaye, à Paris. (*É.*)

la précaution de mouiller légèrement le tout, pour éviter que le cheval n'en écarte pas et n'en perde pas par son souffle la plus grande partie. Dans une disette considérable de foin, nous éprouvâmes avec succès cette méthode. Nous faisions hacher une très légère quantité de ce fourrage avec la *paille*, et nous formâmes un mélange admirable pour le bon entretien de nos chevaux, qui nous montraient chaque jour beaucoup plus de vigueur, d'haleine et de légèreté (1).

L'unique but que l'on doive se proposer est de maintenir l'animal en chair, car il ne doit être ni trop gras ni trop maigre. La difficulté d'apprécier la quantité convenable de ces différens alimens naît de ce qu'elle ne peut être envisagée comme dangereuse et nuisible en elle-même et absolument. Elle n'est telle que relativement au sujet qui s'en nourrit, c'est à dire relativement aux diverses forces motrices des corps et des parties solides. Ce qui excède dans quelques individus est modéré dans d'autres : or, ce n'est que par une exacte attention aux effets de la nourriture, même la plus appropriée, qu'on peut juger de la proportion qui en rend la quantité innocente, suffisante ou préjudiciable. Tel cheval mange beaucoup et se nourrit moins que celui qui mange peu, parce que, selon la force des

---

(1) Voyez ce qui a été dit sur l'usage de la paille hachée, dans le *Dictionnaire de médecine de l'Encyclopédie méthodique*, déjà cité, au mot *Alimens*, tome I, page 822; et dans la *Feuille du Cultivateur*, tome IV, pages 82, 141, 159. (*É.*)

organes digestifs, il peut se former plus ou moins de
chyle d'une plus ou moins grande quantité d'alimens, et que, quoiqu'ils renferment en eux-mêmes
un suc louable, la nutrition en dépend moins que
de leur parfaite dissolution dans le ventricule. Nous
voyons maints chevaux voraces toujours maigres ;
ils mâchent peu : or, une des conditions de la bonne
digestion est la mastication et un mélange abondant
de la salive avec les alimens dont elle est le premier et le vrai dissolvant ; l'activité de cette liqueur,
lorsqu'ils en sont pénétrés, mettant l'estomac en
état d'en achever et d'en consommer la division.
Les premières voies, dans ces sortes de chevaux,
ainsi que dans ceux en qui ce viscère est débile,
soit à raison de leur constitution naturelle, soit à
raison de quelques dérangemens, soit à raison,
enfin, d'un âge avancé, sont toujours farcies de crudités qui s'annoncent, ou par des borborygmes, ou
par des gonflemens, ou par des déjections fréquentes ou fétides et semées de fourrages, et surtout de
grains mal digérés, ou par des maladies plus ou
moins sérieuses et plus ou moins funestes.

Outre ces considérations, il faut avoir égard à la
taille de l'animal. Si l'on accorde chaque jour à un
cheval de carrosse de la taille de cinq pieds, et qui
est assujetti à un exercice continu ni trop, ni trop
peu violent, une botte de foin du poids de huit à
douze livres, deux bottes de paille du poids de huit
à dix livres, et trois quarts de boisseau, mesure de
Paris, d'avoine, on doit en moins donner au bidet
ou au cheval de selle ; et si les uns et les autres

jouissent d'un long repos, ou sont tenus à une fatigue plus forte, dans le premier cas, on diminue la
ration, et, dans le second, on l'augmente, en n'ou-
bliant pas néanmoins que la surabondance des alimens les plus convenables est plus pernicieuse que
la mauvaise qualité, quand ceux-ci sont donnés modérément, et en proportionnant cette même ration,
toujours d'après l'étude et l'observation du tempérament, sur la somme du travail auquel on soumet
les animaux, ou sur la somme des pertes à compenser.

Toute règle générale qu'on voudrait établir pour
la fixation du poids et de la quantité de la nourriture des chevaux souffrirait encore une infinité
d'autres exceptions. Non seulement, par exemple,
le foin les amollit et les rend lourds et paresseux,
mais il avale le ventre de ceux qui ont quelque disposition à ce défaut, il en altère le flanc, et si les
poumons, qui sont le premier et le principal instrument de la sanguification, ont quelque débilité
naturelle, ou ont essuyé des dérangemens à raison
d'une cause quelconque, la circulation pulmonaire
deviendra toujours plus difficile à proportion que le
cheval mangera plus ou moins de cet aliment; les
sucs abondans qu'il fournit ne seront jamais assez
élaborés dans ce viscère : il agit, à la vérité, vivement sur eux pour leur donner la qualité d'un fluide
animal, mais aussi ils réagissent fortement sur lui;
s'ils offrent plus de résistance qu'il n'a de force, ils
le surchargent, et c'est ce que nous voyons dans les
chevaux en qui ce fourrage hâte les progrès de la

pousse, c'est à dire de l'asthme, et qui souvent éprouvent des crises qui tiennent de la suffocation, lorsque cette nourriture, ou même toute autre, leur a été prodiguée. Comme elle est très alimenteuse, on en donne en plus ou moins grande abondance à ceux qui sont étroits de boyaux, et à peine en accorde-t-on quelques poignées à ceux dont on suspecte le flanc, etc.

Quelque ordinaires que soient les bons effets de l'avoine, elle nuit à des chevaux malades, à des chevaux échauffés; la quantité en serait préjudiciable à des chevaux trop jeunes, à des chevaux ardens et colères, dont il est toujours dangereux d'agiter puissamment les liqueurs, et qu'il faut au contraire tempérer, en mélangeant le grain qu'on leur donne avec du son de froment, ou bien avec de l'orge gruée, s'il s'agit non seulement de calmer, mais de soutenir l'animal.

Personne n'ignore que le *son*, qui n'est autre chose que l'écorce du blé écrasé par la meule, est d'un usage très familier dans la médecine vétérinaire et dans le régime qu'elle prescrit. Il forme un aliment très rafraîchissant et d'une très facile digestion. Nous le présentons au cheval sain, ou malade, sec ou mouillé, selon les cas, et souvent, au lieu de le mêler avec l'avoine, dans l'intention de modérer la chaleur qu'elle pourrait provoquer, outre l'ordinaire en grain délivré soir et matin, nous en distribuons une mesure à midi, suivant les indications. Du reste, cette nourriture seule, avec le fourrage, ne suffirait point à l'entretien du cheval qui travaille, c'est une sorte de diète à laquelle nous le soumettons quand la santé en est altérée ; mais il est important de s'assurer que cet aliment ne soit point vieux et d'une odeur fétide et dégoûtante ; car les chevaux le refuseraient, ainsi que l'eau blanche, si nous faisions celle-ci avec du *son* pareil, ou si nous ne la renouvelions pas avant qu'elle fût aigrie (1).

Quant à l'*orge en grain,* celui qui est pur, compacte, pesant et plein est celui qu'on doit préférer. Il faut rejeter celui qui est ridé, spongieux, léger et petit, n'en faire usage que long-temps après la moisson, et quelque temps après qu'il a été concassé, afin de donner à l'humeur visqueuse qu'il contient le temps de s'atténuer ou de s'évaporer. Sa farine est en quelque sorte dénuée de la faculté de nourrir, et relâche au contraire l'animal. Les Espagnols en font, pour ainsi dire, le principal aliment de leurs chevaux : sans doute que cette plante a d'autres propriétés en

---

(1) Voyez la manière de la préparer dans les formules médicinales de la *Matière médicale*, déjà citée, tome II, page 436.

Il paraît bien certain aujourd'hui, par les résultats de l'analyse et des observations, que tous les bons effets qu'on attribuait au *son* appartiennent exclusivement à la farine dont il est toujours plus ou moins pourvu, et que, lorsqu'il en est privé, il n'a aucune qualité alimentaire. Il faut donc choisir le *son* pesant, blanc, qui blanchit les mains lorsqu'on le manie, et promptement l'eau dans laquelle on le jette, et rejeter celui qui n'a point ces qualités, qui est léger et semblable à de la sciure de bois. (*É.*)

Espagne (1); en France, ses tuyaux ou sa paille ne sont livrés qu'aux bœufs et aux vaches. Une personne qui ne voulait admettre aucune distinction relative aux divers pays, en ce qui concerne les qualités des productions végétales, et s'obstinait à nourrir un beau cheval espagnol avec de l'*orge*, sous le prétexte qu'il était habitué plutôt à ce grain qu'à l'avoine, se trouva forcée d'y renoncer, après l'avoir vu attaqué d'une fourbure des plus violentes, et telle que l'occasionerait l'avoine elle-même à tout cheval qui en mangerait inconsidérément.

Le *grain de froment* produirait la même maladie; il échauffe, d'ailleurs, beaucoup l'animal. L'usage dans lequel quelques personnes sont d'en donner tous les matins une jointée avant de faire boire les chevaux étroits de boyaux, ou de mélanger cette jointée avec la ration d'avoine destinée pour de vieux chevaux dont l'estomac est affaibli, ne doit pas néanmoins être condamné. Dans ce dernier cas, un mélange d'une jointée de féverole (*faba minor equina*) n'est pas moins efficace.

Quant au *grain de seigle,* on l'emploie plutôt comme médicament que comme aliment, et la paille de cette espèce de blé est consommée pour la litière.

---

(1) L'*orge,* comme tous les autres grains, contient, dans les pays méridionaux, beaucoup moins d'eau et de muqueux proprement dit, et beaucoup plus de sucre ou de muqueux sucré, qui est la véritable matière nourricière dans les végétaux : au surplus, l'*orge* est une plante du midi, et l'avoine ne se cultive que dans le nord de l'Europe. (*É.*)

Il serait à désirer que l'on examinât avec plus d'attention et plus de lumières qu'on ne l'a fait jusqu'à présent les véritables résultats d'une nourriture composée des plantes dont on forme les *prairies artificielles.* Ces plantes ont le mérite d'une production plus abondante que celle des prés naturels; mais ce mérite ne peut avoir de réalité qu'autant que ces alimens seront aussi sains et aussi salutaires que ceux que nous faisons manger habituellement. Un arpent de terre commune produit annuellement sept mille cinq cents livres pesant de *luzerne* (*medicago sativa*) : de là plusieurs personnes ont conclu, sans autre réflexion, que rien n'est plus avantageux que la culture de cette plante vivace; il nous semble qu'avant d'en semer de vastes champs, il aurait été plus prudent de tenter des essais pour s'assurer de ses effets sur des animaux dont un grand nombre a été d'abord sacrifié, parce que l'on ignorait, du moins dans de certains pays dénués de prairies, la nécessité de les accoutumer insensiblement et par gradation à ce genre de nourriture. La dispensation en a été d'abord inconsidérée. La *luzerne* donnée en vert, seule, sans mélange, sans discrétion, avant l'épanouissement des boutons à fleurs, couverte de rosée, ou mouillée par la pluie, et non flétrie par le soleil, a occasioné de ces espèces de tranchées qui accompagnent ordinairement de fortes indigestions; on a vu des chevaux et des bœufs enfler sur-le-champ, leur ventre météorisé d'une manière extraordinaire, les uns périr faute de secours, et les autres par le défaut de connaissance du remède convenable. Le mélange qu'on en a fait ensuite avec l'herbe ordinaire des prés, ou la paille de froment, ou le sainfoin, n'a pas eu des suites plus heureuses; les animaux se sont gorgés de ce fourrage et les mêmes accidens se sont montrés. Ce n'a été qu'après avoir essayé d'en donner d'abord en très petite quantité, qu'on est parvenu à le faire manger avec quelque succès et sans danger; l'estomac du cheval et ceux des animaux ruminans s'y sont habitués peu à peu et avec le temps; la ration de ce mélange a été portée, enfin, par chaque vingt-quatre heures passées dans les écuries, les étables et les bergeries, jusqu'à vingt-quatre livres pesant, pour de fortes jumens de trait poulinières et pour des vaches de la haute taille; à dix-huit livres, pour celles de la petite taille et pour des jumens de légère taille, et à deux à trois livres pour les bêtes à laine. Il a augmenté le lait de ces différentes femelles exemptes de toute espèce de travail, et il a même servi au rétablissement de plusieurs chevaux, bœufs et mulets qui tombaient dans un amaigrissement total; cependant il ne convient pas également à tous, et surtout à ceux en qui les fibres ont naturellement trop de force et d'élasticité, qui surabondent en sucs louables, dont la constitution est sanguine, dont le caractère est vif et ardent, etc.

Il en est de même de cette plante présentée à ces animaux sous la forme d'un fourrage sec, qui, employé aussitôt après la fenaison, produit des effets encore plus sinistres que le foin donné avant qu'il ait sué. On la mélange avec une égale quantité de paille, et on en proportionne la ration à la force, à la taille de l'animal, aux travaux qu'on exige de lui, à la qualité de cette herbe plus ou moins substantielle selon la nature du terrain auquel elle est due, et plus ou moins fine et plus ou moins appétissante selon qu'elle a été semée plus ou moins serrée ; quand les tuyaux vasculaires en sont gros, ils sont très durs, nourrissent peu, et sont le plus souvent rebutés et dédaignés par les bestiaux.

Trente livres (1) pesant de ce mélange ont suffi à la nourriture du plus fort cheval de tirage, l'avoine lui étant retranchée dans le repos, et une seule demi-ration de ce grain lui étant accordée lors du travail. Vingt livres ont nourri amplement des chevaux de monture de la grande taille. Vingt-sept livres, dont douze livres de cette herbe mêlée avec quinze livres de paille, ont entretenu dans l'étable des bœufs de la grande taille, auxquels, dans le temps des labours, on a retranché la paille, qu'on a remplacée par vingt livres environ de foin. Les bœufs de médiocre taille, les jumens, les vaches qui allaitaient ont été tenus à un tiers moins de cette même ration ; enfin, cent cinquante livres pesant de cette même plante et une égale quantité de paille ont entretenu cent bêtes à laine des plus fortes. Il est même nombre de personnes qui n'ont pas craint de faire manger ce fourrage pur à leurs bestiaux, à raison de trente livres pour chaque fort cheval, et de vingt-quatre livres pour chaque bœuf ; mais l'ex-

--------

(1) Nous parlons ici des plus fortes rations.

périence leur a appris, ainsi qu'à ceux qui ont voulu
suppléer à la mesure ordinaire d'avoine par six ou
huit livres de cette herbe hachée, qu'un aliment pareil est toujours très dangereux. La gale, le farcin,
les eaux aux jambes, la fourbure, la gras-fondure,
de vives tranchées accompagnées de ténesmes, la re-
dondance du sang, et tous les désordres que peut
occasioner la pléthore en ont été les résultats. Cette
plante, en un mot, bien loin d'être rafraîchissante,
comme quelques uns l'ont imaginé, soulève toujours
la masse; et la certitude de cet effet est telle, que
le lait des vaches, des jumens et des chèvres qui
s'en sont uniquement nourries, agite cruellement
les personnes qui en prennent, et leur occasione
des insomnies et mille inquiétudes.

Le *sainfoin* ou *saint-foin, foin sacré (hedisarum onobrychis)*, selon les anciens, qui l'appelaient ainsi,
peut-être, à raison de sa fertilité dans des terrains
secs et même stériles, et attendu la propriété qu'il
a d'amender et de nettoyer des fonds de peu de valeur et semés de mauvaises herbes, peut-être plutôt encore à raison de l'utilité de cette plante pour
la nourriture des bestiaux, n'est pas d'un usage absolument aussi périlleux. Il pourrait être néanmoins
funeste, s'il leur était donné pur et sans un mélange
de paille, encore ne doit-il être administré ainsi
qu'à des animaux qui travaillent. C'est un aliment
très nourrissant et très échauffant, soit que les tiges
en aient été fauchées avant l'épanouissement des
fleurs, soit qu'elles l'aient été quand les fleurs
existaient, soit, enfin, qu'elles aient été coupées

entre fleurs et graines. Il procure un lait abondant aux femelles qui ont mis bas, ou qui nourrissent. La ration en doit être, en général, très petite et très médiocre, autrement il susciterait les mêmes maux que la luzerne donnée sans ménagement et sans association aucune. La graine de cette plante excite, au surplus, les poules à une ponte fréquente.

On cultive encore en particulier différentes sortes de *trèfles*.

Le *trèfle* ou *triolet des prés* ( *trifolium pratense* ), dont l'abeille recherche avidement la fleur, est très propre à l'engrais des chevaux et autres bestiaux. On le fait consommer en vert dans les écuries, dans les étables, ou sur pied, mais seulement lorsque les boutons à fleurs sont formés ; car, avant d'avoir acquis ce degré de maturité, il ne composerait qu'un aliment médiocre. S'il est mouillé par la rosée, ou par l'eau de la pluie, ou par les brouillards, il fermente dans l'estomac des animaux, et donne lieu à des indigestions et à des tranchées semblables à celles que l'on a à redouter de l'usage de la luzerne. Ces accidens se manifestent aussi dès les premiers temps où l'animal est mis à cette nourriture; il en est si friand qu'il la dévore, et c'est sa voracité et la quantité qu'il en mange qui produisent les douleurs dont il est atteint; aussi ne doit-on lui en laisser prendre d'abord que très modérément (1).

______

(1) Voyez, pour le traitement des indigestions et des météorisations, par *Chabert*, les *Instructions et Observations sur les maladies des animaux domestiques*, déjà citées, tome III, seconde partie. (*É.*)

Cette herbe n'est pas moins galactophore que celles dont nous venons de parler; mais plusieurs personnes ont remarqué qu'elle est souvent nuisible à la truie qui porte, qu'elle en détruit les fruits, soit par avortement, soit en les faisant périr dans le ventre même de la mère; tandis qu'après le part, non seulement elle cesse d'être contraire à celle-ci, mais elle est très salutaire aux nouveaux nés, par la qualité et la quantité du lait qu'elle fournit à la femelle qui les allaite.

On ne doit point l'amonceler pour la donner en vert. Il en est comme de l'orge, elle est très sujette à s'échauffer, aussi ne la range-t-on et ne la distribue-t-on qu'en très petits paquets. C'est, au surplus, le *trémène* des Normands, qui en font manger la première pousse en herbe, et qui réservent le second produit pour l'hiver. Ce foin exige les mêmes précautions que l'administration de la luzerne, et la ration peut en être portée au même poids, toujours selon les diverses considérations sur lesquelles on doit se régler.

Ce trèfle est moins succulent que le *grand trèfle de Hollande* [*trifolium incarnatum*] (1). Un arpent de terre ordinaire semé de ce trèfle produit sept mille cinq cent livres pesant de fourrage sec; et, dans un terrain supérieur, la production en est dou-

---

(1) Ce *trèfle* n'est qu'une variété du précédent. On peut consulter, à son sujet, les expériences faites par *Rozier*, et rapportées dans son *Cours d'Agriculture*, tome IX, article *Trèfle*. (*É.*)

ble. Un particulier ( M. *Pelletier* ), habitant à Fré-
pillon, village à quatre lieues de Paris, le donnait
en vert, avec succès, à des chevaux qu'on lui en-
voyait dans l'intention de les rétablir ; il l'adminis-
trait de la même manière que nous administrons le
*vert d'orge* ( *hordeum exasticon* ). On sait que celui-ci
est aussi utile à de jeunes chevaux qu'il serait contraire à des chevaux poussifs, farcineux, morveux
et trop avancés en âge.

On le donne pendant un mois ou six semaines et
avant qu'il ait épié ; quand l'épi est sorti du fourreau, il provoque la fourbure. On a soin de le couper avant que la rosée soit dissipée, il est certain
qu'il n'en purge que mieux l'animal. On le lui distribue continuellement poignée par poignée, et l'on
observe de tremper au même instant chacune de ces
poignées dans un seau d'eau. Mettre une plus grande
quantité de cette herbe devant lui , c'est vouloir la
perdre ; il la fane par son souffle et la dédaigne. On
doit faire attention aussi que la provision qu'on en
fait pour la journée ne soit pas trop serrée dans un
même tas, l'herbe s'échaufferait elle-même ; on la
range encore de façon qu'elle soit droite et la pointe
en haut, et on l'arrose de temps en temps.

Trois jours après que le cheval est à ce vert on
lui ouvre la jugulaire : cette saignée, plus ou moins
légère, empêche qu'il ne devienne fourbu, et cette
nouvelle nourriture produit alors tout l'effet qu'on
en attend. L'animal est copieusement évacué par le
fondement, insensiblement cette évacuation cesse
et n'a plus lieu. Il engraisse, son poil devient tou-

jours plus vif, et ces signes sont, ainsi qu'un flux très abondant d'urine, la preuve la plus certaine du mérite et de l'efficacité de l'aliment. Quelques personnes donnent chaque jour une once de foie d'antimoine (oxide d'antimoine sulfuré) dans du son; on peut ne pas les imiter en ce qui concerne le foie d'antimoine, dont on peut différer l'administration jusqu'à ce que le cheval soit remis au sec, temps auquel il convient d'en fixer la dose à demi-once, mêlée avec quatre-vingts grains d'éthiops minéral (oxide de mercure sulfuré noir), à donner pendant huit ou dix jours comme vermifuge; mais il est très bon de ne pas épargner un demi-boisseau de son, sec ou mouillé, selon les cas.

Doit-on, au reste, nécessairement se dispenser de panser de la main les chevaux qui sont au vert, et de relever la litière? Cette question n'est pas du nombre de celles dont l'expérience peut donner la solution; elle parle également en faveur de ces deux sentimens. Le vert n'opère pas moins, en effet, dans l'un et dans l'autre cas, et nous croyons dès lors que la propreté serait préférable. Ceux qui proscrivent le pansement s'étayent sur la plus forte déperdition qu'il pourrait occasioner dans un temps où l'animal souffre des évacuations considérables; mais s'il est prouvé par le fait que l'action de panser n'a jamais nui en pareille circonstance, nous ne voyons pas pourquoi on ne le bouchonnerait pas au moins fortement une ou deux fois par jour. A l'égard de l'espèce de fange dans laquelle on le laisse communément, il n'est d'autre motif de ce procédé que celui de se ménager un fumier plus fait et plus pourri, et il est aisé de sentir combien ce même procédé peut être nuisible (1).

Quoi qu'il en soit, la dispensation des deux espèces de *trèfles* dont il s'agit, soit en vert, soit en fourrage sec, doit être à peu près la même, ainsi que je l'ai dit, que celle de la luzerne; on doit cependant être certain que le *grand trèfle de Hollande* forme plus de sucs que les autres.

Il serait, sans doute, superflu de rechercher ici les autres simples tirés du milieu des plantes agrestes, pour en composer encore des prairies factices; nous ne parlerons point aussi des divers mélanges récoltés dans les pays qui sont dans la disette de fourrages naturels, tels que le *bisail* (2), la *dravie* ou la

---

(1) Le préjugé presque général que les chevaux au vert ne doivent être ni pansés, ni tenus proprement, n'est fondé que sur la paresse des gens d'écurie et sur l'ignorance des préceptes d'hygiène de la part des écuyers qui les dirigent. *Bourgelat*, qui a sapé tant de préjugés, n'a pas osé montrer tous les inconvéniens de celui-ci; il a cherché à expliquer, à motiver l'opinion de ceux de ses confrères les écuyers qui défendent le pansement, et, quoiqu'il soit aisé de voir que son opinion est conforme à la raison, il n'a pas entièrement tranché la question. Les chevaux qui sont au vert transpirant beaucoup, ils doivent être étrillés et bouchonnés au moins deux fois par jour, quelle que soit l'opinion contraire, et l'expérience a prouvé que, conduits ainsi, ils éprouvent bien plus promptement les bons effets de cette nourriture. (*É.*)

(2) Mélange d'avoine, de pois et de vesce semés au printemps.

( 317 )

dragée (1), l'*houara* (2), l'*hivernage* (3), etc. Il est incontestable qu'ils ne sont réellement propres qu'aux chevaux qui ont été habitués dès l'enfance à une pareille nourriture, et que l'estomac des autres s'y accoutume plus ou moins difficilement et dans un espace de temps plus ou moins long, selon la qualité des alimens dont l'usage, dans le cours de leur vie, a précédé ceux-ci.

A l'égard des *herbages* ordinaires dans lesquels on jette quelquefois les chevaux faits, ils ne sont nullement convenables à ceux en qui la lymphe pécherait par trop d'épaississement, dont l'habitude du corps serait spongieuse, etc.; en général, ils rendent les liqueurs tenaces et visqueuses, ils relâchent les fibres et les affaiblissent : la preuve en est dans les poulains qui, ayant été trop long-temps dans les pâturages et mis au sec trop tard, forment des chevaux ordinairement débiles et paresseux, ainsi que dans les bœufs et autres animaux tenus constamment à cette nourriture molle ; si elle les engraisse,

---

(1) Mélange de trèfle, de pois et de vesce donné en vert ou desséché.

(2) Mélange de trèfle ou de luzerne, de pois ou de vesce, ou de fèves, ou d'avoine, ou de blé, ou de lentilles. Quelquefois toutes ces herbes sont mêlées, quelquefois il n'en est que quelques unes.

(3) Mélange de pois, de vesce et d'avoine, auquel on joint la quantité d'un boisseau de blé par arpent. On sème le tout au mois d'octobre ; de là le nom d'*hivernage*. Ces différentes récoltes artificielles sont en usage dans plusieurs départemens, et plus particulièrement dans ceux du nord.

les sucs visqueux qu'elle engendre les disposent à la plus grande partie des maladies dont nous les voyons attaqués, et qui consistent le plus souvent dans des obstructions fréquentes des viscères vasculeux, tels que le foie, la rate, les poumons, etc.

On peut mettre à l'herbe des chevaux dans la même intention que l'on a quand on croit devoir leur donner le vert, c'est à dire pour les rafraîchir, pour les purger, pour les rétablir, pour les remettre en chair, etc. Les y laisser toute l'année, c'est en assurer le dépérissement, et les maintenir dans un état de faiblesse qui ne leur permet pas de résister au plus léger travail. Du reste, l'herbe nouvelle convient parfaitement à ceux qui sont sujets à des embarras dans les reins, à des ardeurs d'urine, à la dysurie, à la strangurie, aux tranchées qui les suivent, etc.; elle a, dès les premiers momens de son jet ou de sa croissance, un caractère savonneux qui la rend très salutaire en pareilles circonstances, et même efficace contre le calcul. On observe souvent que les bœufs nourris dans l'étable, et que l'on tue l'hiver, ont des pierres dans le foie, dans la vésicule du fiel, dans les conduits biliaires et même dans la vessie, et quelquefois dans l'urèthre (1); on

_______________

(1) Le 9 mai 1762, M. *de Varennes de Champfleury* m'envoya, de la part du Bureau d'Agriculture de la ville de Clermont-Ferrand, en Auvergne, un mémoire à consulter sur un calcul arrêté dans l'urèthre d'un bœuf, âgé d'environ huit années, et qui lui avait causé la mort. Ce calcul pesait quatorze grains. Suivant ce même mémoire, la vessie en contenait plusieurs de la forme du plomb mis en grenaille, pe-

n'en trouve que très rarement dans ceux qui ont
d'abord été jetés dans les pâturages.

---

sant en tout quarante-deux grains : ceux-ci me furent remis
dans un bocal. Au premier aspect, chacun de ces petits calculs paraissait métallique, la couleur en était brillante et
semblable à de l'or. Nous avons plusieurs exemples de pareilles pierres trouvées dans les reins de ces animaux, on y
en a rencontré d'argentées. Les calculs que je reçus de M. *de
Varennes* sont actuellement dans le cabinet d'histoire naturelle de M. *de la Tourette*, conseiller en la Cour des mon-
naies de Lyon. Nous aurons occasion, dans le cours de nos
travaux, de faire connaître de très excellentes réflexions
qu'il nous communiqua alors à ce sujet; le public ne doit
point être privé des choses utiles que souvent la modestie des
personnes vraiment éclairées lui cache et lui dérobe.

Quelque temps après, le Bureau d'Agriculture établi à
Saint-Étienne, en Forez, nous consulta sur un même fait.
A l'ouverture d'un bœuf, on avait trouvé, à peu près dans
le milieu du canal de l'urèthre, un calcul rond, légèrement
aplati, dur, très lisse et de couleur métallique. Le paysan
auquel appartenait ce bœuf prétendait en avoir perdu un,
quatre années auparavant, de la même maladie; on vit dans
son urèthre deux pierres semblables, mais de grosseurs inégales. Ce même Bureau observe, dans son mémoire, que *les
bœufs qui charrient loin de leur domicile, et qui vivent de foin
sec, y sont plus sujets que ceux qui pâturent dans les prairies.* (Note de l'Auteur.)

*Voltaire* a aussi adressé à l'École vétérinaire d'Alfort, en
1771, de semblables calculs; ils sont conservés dans le cabinet de cette École : les faits qui y sont relatifs ont été con-
signés dans une dissertation de *Bourgelat*, insérée dans le
*Journal d'Agriculture* de janvier 1778. (*É.*)

*Des Alimens liquides.*

Les alimens liquides ne sont pas moins nécessaires que les alimens solides à l'entretien de la vie de l'animal. L'*eau* en est la boisson ordinaire.

Il serait assez difficile de concilier les idées d'*Aristote* et celles que nous nous sommes formées des effets que ce fluide produit dans les corps animés. Selon ce philosophe, les chevaux et les chameaux boivent l'*eau trouble et épaisse* avec plus de plaisir et d'avidité que l'eau claire. La preuve sur laquelle son opinion est appuyée est l'action de ces animaux, qui, dit-il, la battent et la troublent eux-mêmes (1). Il ajoute que l'eau chargée de particules hétérogènes les engraisse, parce que *dès lors leurs veines se remplissent davantage.*

Nous devons opposer ici l'expérience à l'autorité. Présentez au cheval de l'eau trouble, inodore et sans mauvais goût, et de l'eau parfaitement limpide, il s'abreuvera indifféremment de l'une et de l'autre; conduisez-le dans une rivière, s'il est véritablement altéré, il boira sur-le-champ, et ne battra l'eau que lorsque sa soif sera suffisamment étanchée. Permettez-lui, dans ce moment, de l'agiter avec l'un ou l'autre de ses pieds antérieurs, si on ne l'en détourne pas, il s'y couchera bientôt infailliblement; enfin, offrez à celui-là même qui brûlera de la soif

------

(1) *Histoire des Animaux, avec la traduction française,* par *M.* Camus. *Paris,* 1783, in-4°, tome I, livre 8, ch. 8, page 481 ; et ch. 24, page 519.

la plus ardente une eau sale, brouillée et fétide,
il la dédaignera absolument : or, il paraît qu'ici
*Aristote* a attribué mal à propos à un animal qu'il
appelait d'ailleurs *Philoloutron* (φιλόλουτρον), pour exprimer l'amour naturel qu'il a pour l'eau, une intention qui n'est point réelle, et il est, ce semble,
plus raisonnable de penser que, dans l'instant où il
bat l'eau, ainsi que nous l'avons dit, ce n'est nullement pour la troubler, mais uniquement pour la
faire rejaillir sur lui, ce qui est même démontré,
puisqu'il est commun de le voir s'y plonger inces-
samment après ; le philosophe se serait donc moins
éloigné de la vraisemblance, en imputant nuement
ce mouvement à l'instinct et au goût qu'il avait reconnus lui-même dans le cheval.

C'est sans doute ce même goût qui le sollicite et
qui l'engage à plonger plus ou moins profondément
sa tête dans l'auge ou dans le seau qui contient sa
boisson. Cette action, qu'on n'aperçoit en lui que
lorsque sa soif n'est pas fort pressante, a encore occasioné de nouveaux écarts. *Pline* en a conclu que
*les chevaux trempent les naseaux dans l'eau* quand
ils s'abreuvent (1). *Jérôme Garimbert* prétend qu'*ils
y plongent la tête jusqu'aux yeux,* tandis que les
ânes et les mulets *hument du bord des lèvres* (2). Il

---

(1) *Histoire naturelle, etc. Paris*, 1771, in-4°, tome III,
livre 8, chap. 42, page 481.

(2) *Les Problemes, traduitz de tuscan en françoys par
J. Louueau. Lyon*, 1559, in-8°, page 64, probleme xxv.—
Voyez encore : *Della selva di varia lettione di P. Messia. In
Venetia*, 1565, in-8°, parte quarta, cap. xiii, pag. 337.

est certain que le cheval hume en buvant, ainsi que l'âne et le mulet, et qu'il n'est aucune différence entr'eux à cet égard : or, l'action de humer, qui n'est autre chose que celle d'attirer et d'inspirer, en quelque manière, le liquide, ne pourrait s'exécuter, de la part de cet animal, si ses naseaux baignaient dans l'eau, parce qu'en même temps qu'il en remplirait la cavité de sa bouche, il en attirerait incontestablement autant dans ses fosses nasales ; l'action d'inspirer par cette première cavité, aidée d'ailleurs ici par la pression de l'air externe sur l'eau, et celle d'inspirer par les secondes, étant évidemment simultanées, et l'on comprend dès lors qu'il ne pourrait qu'en être suffoqué. C'est aussi conséquemment à cette inspiration inséparable de l'action de humer, que l'on est obligé de *couper* ou de *rompre* de temps en temps l'eau à l'animal, surtout à celui qui, pressé du besoin le plus grand, boit à perte d'haleine et tout de suite, aux risques de s'étouffer entièrement.

L'opinion dans laquelle on a été que l'eau trouble engraisse le cheval, et lui est infiniment plus salutaire que toute autre, n'est pas moins à rejeter. Il serait, en effet, très difficile de découvrir la sorte d'élaboration à la faveur de laquelle des corpuscules terrestres et grossiers aideraient à former un chyle balsamique et propre à une assimilation d'où résulterait une homogénéité véritable. Non seulement le fluide aqueux extrait les parties les plus utiles des alimens, il dissout les humeurs visqueuses, il entretient la fluidité du sang, il tient tous les émonctoires convenables ouverts, il débarrasse tous les conduits, et facilite merveilleusement la transpiration insensible ; mais, sans son secours, la nutrition ne saurait être parfaitement opérée ; il est le véhicule qui porte le suc nourricier jusque dans les pores les plus ténus des parties : or, il suit de cette vérité que les seules eaux bienfaisantes seront celles qui, légères, pures, simples, douces et limpides, passeront avec facilité dans tous les vaisseaux excrétoires ; et nous devons penser que celles qui sont crues, pesantes, croupissantes, inactives, terrestres, et imprégnées, en un mot, de parties hétérogènes grossières, formeront une boisson d'autant plus nuisible, qu'elles ne se frayeront qu'avec une peine extrême une route à travers les canaux déliés qu'elles doivent parcourir, et qu'elles ne parviendront jamais à leurs extrémités sans y causer des obstructions. Il faut avouer, néanmoins, eu égard à la constitution de l'animal, à la force de ses organes digestifs, au genre d'alimens dont il se nourrit, etc., que celles-ci ne lui seront point aussi pernicieuses qu'à l'homme ; on ne doit pas, cependant, faire moins d'attention aux différentes qualités de celles dont on l'abreuve.

Les eaux trop vives suscitent de fortes tranchées, des gonflemens considérables dans les parotides ; les eaux de neige provoquent assez communément une toux violente, un engorgement considérable dans les glandes maxillaires et sublinguales, ainsi que dans les glandes lymphatiques amoncelées à la partie supérieure de l'auge ; elles excitent en même

temps, dans les jeunes chevaux, un flux considérable, par les naseaux, d'une humeur plus ou moins
épaisse, et d'une couleur différente et plus ou moins
foncée. Les eaux croupissantes, le plus souvent
chargées de sels âcres et caustiques, de la même
nature que la plupart des plantes qui naissent dans
les étangs, suscitent des maladies plus ou moins
graves, des fièvres putrides, malignes, pour l'ordinaire épizootiques; les eaux de puits dans de
certaines maisons et dans de certains quartiers de
Paris produisent une infinité de maladies cutanées, etc. (1).

Le temps et la manière d'abreuver ces animaux
sont encore des points qui intéressent essentiellement sa conservation.

On ne doit jamais, et dans aucune circonstance,
les faire boire quand ils sont échauffés par un exercice violent. L'effet de l'eau froide sur un sang ra-
réfié est de le condenser et de l'épaissir, de crisper
et de raidir les parties solides, d'arrêter et de suspendre les excrétions les plus salutaires, et souvent
de donner lieu à des maux qui conduisent inévitablement à la mort. L'heure la plus convenable pour
les abreuver est celle de huit ou neuf heures du
matin, et de sept ou huit heures du soir. En été,
on les abreuve, avec raison, trois frois par jour, et

_______________

(1) Voyez, dans la *Matière médicale* déjà citée, l'article
*Boisson*, tome I, page 244, et dans le *Dictionnaire de Médecine de l'Encyclopédie méthodique*, tome I, l'article *Alimens*, page 831. (*É.*)

alors la seconde doit être fixée environ cinq heures
après la première. Il est vrai qu'eu égard aux chevaux qui travaillent et aux chevaux qui voyagent, un
pareil régime ne saurait être exactement constant et
suivi ; les chevaux de manége, dans plusieurs acadé-
mies bien réglées, ne boivent qu'une heure ou deux
après la fin des exercices ; le soir, on les abreuve à sept
heures, et toujours avant de leur donner l'avoine.

Il est nombre de personnes qui sont dans l'usage
d'envoyer leurs chevaux boire à la rivière, contre
le sentiment de *Xénophon*, et suivant l'avis de
*J. Camerarius* (1), dont nous n'avons garde de
nous éloigner, pourvu que l'eau de la rivière soit
bonne et salubre, que l'on soit assuré de la sagesse
des personnes qui les y conduisent, qu'on ne les y
mène pas dans le temps le plus âpre de l'hiver, et
qu'on ait l'attention, à leur retour, non seulement
d'avaler l'eau dont leurs quatre jambes sont mouillées, mais de les leur sécher parfaitement, ainsi
que l'ongle en l'essuyant.

Quant à ceux qui abreuvent l'animal dans l'écurie, ils doivent, en hiver, avoir grand soin de faire
boire l'eau sur-le-champ, aussitôt qu'elle est tirée,
et avant qu'elle ait acquis un degré de froid considérable. Dans l'été, au contraire, il est indispensable de la tirer le soir pour le lendemain matin, et
le matin pour le soir du même jour, à l'effet de lui
faire perdre le degré de froid qu'elle avait. Vaine-

---

(1) *De tractandis equis siue* ἱππoκoμικός. — *Xenophontis
de re equestri. Tubingæ Sveuorum*, 1539, in-8°.

ment le même *Camerarius*, très distant du sentiment d'*Aristote* sur l'eau trouble, invective-t-il les
palefreniers qui offrent à leurs chevaux de l'eau qui
a séjourné dans un vase, par cette seule raison
qu'elle a été exposée à la chute de plusieurs ordures, et veut-il qu'elle soit tirée nouvellement et
présentée aussitôt à l'animal : les suites funestes
d'une pareille méthode observée dans les temps de
chaleur n'ont malheureusement que trop prouvé la
sévérité avec laquelle elle doit être proscrite. Il est
possible cependant de parer et d'obvier à la froideur de l'eau et à sa trop grande crudité, en y
trempant les mains, ou en y jetant du son, ou en
l'exposant au soleil, ou en y mêlant une certaine
quantité d'eau chaude, ou en l'agitant avec une
poignée de foin, etc. : c'est ce que l'on doit nécessairement faire lorsqu'en été l'on ne peut avoir que
de l'eau tirée sur-le-champ du puits.

Comme nous n'avons eu nul intérêt de nous assurer de la durée du temps pendant lequel le cheval
pourrait se passer de boire, nous ne saurions con-
tredire le fait avancé par *Aristote,* qui fixe ce même
espace de temps à quatre jours : tout ce que nous
savons, c'est qu'il est des chevaux qui boivent naturellement moins les uns que les autres ; il en est
aussi qui boivent trop peu, et ceux-ci sont non
seulement assez communément étroits de boyaux,
mais le défaut, en eux, de proportion dans les
parties liquides et solides du sang rend ce fluide
peu propre à traverser librement les plus petits
vaisseaux de la machine. De là les stagnations

dans les canaux déliés des différentes parties, les
dispositions des viscères à s'obstruer, des reflux de
sucs impurs dans la masse, enfin nombre de maladies chroniques dont on démêle rarement la génération et la cause, parce qu'on n'a jamais réfléchi
sur la nécessité et sur les effets véritables de la boisson. Il est encore des chevaux que le dégoût et la
fatigue empêchent de s'abreuver, on réveille en eux
le désir de boire par quelques poignées de foin, par
différentes sortes de masticatoires, etc.

Si la disette d'alimens liquides est réellement
pernicieuse, celle des alimens solides ne l'est pas
moins. L'abstinence outrée nuit à l'entretien des
forces, et elle est encore plus contraire aux chevaux
maigres et faibles. En général, la faim dissout les
parties gélatineuses du sang et de la lymphe, elle
rend la transpiration languissante par la diminution du volume du sang, qui demeure bien moins
pur dans ses vaisseaux, et qui contracte bientôt,
ainsi que toutes les liqueurs animales livrées alors,
comme ce fluide, à leur sort, une acrimonie méca-
nique : d'où l'on voit combien il est dangereux de
sortir de ce juste milieu si cher à la nature, en se
portant ou du côté de l'excès, ou du côté de la diminution dans la quantité.

Nous ajouterons que celle du fourrage qui doit
être distribué ne doit l'être qu'à plusieurs reprises
et qu'autant que l'on présume que les précédentes
rations ont eu le temps d'être digérées; une forte
quantité d'alimens prise tout à la fois ne peut jamais être élaborée exactement; elle surcharge in-

failliblement le ventricule, et les sucs préposés à leur dissolution ne sauraient être rassemblés en même temps en assez grande abondance pour l'opérer ; d'une autre part, une première digestion manquée ne se répare ni dans la seconde ni dans la troisième, et le séjour dans le viscère des premiers alimens non travaillés comme ils auraient dû l'être y forme des crudités, occasione des vents, des gonflemens, et devient une source de différens maux, de fièvres, etc. Or, il convient de diviser le poids de la nourriture à donner en plusieurs portions, et de régler aussi, d'après ces observations, les heures de la distribution.

Il est des chevaux dont les organes digestifs ont moins de force, d'autres en qui ces mêmes organes ont une activité surprenante, les heures pour ceux-ci devraient donc être plus rapprochées que pour les premiers. Au surplus, cette assignation d'heures déterminées et constantes, quand elle est possible, contribue évidemment à la santé de l'animal et à la durée de sa vie. Celle de la plupart des chevaux de manége n'est aussi longue que par l'exactitude du régime qu'on leur fait observer, et tels sont la force et l'empire de l'habitude, que la nature, accoutumée dans des instans fixes à l'exécution de telles fonctions, est pressée, comme par un besoin réel et indispensable, de s'y livrer de nouveau dès le retour de semblables instans : c'est ainsi qu'à l'heure ordinaire où on abreuve et où on départ le fourrage et l'avoine, ces animaux hennissent, s'agitent, battent du pied et s'abandonnent à une multitude de mou-

vemens qui annoncent aussi sûrement que l'horloge
la plus juste la révolution du moment. Nous con-
viendrons cependant que cette fixation n'est pas une
condition si absolue que tout cheval ne puisse sans
elle exister bien portant, nous en voyons une très
grande quantité non assujettis à cette loi satisfaire
à de forts travaux; et, d'ailleurs, on pourrait dire
que ce n'est pas sans danger que l'homme et l'animal contractent de longues habitudes, puisque ces
habitudes sont une seconde nature qui se trouve
blessée du moindre changement; mais tous les chevaux et tous les hommes ne sont pas si sains et si
robustes, que tous genres de vie quelconques et
successivement variés puissent leur être indifférens.

### *Des soins du cheval en voyage.*

Les attentions qu'exige le cheval de la part du
voyageur sont en grand nombre.

1°. Il s'agit, quelque temps avant d'entreprendre
la route, de le mettre en haleine, en le faisant pro-
mener deux ou trois heures par jour, pour le disposer ainsi insensiblement à fournir avec aisance le
chemin qu'il doit faire.

2°. Les premières journées doivent être courtes,
sauf à les augmenter peu à peu, ainsi que la dose
du fourrage et du grain; car ceux qui, dans l'espérance de fortifier l'animal et de le rendre plus capable de résister à la fatigue, lui prodiguent tout à
coup l'avoine, manquent presque toujours leur
but : l'animal s'en dégoûte, le refus qu'il en fait
le prive totalement du moyen de maintenir sa vi-

gueur, et ses forces diminuent et sont abattues par degrés.

3°. Ou l'on fait sa journée entière d'une seule traite et sans débrider, ou on la partage entre le matin et le soir. Le premier de ces partis nous semble préférable. Le temps le plus propre à l'exercice est, en effet, celui où la digestion est achevée et qui précède le repas ; le chyle ayant porté dans le sang auquel il s'est mêlé quantité de matières excrémenteuses, le mouvement et l'action en déterminent l'évacuation par les pores, le suc gastrique en est aussi plus dépuré, et l'appétit est inévitable ; dès qu'au contraire la marche et la fatigue succèdent immédiatement à la nourriture, la digestion en est le plus souvent troublée, et n'est jamais aussi parfaite que si le corps eût joui d'une certaine tranquillité ; d'ailleurs, le cheval qui finit et qui achève sa journée de bonne heure a plus de temps pour se rafraîchir et se reposer ; au surplus, quand on se propose de cheminer le matin et le soir, on doit s'arranger de manière que l'animal exécute dans la première de ces parties du jour le tiers de la marche qu'il a à faire. Il est encore très essentiel d'éviter les heures des grandes chaleurs de l'été ; la combinaison d'un air trop chaud avec un mouvement continuel enflamme la masse, force la transpiration, et épuise nécessairement la machine.

4°. A mesure que l'on approche du lieu où l'on a projeté de s'arrêter, l'allure de l'animal doit être ralentie ; un cheval qui a chaud en arrivant peut être saisi d'un refroidissement subit, dont les suites sont des inflammations plus ou moins graves, des fièvres, des morfondures, des fourbures, etc. Si cette sage précaution était demeurée inutile, et si l'animal est en sueur, on le promenera, on le tiendra à une action douce et lente pour donner à cette sueur le temps de se dissiper sans danger; car le froid n'est jamais à craindre tant que le corps est en action. On pourrait encore le débrider, le mettre au mastigadour, le desseller, abattre l'eau avec le couteau de chaleur, l'épousseter, le bouchonner, laver, avec une éponge imbibée d'une eau propre et limpide, ses yeux, ses naseaux, ses lèvres, le fondement, le fourreau, ces parties étant pour l'ordinaire chargées d'une quantité de poussière confondue avec la sueur. On le couvre ensuite avec de la paille fraîche, qu'on assujettit par le moyen d'un surfaix ou d'une couverture lorsqu'on est à portée d'en avoir une ; toutes ces opérations, qui ont pour objet de parer à la constriction des pores, et de prévenir la suppression de la transpiration, doivent avoir lieu dans l'écurie ou dans un lieu quelconque tempéré et à l'abri de tout air vif qui contrarierait ces vues. On souffle ensuite quelques gorgées de vin dans la bouche et dans les naseaux, et bien loin de bouchonner les jambes selon la coutume pernicieuse des valets d'écurie, qui dès lors attirent et font affluer les humeurs sur ces parties, on les lave avec de l'eau fraîche, qui répercute ces mêmes humeurs naturellement trop portées à s'y jeter, et qui ne peut que fortifier les membres.

5°. On ne débride pas ordinairement les chevaux

qui ne sont que légèrement échauffés, on les dé-
gourme (1), on les attache par les rênes de la
bride aux fuseaux du râtelier, on fait absolument
net devant eux, soit dans le râtelier, soit dans
l'auge. On les laisse ainsi pendant une heure et
au delà sans manger, après avoir néanmoins des-
serré les sangles, ôté la croupière, débouclé le
poitrail et glissé une certaine quantité de paille
fraîche sous les panneaux de la selle. Il est nombre de personnes qui les débrident sur-le-champ,
et qui leur font délivrer aussitôt une ration d'a-
voine, mais nous pensons qu'il est bien plus convenable de donner aux humeurs agitées le temps de
se calmer, l'estomac n'en sépare que mieux les sucs
utiles du grain.

6°. Après un repos suffisant, on donne une certaine quantité de foin; on abreuve l'animal lorsqu'il l'a mangé en plus grande partie, ou plutôt, si
l'on aperçoit que la soif éteigne en lui l'appétit de
ce fourrage, et quelque temps après, on lui donne
l'avoine; mais il est important d'examiner toujours
le genre et la qualité de ces différentes nourritures.

7°. Les pieds exigent une attention sérieuse et
constante. On doit les visiter en arrivant et en partant,
il faut les nettoyer soigneusement avec le cure-pieds
des pierres, des graviers et de la terre qui pourraient
y séjourner; on doit en remplir la cavité de terre
glaise ou de crottin mouillé, et oindre la couronne
avec du cambouis, ou de l'onguent de pied. Quand

_______________

(1) Voyez la note de la page 69.

ces parties sont douloureuses, chaudes, et que le cheval feint et ne les appuie pas franchement sur le terrain, il faut nécessairement le déferrer pour en examiner l'état.

8°. Le soir, il doit être attaché de manière qu'il puisse se coucher aisément. La longe, ou les longes de son licou doivent pour cet effet avoir une longueur proportionnée; cette longueur étant excessive, il pourrait s'enchevêtrer pendant la nuit.

9°. Le mors de bride doit être lavé chaque fois qu'on l'ôte de la bouche de l'animal; lorsqu'on y laisse croupir la salive en écume, elle contracte une fétidité qui précipite l'animal dans le plus grand dégoût. Quant à la selle, ses panneaux étant imbus et mouillés de sueur, ils doivent être exposés au soleil pour y sécher, et il faut, avant de seller de nouveau le cheval, le battre avec une gaule, à l'effet d'en rompre la dureté et de leur ôter une raideur capable de le blesser; toute contusion, toute écorchure, toute plaie sur le corps, et dans le lieu surtout où porte et repose la selle, quelque peu dangereuses qu'elles puissent être en elles-mêmes, mettent le cheval hors de service pour la route.

10°. Dès qu'on ne peut se dispenser d'être extrêmement difficile sur le choix des eaux dont on l'abreuve, relativement à leur nature et à leurs qualités, la question de savoir s'il convient mieux de le faire boire en chemin que d'attendre d'être arrivé au gîte doit être bientôt décidée. Ceux qui inclinent pour le premier de ces usages allèguent que, si l'animal est en sueur en atteignant l'hôtellerie,

on est un temps considérable sans pouvoir lui présenter la boisson, que la soif l'empêche de manger,
et qu'une heure ou deux étant écoulées, on est
obligé de le faire repartir sans qu'il ait pu prendre
le moindre aliment liquide et solide; mais si l'on
se conforme au régime que nous avons indiqué ci-
dessus, on n'éprouvera certainement pas un pareil
inconvénient; et, d'ailleurs, quels seront les moyens
de juger sainement des eaux que l'on rencontrera
en cheminant? l'inspection seule ne peut en donner
que de très faibles notions. La prudence exige donc
qu'on n'abreuve jamais les chevaux de la première
eau que l'on découvre; il vaut incontestablement
mieux différer jusqu'à ce que l'on soit parvenu au
lieu où l'on s'est proposé de s'arrêter : les habitans,
instruits par l'expérience des eaux plus ou moins
salubres, dissiperont toute inquiétude, et l'on ne
sera nullement exposé au danger d'abreuver l'animal d'un fluide mortel, tel que celui que roulent
de petites rivières et de petits torrens, dans lesquels
nul cheval ne boit qu'il ne soit atteint de fortes
tranchées, et même d'autres maladies plus ou
moins aiguës. Nous remarquerons encore que, quoique l'action de l'animal qui marche soit modérée,
et n'imprime au dehors aucune marque de chaleur
excessive, néanmoins une répétition continuelle de
mouvemens suscite toujours une agitation intérieure
pendant laquelle une boisson, surtout très froide et
qui surprend, peut devenir extrêmement pernicieuse.

11°. Enfin, le repos, la bonne litière, le soula-

gement des pieds, et surtout des talons, par l'extraction de deux lames de chaque côté, la terre
glaise renouvelée tous les jours deux fois sur la sole,
l'onguent de pied autour de la couronne, de fréquentes lotions d'eau fraîche acidulée par le vinaigre sur les jambes, ou d'une lessive de cendres
de sarmens, ou de vinaigre dans lequel on aura dé-
layé de la fiente de vache, si elles sont très fatiguées,
des lavemens émolliens, du son mouillé au lieu d'a-
voine, de l'eau blanche, l'ouverture de la jugulaire
trois ou quatre jours après que l'animal s'est reposé :
tels sont les moyens, en suite d'un voyage plus ou
moins pénible, de le rétablir entièrement.

### De l'Exercice et du Repos.

Sans l'exercice et sans le repos, la machine animale serait bientôt détruite. L'exercice, quand on
le borne à un mouvement modéré, aide à l'insensible transpiration que nous avons dit être la principale des excrétions ; il subtilise les liqueurs, il en
entretient la fluidité ; il augmente la vélocité de la
circulation ; il fortifie les parties solides ; il tient les
cavités des petits vaisseaux ouvertes ; il éloigne une
foule de maladies qui dépendent de l'abondance des
humeurs, de leur impureté, de leur stagnation, de
l'engorgement et de l'obstruction des viscères ; il
ranime les forces bien loin de les abattre ; il rappelle
l'appétit qui languit ; il remédie aux vices du ventricule, et ses effets influent sur toute l'économie des
mouvemens vitaux. Mais autant il importe de pro-
mener l'animal, de l'habituer et de le soumettre à

des travaux proportionnés à son tempérament plus
ou moins robuste, autant on doit craindre de le livrer à un exercice violent et supérieur à celui dont
il est capable : dès lors il serait bientôt épuisé, quelqu'attention que l'on eût de mesurer sur cet exercice outré la quantité des alimens propres à réparer
ses pertes, parce que des mouvemens forcés et répétés non seulement consument les forces motrices,
mais usent et débilitent les organes à la faveur desquels ces mêmes mouvemens sont exécutés. La maigreur, le retroussement, et souvent l'altération du
flanc, le ternissement du poil, le flageolement des
jambes; leur courbure en forme d'arc, leur éloignement de tout aplomb, la faiblesse de leurs articulations, la lenteur, la mollesse et la difficulté de leur
action sont les symptômes de cet excès trop long-
temps continué, et qui, lorsqu'il est subit, c'est à
dire dans des chevaux surmenés, est assez fréquemment suivi de la fortraiture, de la fourbure, de la
courbature, de la morfondure, de la fièvre, etc.

Au travail doit succéder le repos; il est le remède
à la lassitude, et doit être en raison des efforts qui
l'ont précédé, pour suppléer, par la concentration
de la quantité des sucs utiles et digérés qui constituent la vigueur de la machine, à la dissipation
plus ou moins énorme qui en a occcasioné l'exté-
nuation. Au repos aussi doit succéder le travail ou
l'exercice ; car une cessation perpétuelle de mouvement et un régime absolument oisif et sédentaire
rendent les fibres musculaires ineptes à toute action,
épaississent la masse, ralentissent le cours de toutes

les humeurs, les pervertissent, et produisent, en un
mot, tous les effets diamétralement contraires aux
effets salutaires d'un exercice modéré : aussi voyons-
nous que des chevaux pour ainsi dire abandonnés
dans des écuries, et ne fournissant à aucune espèce
de service, sont affectés de tous les maux qui doivent être les résultats de ces différentes altérations
dans l'économie animale : tels sont les refroidissemens d'épaules, l'enflure des jambes, la pesanteur,
la paresse, l'obésité, la gras-fondure, la fourbure,
diverses sortes de maladies cutanées, etc.

Cette intermission de toutes les sensations, cette
inaction involontaire, commune à l'homme et aux
animaux, et que l'on a appelée *sommeil*, est encore
plus propre à la réparation des forces que le repos
dont nous venons de parler. L'exercice des sens, lors
même de la plus grande tranquillité, sollicite toujours quelque déperdition ; les objets, les odeurs,
les sons ou le bruit affectent plus ou moins, et provoquent dans les solides certains mouvemens qui,
quoique insensibles, n'influent pas moins sur la
marche des fluides, et c'est vraisemblablement par
cette raison qu'un sommeil inquiet et troublé, tel
que celui pendant lequel l'animal, même en santé,
rêve, s'agite et hennit, n'est point aussi confortatif,
et le fatigue souvent même plutôt qu'il ne le calme.
Mais celui qui est doux et paisible lui rend sa vigueur et son agilité ; il dispose de nouveau toutes
les parties à l'exercice de leurs fonctions ; il favorise
la digestion, la transpiration et la nutrition, puisqu'il condense le suc nourricier, et que, dans cet

22

état, ce suc se lie plus intimement aux parties qui doivent être nourries , etc.

Il est vrai, néanmoins, que le cheval, par sa nature, n'est pas aussi enclin à dormir que l'homme et d'autres animaux, que quatre heures de sommeil suffisent ordinairement à certains chevaux, qu'il en est plusieurs auxquels il en faut moins, que les uns dorment couchés et les autres communément debout ; mais si le sommeil de l'homme a plus de durée que celui de l'animal, on doit faire attention aussi que les instans que l'homme emploie à dormir sont employés par le cheval à manger et à se réconforter d'une autre manière. Du reste, le moment du réveil est marqué dans tous les deux par les mêmes actions, par le bâillement et par l'extension des membres, dont la longueur des fibres exige que l'animal y rappelle les esprits, et y accélère automatiquement le cours du sang, au moyen de différentes contractions répétées.

### Des Ages, des Tempéramens et des Saisons.

La considération de l'âge, du tempérament et des saisons est encore très essentielle pour la fixation du régime. On ne nourrit point un poulain comme des chevaux faits, on n'en exige aucun travail, on ne l'expose point à toutes les rigueurs du temps ; les alimens que l'on fait succéder au lait bien conditionné d'une mère tenue à une bonne nourriture sont des alimens tempérés et substantiels ; on ne le panse point de la main jusqu'à ce qu'il ait acquis un certain degré de force, etc. Il en est de même du cheval formé et parvenu à son accroissement : le régime qu'on lui fait observer doit différer de celui qu'on prescrit au cheval avancé en âge, soit par rapport au service dont celui-ci cesse peu à peu d'être capable, soit par rapport au choix des choses qui peuvent fortifier son estomac souvent débilité, et de celles qui peuvent fournir une plus grande abondance de sucs nutritifs, etc.

Le cheval sanguin, dont l'habitude du corps est spongieuse et lâche, sera nourri modérément. Le colérique, dont les fibres ténues ont une grande rigidité et en qui la marche du sang est impétueuse, ne sera point soumis à des exercices longs et violens, à des mouvemens trop pénibles ; on modérera, ainsi que nous l'avons dit, les effets du grain par un mélange d'alimens tempérés ; on l'abreuvera d'eau blanche ; on n'usera jamais de rigueur envers lui : il est toujours dangereux de l'irriter. J'ai vu un cheval maltraité et estrapassé dans les piliers d'un manége refuser tout aliment solide pendant quelques jours ; mis ensuite à une charrette, s'obstiner à demeurer comme immobile et y mourir accablé de coups. J'ai vu encore un cheval d'Espagne des plus nerveux, devenu si fort ennemi de l'homme en suite des contrariétés qu'il avait éprouvées de la part de quelques enfans, que qui que ce soit ne pouvait l'aborder. On avait construit autour de lui une loge dans laquelle il était renfermé ; il faisait mille efforts pour l'abattre à coups de pied dès le moment qu'il apercevait une personne. On jetait des chiens, des moutons dans cette loge, auxquels il ne faisait aucun mal ; on y faisait entrer, en reculant, des ju - mens qu'il servait avec ardeur et avec fruit ; on descendait, par un trou pratiqué au plafond, tous les alimens nécessaires à sa subsistance. Il parvint à détruire les planches épaisses et fermement attachées qui formaient l'enceinte de l'espèce de prison à laquelle il avait été condamné : il parut tout à coup dans une cour, dont deux ou trois personnes, sur lesquelles il allait fondre et se jeter, se sauvèrent heureusement ; et on se vit obligé, dans l'impossibilité où les gens les plus hardis étaient de l'arrêter et de le prendre, de le tuer à coups de fusil.

Le cheval triste et mélancolique ne doit point être tenu à des alimens propres à entretenir la ténacité et l'épaississement de son sang ; les moins substantiels et ceux qui peuvent agiter la masse, aidés d'ailleurs de boissons humectantes et délayantes, sont les seuls qui lui conviennent, ainsi qu'un exercice successivement augmenté.

Le travail est nécessaire au phlegmatique naturellement engourdi, lent et paresseux. Il s'agit de hâter en lui la circulation, d'accroître la force et la tension des parties, de dissiper une sérosité trop abondante ; et une nourriture capable de pareils résultats est celle qui est à préférer, etc.

Nous ne saurions parcourir ici toutes les différences plus ou moins sensibles qu'un praticien attentif doit rechercher dans les divers individus ; mais nous dirons que, si l'art a été jusqu'à ce jour si fort au dessous de lui-même, c'est par le défaut de toutes espèces d'observations, défaut auquel l'exercice le plus vanté, le plus multiplié et le plus étendu ne saurait suppléer quand il n'est accompagné d'aucunes lumières. Le régime qu'on fait observer aux chevaux paraît, en général, varier trop peu, et n'admettre que de trop légères exceptions. On ne consulte ni la force, annoncée par le courage, par la facilité de s'accoutumer aux plus grands travaux et de les accomplir, par la vigueur avec laquelle le corps résiste à de certaines affections, par la quantité d'alimens pris et rendus sans la moindre incommodité, etc. ; ni la faiblesse prouvée par des effets totalement contraires, ni les habitudes contractées, ni les dispositions maladives dont on pourrait juger par les événemens passés, ni les torts que ces mêmes événemens ont pu faire à la machine, ni les traces inévitables qu'ils y ont laissées et qui peuvent dégénérer en d'autres maux, ni les résultats des divers médicamens donnés dans différentes circonstances, et même des mixtes qui forment la nourriture ordinaire de l'animal ; on n'a égard ni à la dissipation sollicitée par les grandes chaleurs de l'été, ni au moins de propension que les fibres relâchées alors peuvent avoir à l'exécution des mouvemens, ni à leur rigidité dans un hiver rigoureux, ni au resserrement et à la crispation des vaisseaux cutanés, ni à l'aisance plus grande avec laquelle la digestion peut être opérée dans cette saison ; on n'a nulle attention au passage de cette même saison à celle qui la suit, ni aux vicissitudes fréquentes dans le printemps et dans l'automne, vicissitudes qui ne disposent pas moins les animaux que l'homme à des maladies ou particulières, ou épizootiques très dangereuses; ni au temps de la chute et du renouvellement des poils, ni à la mollesse qui accompagne cette chute et ce renouvellement; et si quelques personnes, habituées à quelques remèdes préservatifs et à la saignée lors de l'arrivée du printemps, ont jugé à propos de faire ouvrir la jugulaire à leurs chevaux et de suivre annuellement cette méthode, elles n'ont pas prévu qu'elles s'asservissaient à une obligation d'autant plus indispensable, qu'il est certain que l'omission de l'ouverture de la veine, dans une des années suivantes, suscite presque toujours les maux inséparables de la surcharge de la masse.

### De la Durée de la Vie.

Les physiologistes et les naturalistes modernes ne sont ni les seuls ni les premiers qui aient mesuré, soit dans l'homme, soit dans les animaux, soit dans les plantes, la durée de la vie terminée naturellement et non par des maladies ou par d'autres événemens quelconques, sur celle du temps de l'accroissement.

L'homme, qui est quatorze ans à croître, peut, dit-on, vivre six ou sept fois autant de temps, c'est à dire quatre-vingt-dix ou cent ans; le cheval, dont l'accroissement se fait en quatre années, peut en vivre vingt-cinq ou trente; presque aussitôt que l'éphémère naît, un instant lui suffit pour perpétuer son espèce, et il meurt ensuite; les poissons, qui croissent presque continuellement, ont aussi une très longue vie, etc.

Tous ces faits se concilient, d'ailleurs, avec les idées que nous nous formons des causes mécaniques de la vieillesse et de la mort. Le terme de l'accroissement est l'époque où la force du cœur et la résistance des artères sont en quelque sorte en même raison; les solides l'emportent ensuite continuellement par un surplus ou une augmentation de puissance, et c'est cette résistance supérieure de leur part qui opère insensiblement la destruction de la machine : d'où il semble que l'on a eu raison de conclure que plus son accroissement est prompt, plus est prochaine la condition de sa ruine, c'est à dire la conversion du ciment visqueux qui lie les fibres en de vrais élémens terrestres, la coalescence des petits vaisseaux, le desséchement, l'ossification des ligamens, des cartilages, de l'aorte, etc., changemens qui, dans l'animal et dans l'homme morts de vieillesse, sont également évidens et sensibles.

Cependant, quelle objection que la longueur de la vie des hommes, depuis la création du monde jusqu'au déluge ! que l'existence de *Mathusalem* pendant neuf cent soixante - neuf ans ! que celle d'*Abraham*, qui, long-temps après l'inondation de la terre, fut portée à cent soixante-quinze ans ! à moins qu'on n'admette dans les premiers âges du monde une autre conformation, un accroissement bien plus lent, ou un tout autre mécanisme ; ou plutôt, à moins qu'on n'admire dans la Providence des vues fondées, d'abord sur la nécessité de peu

pler le globe, et ensuite sur celle de ne le pas sur-
charger d'habitans.

Quelle autre objection bien plus forte que la
durée de la vie du cerf, du corbeau, du pigeon, etc.,
comparée au temps de leur accroissement ! Il est
vrai que la durée de la vie du premier, portée
jusqu'à soixante, quatre-vingts, ou cent ans, est regardée comme une fable par ceux qui nient formel-
lement des vérités reconnues, quand elles contra-
rient leur imagination et qu'elles ne s'accordent
pas à leur système (1).

Mais ce qu'il y a de plus certain et de plus admirable aux yeux du philosophe ou de l'homme
qui contemple, c'est la conservation toujours constante d'un certain équilibre dans le nombre des
animaux, la fixation invariable de la multiplication de chaque espèce à une quantité plus ou moins
grande, la longueur de la vie des uns, dont la multiplication est lente, la brièveté de la vie des autres,
dont la multiplication est plus ou moins considérable, selon leur plus ou moins grande utilité, la
balance tenue entre la vie de ceux-ci et la mort de
ceux-là ; enfin, le passage d'une génération, et l'arrivée successive d'une autre qui remplace toujours
celle qui périt.

Quoi qu'il en soit, et pour rentrer dans le véritable sens de la question, nous dirons qu'on peut
arbitrer la vie commune du cheval à dix-huit ou

_______________

(1) Voyez *Buffon, Histoire naturelle*, 1756, in-4°,
tome VI, page 93. — 1758, in-12, tome XI, page 127.

vingt ans et jusqu'à trente, le nombre de ceux qui
outre-passent ce terme étant très médiocre. *Aristote*
a observé que les chevaux nourris dans des écuries
vivent beaucoup moins que ceux qui sont en trou-
peaux (1), l'état d'esclavage et de domesticité est
bien fait pour opérer quelques différences. *Athénée* et
*Pline* prétendent qu'on en a vu vivre soixante-cinq
et même soixante-dix ans (2). *Augustinus Niphus,*
l'un des commentateurs d'*Aristote,* parle encore du
cheval de *Ferdinand I,* comme d'un cheval septua-
génaire (3); mais ces dernières observations ne sont
que des exceptions, semblables, dans l'espèce des
chevaux, aux exceptions qui quelquefois ont lieu

(1) *Histoire des animaux,* déjà citée, tome I, livre **VI,**
chapitre **XII,** page 393 et suivantes.

(2) *Banquet des Savans, traduit par M. Lefebvre de Vil-
lebrune. Paris,* 1789, in-4°, tome **III,** livre **VIII,** chapitre **XII,** page 309.—*Histoire naturelle,* déjà citée, tome III,
livre **VIII,** chapitre 42, page 479.

(3) *Buffon* rapporte aussi l'exemple d'un cheval qui a vécu
à Frescati, près Metz, jusqu'à cinquante ans. *Histoire naturelle, supplément,* 1777, in-4°, tome **IV,** page 409. —
1778, in-12, tome **VIII,** page 140 et suivantes.— On lit dans
l'*Histoire de France de Mezerai,* qu'un duc de Gascogne
montait un cheval âgé de cent ans, qui était encore assez vigoureux. — On a présenté, en 1824, à la Société d'Histoire
naturelle de Manchester la tête d'un cheval mort à soixante-
deux ans. — J'en ai vu un âgé de plus de trente-sept ans,
appartenant à un charpentier chez lequel il était depuis l'âge
de six ans : il avait travaillé long-temps en limon, au fardier,
et il travaillait encore en cheville à sa mort. — Voyez encore
le *Traité des haras, de Hartmann,* déjà cité, chapitre **III,**
pages 33, 40, et chapitre **IV,** page 78 et suivantes. (*E.*)

dans l'espèce humaine , telles que celles qu'offrent cet armateur de Charlemagne, *Jean de Temporibus,* qu'on dit avoir vécu trois cents ans ; le nommé *Parr,* anglais, qui, sous *Charles II,* en vécut cent cinquante ; et quelques personnes mortes dans le siècle passé après avoir vécu cent sept , cent neuf , cent dix, cent douze , cent vingt années , etc.

Ce qu'il serait essentiel d'observer et d'examiner, c'est si le terme commun que nous assignons est plus long ou plus court dans tels ou tels pays de la terre , dans tels ou tels départemens du Royaume, dans tels ou tels cantons de ces mêmes départemens; dans les pays élevés, où communément les hommes vieillissent plus que dans les pays bas ; dans des pays aquatiques ; dans des chevaux fins et qu'on est obligé d'attendre, que dans des chevaux épais qui semblent formés plus tôt, etc. L'air et la nourriture étant différens dans les uns et dans les autres de ces lieux, on pourrait alors juger, à cet égard, du pouvoir et de l'influence du climat et des alimens sur ces animaux.

FIN DE LA DEUXIÈME PARTIE.

# TROISIÈME PARTIE.

## DE LA MULTIPLICATION DES CHEVAUX, OU DES HARAS.

### DU HARAS.

Le terme de *haras* exprime proprement l'assemblage d'un certain nombre de chevaux entiers et de jumens dans un lieu choisi, pour en tirer race, y perpétuer les espèces, et y élever des productions jusqu'au moment où elles auront acquis la force nécessaire au service auquel on les destine.

On se sert encore de cette expression en parlant de la dispersion des chevaux entiers que l'on confie entre diverses communes, ou qui appartiennent à des particuliers, à l'effet de servir les cavales qu'on leur amène : tels sont, en France, les *haras* de chaque département. Les chevaux remis à chaque particulier sont dits *étalons royaux*, s'ils sont envoyés par le Gouvernement ; *étalons départementaux*, s'ils sont fournis par les départemens ; *étalons approuvés*, si les particuliers les achètent eux-mêmes et obtiennent l'agrément de les consacrer, dans un arrondissement fixe et déterminé, à la saillie des jumens que l'inspecteur choisit, signale et leur annexe.

Les *haras* formés de l'assemblage de plusieurs

étalons et de plusieurs jumens dans un même endroit sont ce que l'on appelle des *haras parqués,*
parce que l'on divise le terrain en plusieurs parties fermées de haies, de palissades ou de fossés.

La partie la plus grasse de ce terrain ou du pâturage est destinée aux jumens pleines et à celles
qui allaitent leurs poulains ; une autre portion,
moins grasse et moins succulente, sert à celles qui
n'ont pas retenu ou qui n'ont pas été servies, ainsi
qu'aux pouliches ; enfin, les poulains de deux ans
ou de trois, entiers ou hongres, sont placés dans le
lieu le plus sec et le plus inégal, et ce lieu doit être
exactement clos et fermé, à l'effet d'interdire, à
cet égard, toute communication de ces mêmes poulains avec les jumens et les pouliches ; car dès lors
ils s'énerveraient avec elles, et les poulains coupés,
en tourmentant les femelles, se perdraient entièrement les jarrets.

On choisit les terrains gras pour les jumens
pleines et pour les nourrices, parce qu'une pâture
excellente fortifie les poulains à naître, et procure
un lait bon et abondant aux mères des poulains
qui sont allaités : on met à part les jumens vides,
parce qu'étant plus légères que les autres, elles
pourraient les blesser à coups de pied et les faire
avorter ; d'ailleurs, il serait inutile et même hors
de propos d'engraisser celles-ci, elles en retien-
draient moins sûrement dans le temps.

A l'égard du parc qui doit contenir les poulains,
ce lieu étant inégal, ces jeunes animaux seraient
contraints, en paissant, de monter et de descendre,

et de telles actions répétées ne peuvent que donner plus de jeu et plus de liberté à leurs membres. Si, au surplus, le terrain est plus sec que les autres, il n'en est que plus convenable, parce qu'il est certain que les *haras* établis dans de tels terrains produisent, en général, des chevaux sobres, légers et vigoureux ; tandis que des poulains nés et élevés dans des lieux humides et dans des pâturages gras sont à la vérité plus grands, mais ils sont ordinairement sans vigueur ; ils ont presque tous une tête grosse et grasse, une encolure chargée, un corps épais, de grosses épaules, quantité de poils aux jambes, une vue faible, l'ongle de mauvaise qualité, des pieds plats, disposés à devenir combles, etc.

Ceux qu'on élève dans les pâturages moyens, c'est à dire qui ne sont ni gras ni maigres, ont plus de taille que les premiers, et ne sont pas le plus souvent moins nerveux.

Il serait bon encore de couper les parcs chacun en deux portions, pour y mettre des chevaux et des bœufs alternativement ; la fiente récente et l'urine du cheval amaigrissent et brûlent le fond du terrain des pâturages, qui dureraient bien plus long-temps s'ils n'étaient continuellement mangés par des chevaux ; le bœuf les répare, il ne mange que l'herbe qui est grande, il coupe les grosses tiges, et détruit insensiblement l'herbe la plus grossière ; le cheval, au contraire, ne paît que l'herbe qui est tendre, et par conséquent celle qui est la plus près de terre ; il laisse grainer et multiplier celle qui est élevée et dont les tiges sont dures, de manière qu'une prairie sur laquelle il a vécu n'est, après quelques années, qu'un mauvais pré, et que celle que le bœuf a broutée devient un pâturage fin. Il faut, de plus, qu'il y ait des eaux où les animaux parqués puissent aller s'abreuver ; ces eaux doivent être courantes ; celles qui croupissent et qui sont marécageuses sont non seulement malsaines, attendu qu'elles sont pleines de plantes qui s'y décomposent et s'y putréfient, et qu'elles contiennent une infinité d'ordures et d'insectes ; mais encore parce que les chevaux qui y sont habitués souffrent quand ils en boivent de plus vives, tandis que, s'ils ont été accoutumés à celles-ci, les eaux molles qu'ils boivent ensuite prennent moins sur leur tempérament. On doit encore observer que des arbres qui puissent leur servir d'abri sont nécessaires, et qu'il est de la plus grande importance d'arracher tous les troncs, tous les chicots, et de combler tous les trous qui pourraient se rencontrer dans les parcs.

Nous n'entrerons pas dans le détail des écuries qu'exigent ces sortes d'établissemens, soit pour contenir les cavales pleines, soit pour renfermer les cavales vides, les poulains non seulement sevrés, mais ceux de trois ou de deux ans, les étalons, les pouliches, etc., ni dans celui des forges et des cours qui sont indispensables, etc. ; il suffit, pour l'objet que nous nous proposons, de savoir, soit qu'il s'agisse de grands *haras parqués*, qui, pour l'ordinaire, n'appartiennent qu'à des princes, soit qu'il

s'agisse de *haras* résultant de la dispersion des chevaux entiers dans les campagnes, que les principes,
en ce qui concerne la conduite à tenir pour avoir
de belles productions, sont absolument les mêmes.

## Du croisement des races.

De tous les animaux transplantés ou non, le
cheval est celui qui, sans contestation, semble dégénérer davantage, soit que l'on fasse plus d'attention à la beauté et aux qualités de cet animal
qu'à celles des autres, soit qu'en effet il s'altère plus
sensiblement et plus promptement qu'eux, en com-
muniquant sa forme et en se multipliant. Le premier
moyen de parer à des dégénérations subites et infaillibles a été suggéré par le raisonnement, et con-
firmé par l'expérience ; on a pensé, avec raison,
que le bon et le beau de tous les êtres animés étaient
répandus par parcelles sur la surface du globe, et l'on
a vu que la portion de beauté dans chaque climat
dégénérait toujours, à moins qu'on ne la réunît avec
une autre portion prise au loin. De là on a reconnu
chez tous les peuples de la terre la nécessité absolue de mêler les *races*, et de les renouveler souvent par des *races* étrangères ; de là l'empressement
des Européens, des Asiatiques et des Africains à
donner aux jumens de leur pays des chevaux arabes, auxquels ces parties du monde sont principalement redevables des productions les plus distinguées ; de là l'attention de pourvoir continuellement les haras les plus renommés de l'Allemagne,
d'étalons barbes, turcs, espagnols, hongrois, ita-

liens ; de là le soin qu'ont les Anglais de fournir constamment les leurs, à tous prix, des chevaux arabes, barbes, turcs, danois, etc. C'est ainsi que, dans chaque région, on a cherché à prévenir les abâtardissemens inévitables sans les croisemens, ainsi que l'avilissement de la nature, dont l'empreinte se défigure plus ou moins promptement, selon le climat et la nourriture, parce qu'il vient enfin partout un terme où la matière, dominant entièrement sur la forme, la change, l'altère et la vicie.

Cette vérité est si constante que, si on la négligeait long-temps, en cessant d'introduire dans un haras quelconque des étalons étrangers, les générations seraient éteintes, et c'est le point auquel la France semble être aujourd'hui parvenue.

Il faut donc chercher au dehors de quoi réparer la disette dans laquelle nous sommes en ce qui regarde les chevaux distingués et de légère taille, nous y parviendrons en nous pourvoyant d'étalons arabes, persans, barbes, turcs, espagnols, anglais, etc.

### Des Chevaux arabes.

Les *arabes* sont, de l'aveu général, les premiers chevaux ; cette race s'est étendue dans une infinité de contrées, et plusieurs de nos voisins la conservent encore soigneusement; la tête n'en est pas exactement belle ; on ne peut pas dire qu'elle soit carrée, mais les joues en sont trop larges ; et comme, depuis leur terminaison jusqu'à l'extrémité inférieure de cette partie, c'est à dire jusqu'aux lèvres, elle est trop mince, ce défaut dans les joues devient extrêmement sensible, et c'est le seul qu'on peut reprocher à cette partie capitale de l'animal.

Son encolure est parfaitement bien rouée et suffisamment fournie ; on y observe le coup de hache, mais il est précisément à l'endroit de la sortie du garrot, et non dans une portion de l'encolure même : du reste, le cheval est beau et bien proportionné, si ce n'est qu'il est un peu long de corps ; il est d'une taille médiocre, très dégagé, plutôt maigre que gras, ses membres en sont admirables ; nul cheval n'a autant de force, de nerf et d'aménité que lui ; il se nourrit très aisément et de très peu de chose : un' demi-boisseau d'orge bien net lui suffit toutes les vingt-quatre heures, encore ne le lui donne-t-on que la nuit ; on se contente de l'abreuver deux ou trois fois le jour ; il est peu d'animaux aussi bien soignés et aussi bien pansés, et l'on peut dire que les Arabes ne sont, à cet égard, imités par aucune autre nation (1).

Personne n'ignore, au surplus, combien ils sont jaloux de leurs races, qu'ils divisent en nobles et toujours pures des deux parts, et nobles et souillées par des mésalliances ; enfin, en races absolument communes, et tout le monde est instruit de l'exactitude avec laquelle ils tiennent les registres les plus

---

(1) On peut consulter, sur les chevaux *arabes* et sur les autres, ce que j'ai dit de l'introduction des chevaux étrangers en France, dans l'*Instruction sur l'amélioration des chevaux*, déjà citée. (*É.*)

23

fidèles du nom, des poils et de la taille de leurs chevaux, qui, comme nous l'avons dit, sont, en quelque façon, la souche et le tronc des chevaux les plus renommés; mais la difficulté est de s'en pro- curer. Se livrer au trajet considérable qui est à faire pour se rendre à Constantinople, à Alep, ou à Alexandrette, c'est n'entreprendre que la moitié du chemin qui conduit à la source pure de ces étalons; on n'y trouve que des *kuedich* ou des chevaux communs, qui, dégénérant toujours dans leurs lieux natals, dégénéreraient bien davantage quand ils seraient transportés dans nos climats, et ne vau- draient pas les dépenses énormes qu'ils occasione- raient; il serait donc essentiel de pénétrer très avant dans les terres, d'outre-passer Mosul, et d'aller jusqu'à Bagdad; mais les dangers de l'aller et du retour, le temps à y employer, vu la longueur de la marche, et les délais à y essuyer dans l'attente des caravanes, joints à l'incertitude du succès; les mala- dies qui peuvent survenir aux animaux achetés, le pouvoir de l'influence des nouveaux climats sur leur tempérament, l'embarras et les périls des embar- quemens; enfin, l'énormité des frais d'acquisition et de conduite sont autant de points qui nous arrêtent, et semblent limiter nos achats dans la Turquie d'Eu- rope, ou nous déterminent à nous en tenir aux éta- lons dont la recherche ne nous engage ni à parcourir les déserts les plus éloignés, ni à surmonter des obs- tacles, qui, s'ils ne sont pas impossibles à vaincre, sont du moins capables de rebuter; aussi, les *arabes* que l'on voit quelquefois en France ont rarement été pris sur les lieux mêmes , ils ont été achetés à Constantinople ou dans les environs : d'où l'on doit conclure que ces chevaux ne sont pas de ceux des races nobles, distinguées, en Arabie, par le nom de *kekhilan ;* ce sont tout au plus des chevaux que les Arabes nomment *hatik*, c'est à dire des chevaux d'ancienne race et mésalliés, parmi lesquels il est certain que les connaisseurs en ont trouvé d'aussi beaux que ceux de la première race.

### *Des Chevaux persans.*

Les *étalons persans* sont, après les chevaux arabes, les meilleurs chevaux de l'Orient : ils sont infiniment supérieurs aux barbes que nous connaissons. Ceux qui sont élevés dans les plaines de Médie, de Persépolis sont, en général, excellens : la taille en est médiocre, mais la figure agréable ; la tête en est légère, la croupe en est belle ; ils ont, à la vérité, peu de canon, mais la force du tendon y supplée ; leur docilité, leur légèreté, leur hardiesse, leur courage, leur sobriété, leur vigueur doivent les faire regarder comme des chevaux précieux. On en transporte beaucoup dans la Turquie, et l'on pourrait en tirer de Constantinople avec assez de facilité.

### *Des Chevaux barbes.*

Le *cheval barbe* est assez froid et assez négligent dans son allure ; si on le recherche, néanmoins, on trouve en lui du nerf, de la finesse, de l'haleine ; il est léger et prompt à la course ; sa taille excède rarement celle de quatre pieds huit pouces; on a cru observer en France, en Allemagne, en Angleterre, qu'il produisait plus grand que lui; tandis qu'au contraire le cheval d'Espagne donne des productions d'une taille moins avantageuse que la sienne; son encolure est longue, fine, peu chargée de crins et bien sortie du garrot; la tête en est belle et petite, assez souvent moutonnée; son oreille est belle et bien placée; ses épaules sont plates, le garrot en est décharné et bien élevé; les reins sont courts et droits; les flancs pleins; les côtes bien tournées; la croupe est un peu longue; la queue est placée un peu trop haut; les jambes sont belles, etc. Mais il est rare d'avoir dans ce pays des *barbes* de la belle race; nous n'en voyons le plus communément que de celle qu'il serait à souhaiter que nous rejetassions, parce qu'elle est plus capable de ruiner nos haras que de les relever.

Nous donnons d'ailleurs, en général, le nom de *barbes* à tous les chevaux d'Afrique, comme celui d'*arabes* à tous les chevaux asiatiques, syriens, égyptiens, que nous ne distinguons, par consé-quent, que faiblement de ceux qui sont nés vérita-blement dans l'Arabie pétrée, dans l'Arabie heu-reuse et dans l'Arabie déserte. Cette race *barbe* tire son origine des races arabes : la meilleure est celle dont les royaumes de Maroc et de Fez sont peuplés; la province d'Hea, dépendante du premier, fournit des chevaux petits, mais excellens, ainsi que les montagnes d'Edvocal et de Meuser; dans le royaume de Fez, la province d'Azgar, les montagnes de Buchines, de Bencimerassen, de Mazetezze et le désert de Gorée en voient naître d'excellens, mais les souverains s'opposent à ce que ces races, vraiment distinguées, soient portées au dehors.

### Des chevaux d'Espagne.

Le beau *cheval d'Espagne* nous est assez connu : ses défauts les plus ordinaires sont, d'avoir une tête un peu trop grosse et souvent trop longue, les reins trop bas, la croupe le plus communément comme celle des mulets, l'encolure un peu trop épaisse et trop chargée de crins, les oreilles d'une longueur dont la difformité serait d'ailleurs plus sensible si elles n'étaient aussi bien plantées, le paturon trop long, le sabot trop alongé, et semblable à celui des mulets ; les talons trop hauts, ce qui les rend assez sujets à l'encastelure ; mais du reste, le feu, la franchise, l'agilité, les ressorts, la cadence naturelle, la fierté, la grace, la docilité, la noblesse de ces chevaux doivent nous faire passer sur toutes ces considérations, d'autant mieux que, si les vices que nous leur reprochons peuvent accroître et augmenter insensiblement dans leurs productions, nous sommes très à portée d'y parer, en renouvelant plus souvent les races.

Du reste, les haras de ce royaume n'ont pas souffert autant que les nôtres, qui sont absolument ruinés ; mais ils n'ont plus la perfection sur laquelle leur réputation était autrefois fondée (1). Quoi qu'il

_________________

(1) On peut consulter, pour les *haras d'Espagne*, 1°. un

en soit, les vraies *races espagnoles* sont celles dont les chevaux sont épais, près de terre, étoffés ; les plus renommés se trouvent dans l'Andalousie ; il en est encore dans la Murcie et dans l'Estramadure ; à l'égard des chevaux qui naissent dans le Cordouan, c'est une espèce de montagnards à encolure très épaisse, à corps court, à membres bien fournis, à pieds très beaux et très solides, d'une très petite taille et absolument infaillibles et infatigables, qui nous donneraient des chevaux très propres à monter nos troupes légères.

### Des Chevaux turcs.

Le *cheval turc* est originaire arabe, persan, tartare : il se nourrit de peu de chose ; il tient, en général, de la tournure des races auxquelles il doit l'être. Communément l'encolure en est mince et effilée, son corps a trop de longueur, ses reins sont trop élevés ; mais quiconque apporte dans le choix qu'il en fait des connaissances et des lumières distingue aisément le tronc dont il est sorti et ne se trompe point sur les espérances qu'il peut en concevoir.

---

Mémoire sur les chevaux de ce pays, écrit en 1784 par *Don Pedro Pablo Pomar,* directeur des haras, imprimé en 1789, à Madrid, in-4° ; 2°. un autre ouvrage du même, sur les causes de la détérioration des *chevaux d'Espagne,* imprimé aussi à Madrid, en 1793, in-4° ; et 3°. enfin, ce que j'en ai dit, d'après les observations de *Gilbert,* dans l'*Instruction sur l'amélioration des chevaux,* déjà citée. (*É.*)

### Des Chevaux tartares.

Les *chevaux tartares* sont d'une taille peu élevée; l'encolure en est longue, la tête petite; les membres en sont fournis; le plus souvent, néanmoins, ils sont trop haut montés; l'ongle en est extrêmement dur; accoutumés insensiblement à la fatigue et à la diète, et n'y étant assujettis que quand ils sont parvenus au degré d'accroissement et de force qu'ils doivent avoir, ils sont capables du plus grand travail, de la plus forte course et de la plus longue abstinence. Ceux de la petite Tartarie sont encore plus près de terre; mais les petits Tartares en font tant de cas, qu'il est impossible à tout étranger d'en obtenir et de s'en procurer.

### Des Chevaux hongrois et transilvains.

Les *hongrois* et les *transilvains* ne sont pas moins sobres que ces derniers; ils sont rarement beaux; la tête en est le plus souvent carrée, la crinière longue, les flancs creux, le corps plus long qu'il n'est haut, les naseaux plus étroits, ou moins ouverts, et ils sont assez généralement dépourvus de chair; mais ils suppléraient, pour nous, les chevaux tartares, pour en tirer une race très utile et qui servirait à la remonte de nos haras : il en est de même des chevaux sardes, de plusieurs chevaux des Ardennes, etc.

### Des Chevaux allemands.

Les *chevaux allemands*, et particulièrement ceux de la forêt du Harlz nous procureraient d'excellentes productions ; ils viennent des chevaux turcs, espagnols et barbes, aussi en participent-ils du côté de la figure ; on leur reproche seulement, à l'exception de ceux qui vivent dans la forêt, de n'avoir pas assez d'haleine.

## *Des Chevaux napolitains.*

La *race napolitaine* ne subsiste plus ; on distinguait le *cheval napolitain* à sa figure, à l'épaisseur de son encolure qui était trop considérable, à la hauteur de sa taille, à la coupe de sa tête, qui était naturellement busquée et d'un volume considérable, à sa noblesse, à sa fierté, à la beauté de ses membres et de ses mouvemens, et ces sortes de chevaux bien appareillés forment d'admirables attelages ; le mauvais choix qu'on en a fait les a jetés, en France, dans le plus grand discrédit ; ils ont, en effet, ruiné et avili la Normandie : on avait très indiscrètement tenté d'en tirer race ; mais, dans le moment présent, il n'en existe pas le moindre vestige ; Naples même s'est vu obligé, pour relever ses haras, de recourir aux chevaux polésinés.

## *Des Chevaux polésinés.*

Ces chevaux, nés dans un pays formant partie des États de Venise, sont de la plus grande beauté ; l'encolure en est superbe, la tête parfaitement bien attachée et de la plus belle coupe, le garrot admirable, les épaules et toutes les parties de leur corps exactement proportionnées, la taille très élevée ; mais presque tous ont les yeux petits, la côte légè-

rement serrée ; les mouvemens en sont naturellement aussi libres et aussi souples que ceux du cheval
d'Espagne le mieux exercé, ils en ont la cadence,
et leurs hanches en ont le tride : or, ces chevaux,
unis à des jumens danoises, donneraient les productions les plus rares pour le carrosse.

### Des Chevaux danois.

Nous pourrions encore en attendre de très belles
des *chevaux danois*, non de ceux qui naissent dans
le Holstein, mais de ceux que l'on peut tirer du
Jutland, de l'île de Zélande et de la Scanie. Parmi
ceux du Holstein, les chevaux élevés dans les pâturages gras ont l'apparence la plus séduisante, mais
pour l'ordinaire ils sont très mous et sans vigueur ;
ceux qui sont nourris dans des pâturages secs ont
beaucoup plus de ressource, et souvent aussi une
figure plus distinguée ; cependant, le plus fréquemment, la cuisse en est longue et peu fournie, l'encolure courte, et ils ont une multitude de vices de
conformation, qui ne manquent jamais de passer à
leurs productions et de les souiller. Le vrai *danois*
est de belle taille et bien étoffé ; il a de la légèreté,
des mouvemens, du courage et de la force ; c'est celui que nous devons préférer, et qui, d'ailleurs, a
été le premier principe des races cotentines.

### Des Chevaux hollandais.

Quelque usage que nous fassions des *chevaux de
la Nord-Hollande* et *de Frise*, ils ne sauraient être
comparés pour la bonté et la beauté aux danois et

aux polésinés. A l'égard des *chevaux flamands*, que les maquignons vendent pour des *chevaux hollandais*, ils sont fort inférieurs à ceux-ci; ils pèchent presque tous par une tête énorme, des pieds plats, des eaux aux jambes, etc. C'est par eux que les haras du Vimeux, du Calaisis, du Boulonnais, de l'Ardrésis, dont on pourrait tirer des chevaux de carrosse et d'excellens chevaux de trait, ont totalement dégénéré, et rien ne serait plus pressant que de les bannir de nos établissemens.

### *Des Chevaux anglais.*

Les Anglais n'estiment et ne recherchent dans les chevaux que la célérité et la vitesse; le cheval de la plus vilaine figure est l'animal qui est porté au plus haut prix, dès qu'il a gagné une ou deux courses : ce ne sont pas néanmoins ceux que nous devons préférer dans la circonstance où nous sommes; car quelque haleine, quelque nerf, quelque légèreté qu'ils aient montrés, ils ne nous donnent que de très mauvaises productions, très difformes; nous devons nous attacher à ceux qui ont de la figure et des membres; il est parmi les chevaux de cette nation des chevaux issus d'arabes, de barbes et croisés de turcs : les premiers tiennent de leurs pères les joues et la tête, les seconds la tête busquée ou moutonnée, les derniers la force des membres; il faut cependant convenir que cette force apparente dans ceux-ci en impose quelquefois mal à propos, et que, quoiqu'elle semble promettre, les chevaux n'en sont ni moins faibles, ni moins dépourvus de vigueur. Au surplus, la tête du *cheval anglais* est assez naturellement longue, ainsi que ses oreilles ; la taille en est plus élevée que celle des chevaux auxquels il doit sa première existence ; il est, en général, fort, vigoureux, capable d'une grande fatigue, excellent pour la chasse et pour la course ; mais n'ayant aucune liberté dans ses épaules, nul liant dans ses reins, dont le cavalier sent à chaque temps de trot ou de galop toute la dureté, nulle souplesse, nul agrément, et ses pieds sont le plus souvent douloureux.

Quant aux *chevaux d'Irlande*, il en est de très bons, mais ceux-là sont rares ; on les appelle communément et assez mal à propos *aubins*, par la raison que leur allure la plus ordinaire est l'amble.

Nous pourrions encore nous fournir en Angleterre d'une race de chevaux dont les Anglais font fort peu de cas ; ces chevaux sont de la plus grande et de la plus forte taille, leur moule est en quelque sorte celui d'un cheval de bronze, les membres en sont superbes et mieux fournis que les membres de tous les chevaux que nous connaissons, et il est certain que leur résultat serait une race aussi belle qu'utile en chevaux de carrosse (1).

---

(1) Depuis l'époque où *Bourgelat* écrivait ceci, cette race a beaucoup perdu ; elle a, à la vérité, conservé sa grande taille, la beauté de ses formes et la force de ses membres ; mais elle a perdu ses jarrets et ses extrémités inférieures. Je n'ai pas vu un de ces chevaux, pendant mon séjour en Angleterre, dont les jarrets ne soient tarés, et qui ne soient droits sur leurs boulets. Les vétérinaires anglais

## Des Chevaux français.

Si les haras n'étaient point parmi nous au point de dépérissement où ils sont, nous parlerions de l'avantage que nous pourrions retirer pour la multiplication et même pour la perfection de l'espèce, en chevaux de selle, des étalons *limousins*, des étalons *normands*, et d'une infinité d'autres étalons que pouvaient fournir autrefois différentes provinces de France, telles que l'Auvergne, le Roussillon, une partie de la Navarre, la plus grande partie de la généralité d'Auch, le Morvan, le Bugey, le Forez, etc.; mais tous nos établissemens sont en quelque sorte détruits, et les races françaises sont absolument éteintes; le *cheval limousin* n'existe plus, pour ainsi dire, il a tellement dégénéré qu'on ne le reconnaît à aucun des signes et à aucune des nuances auxquels on le distingue. Le *normand*, plus étoffé que ce dernier, et ayant originairement plus de dessous, s'est abâtardi ; la beauté de ses membres semble avoir totalement disparu; et cette race, bien plutôt capable de service que le *limousin*, toujours tardif dans son accroissement et très lent à acquérir sa force, s'est, aujourd'hui, absolument démentie ; on ne tire de cette partie, l'une des plus petites de la France, en chevaux de distinction, que des fruits informes d'un accouplement prématuré et peu réflé-

---

auxquels j'ai eu occasion de communiquer mes remarques conviennent que *ces parties sont à refaire dans cette race,* qui, au surplus, y a été importée de la Belgique. (*É.*)

chi, c'est à dire que des résultats de poulains de deux
ans et de jumens vieilles ou jeunes, qui leur sont
appareillées indistinctement et sans choix.

Enfin, de beaux étalons de vraie *race cotentine*,
dont il nous reste encore quelques germes précieux,
nous donneraient de très belles productions en ce
genre.

### Des Dégénérations.

Mais, si tel est l'ordre de la nature que les *dégénérations* de l'animal dont il s'agit, transplanté ou non,
sont inévitables, ne dégénérera-t-il pas aussi dans ses
productions? Ne participeront-elles pas des influences de la nouvelle nourriture et du nouveau climat?
Le développement de la forme ne changera-t-il pas
peu à peu dans les *dégénérations?* Si l'empreinte en
est pure dès la première, et qu'il n'y ait aucun vice
de souche au moment de la naissance, le climat ne
fera-t-il pas diverses impressions sur le poulain dans
l'âge tendre, et la nourriture sur les parties organiques dans le moment de l'accroissement? Enfin, des
germes de défectuosités ne se manifesteront-ils pas
plus sensiblement dans la seconde? et, dès la troisième ou la quatrième, les productions ne seront-
elles pas purement françaises, et n'auront-elles pas
la teinture absolue de notre climat? Il est certain
que toutes ces dégradations sont infaillibles; mais il
ne s'ensuit pas de ce que les caractères de la première souche seront effacés dans les petits-fils ou ar-
rière-petits-fils, et de ce que ceux-ci n'auront plus
rien de semblable avec les animaux du pays, qu'on

doive exclure les étalons étrangers, parce que des chevaux français, constamment privés de toute alliance étrangère, s'abâtardiraient eux-mêmes, de manière qu'il ne leur resterait rien des chevaux de la Nation, et qu'ils pécheraient entièrement par des vices et par des difformités aussi essentielles que monstrueuses. Il faut donc, ainsi que par le passé et à l'exemple de toutes les autres nations existantes, venir de toute nécessité au secours de la nature, qui se dégraderait à l'infini, et donner à nos cavales des étalons étrangers, et à nos chevaux, s'il est possible, des jumens étrangères.

Que si, comme il arrivera indubitablement, leurs enfans dégénèrent, il ne s'agira, de notre part, que de renouveler les races par l'acquisition de nouveaux mâles et de nouvelles femelles : telle est la marche qui doit être suivie, et qui est généralement adoptée chez tous les peuples.

Nous pourrions au surplus prévenir, avec quelques soins, la promptitude du déchet de l'espèce. A peine les étalons ont-ils été livrés par le Gouvernement ou par les départemens, ou ont-ils été approuvés, qu'on les perd en quelque façon de vue. Ils sont, pour ainsi dire, livrés, d'une part, à l'ignorance du peuple, souvent à l'avidité de la noblesse, et constamment à la direction de l'inspecteur que la faveur a mis en place, malgré la plus grande incapacité de diriger et d'instruire (1); nulle étude de

_______________

(1) Quoique j'aie indiqué, autant qu'il m'a été possible, la différence du temps où *Bourgelat* écrivait à l'état actuel

la nature, nul égard aux diverses nuances, nulle
considération dans les appareillemens, nulle suite
dans les opérations, nulle attention aux résultats
d'un million de mélanges perpétuellement informes
et bizarres. Or, dans cet état, il est aisé de comprendre que, quand même nous prendrions et nous
choisirions chez toutes les nations les étalons les plus
rares, dès que les produits de ces différens troncs,
d'ailleurs mésalliés du premier abord, seront à la
première, ou, si l'on veut, même à la seconde génération, délaissés, perdus, confondus, et unis indifféremment à des jumens de toutes sortes, sans
égard à l'origine, aux tailles, aux figures, aux qualités, les premiers caractères, déjà altérés en eux,
seront bientôt effacés de leurs fruits, et ceux-ci,
souillés d'une multitude de défectuosités acquises,
qu'ils communiqueront inévitablement et qui s'ac-
cumuleront de plus en plus, ôteront enfin jusqu'au
souvenir le plus léger des souches précieuses que
nous nous serions procurées. Il s'agirait donc, de
notre part, d'être plus éclairés et plus soigneux que
nous ne l'avons été jusqu'ici.

### Des Appareillemens.

Nous avons prouvé, 1°. la nécessité de croiser les
races, c'est à dire de faire saillir les jumens par des

---

des choses, il en est néanmoins qu'il ne m'a pas été possible
de changer, parce qu'elles peignent ce qui se passait alors,
ce qui se passe aujourd'hui, et ce qui se passera encore par
la suite. (*É.*)

étalons de pays différens du leur : en effet, pour avoir de bons grains et de belles fleurs, il faut en changer les graines, et ne jamais les semer dans le même terrain qui les a produites. De même, pour avoir de beaux chevaux, il faut nécessairement croiser les jumens nationales avec des étalons étrangers, ou les femelles de nos départemens méridionaux avec des mâles des départemens septentrionaux (1). Plus la température des climats où les étalons et les cavales ont pris naissance sera éloignée, plus les formes seront parfaites. Un mâle et une femelle transplantés d'Angleterre et *appareillés* en France ne donneront jamais d'aussi belles productions que si le mâle eût été assorti à une jument française ou à une cavale de toute autre nation. Il en est de même du chien et de la chienne; tout renouvellement entier de la race par le père et la mère du même pays hâtera les dégénérations. Dans l'union et le mariage de deux animaux de régions différentes, les défauts se compensent en quelque sorte, surtout si l'on oppose les climats. Le mâle du pays chaud compense et corrige les défauts ordinaires à la femelle du pays froid, *et vice versâ*, et le composé le plus parfait est le résultat de celui où les excès ou les défauts de l'habitude du père sont opposés aux excès ou aux défauts de l'habitude de la mère.

---

(1) Voyez ce qui est dit à ce sujet, et les faits rapportés en opposition à cette assertion, dans l'*Instruction sur l'amélioration des chevaux*, déjà citée, chapitre du *Croisement des races*. (*É.*)

2°. Non seulement les races doivent être croisées, mais il faut *appareiller* scrupuleusement les figures et les qualités, à l'effet de réparer par les beautés de l'étalon les difformités de la cavale, et par les beautés de la cavale les difformités de l'étalon, et à l'effet encore de ne pas donner lieu à des productions monstrueuses qui auraient leur source dans des accouplemens disproportionnés. On n'unira donc point un petit cheval à une jument bien étoffée et de la plus grande élévation ; on proportionnera à peu près les tailles ; on donnera à une cavale qui sera épaisse un étalon qui, ayant un peu plus de finesse, compensera cet excès. Si elle pèche dans son avant-main, on choisira un étalon qui ait de la noblesse et de la beauté dans cette partie ; si elle est d'une taille peu avantageuse, on tâchera d'en relever le fruit par un cheval un peu plus élevé qu'elle, et ainsi réciproquement des autres défauts qui peuvent être en elle et dans l'étalon, en s'attachant, pour approcher de la belle nature, à suivre et à observer des gradations et des nuances.

Nous observerons néanmoins ici qu'il arrive souvent qu'un bel étalon accouplé avec une cavale très belle ne donne qu'un poulain médiocre ; mais en tirant race de ce poulain, très souvent aussi sa progéniture remonte et ressemble aux ascendans paternels et maternels.

Nous dirons encore que la jument ayant été le fruit d'un mauvais cheval, quelque admirable que soit l'étalon qui la couvrira, elle ne produira qu'un poulain qui, beau et bien fait en apparence dès sa première jeunesse, déclinera toujours en croissant ; tandis qu'une cavale sortie de bonne race don-nera des poulains qui promettront très peu d'abord, mais qui embelliront avec l'âge. Le premier pou-lain, au surplus, n'est jamais aussi étoffé que ceux que la cavale donne dans la suite, et en cela il en est de la femelle du cheval comme de celle de presque tous les animaux. On sait que la première ventrée de la chienne n'est jamais la meilleure.

3°. Il faudrait nécessairement bannir et interdire les accouplemens incestueux, source funeste et fé-conde des promptes dégénérations. Le poulain formé, ou non formé, sert sa mère, sa sœur; la pouliche est servie par son père ; dès lors nulle com-pensation, nulle possibilité, nulle espérance de ré-parer, de diminuer les vices de l'empreinte origi-naire; ces vices, au contraire, augmentent et ac-croissent toujours par les alliances de sujets dans lesquels ils sont les mêmes; et si, comme nous venons de l'observer, le renouvellement entier de la race par le père et par la mère transplantés d'un même pays dans un autre en assure la dégradation, combien une race perpétuée par la même famille, et toujours dans un même lieu, ne doit-elle pas s'avilir ?

L'altération des formes dans la succession des in-dividus est telle, que bientôt il ne reste aucun ves-tige de la première, et les défauts d'origine, même les plus légers, dès la seconde génération sont con-vertis en défauts monstrueux : la preuve de cette vérité existe, d'une part, dans presque tous les chevaux que nous voyons naître, et de l'autre, dans la pureté constante des races des chevaux arabes. Cette pureté s'est non seulement maintenue par l'union des figures et des qualités les plus parfaites, sans le secours d'aucun mâle et d'aucune femelle étrangers par ce que l'on appelle croisemens, mais par la plus scrupuleuse attention à éloigner la consanguinité dans les accouplemens; et c'est ainsi que ces peuples sont parvenus à affranchir les races nobles de tout abâtardissement pendant des siècles, et qu'ils ont merveilleusement opéré ce que la nature seule et abandonnée à elle-même aurait été incapable de faire sous le ciel le plus favorisé. Nous ne craindrons pas d'ajouter ici que la proscription des alliances d'un même sang, qui a été envisagée, dans les pays les plus barbares, comme une loi qu'elle a dictée, a contribué, de même que le mélange des nations et les fréquentes migrations des peuples, à la conservation des races humaines, moins susceptibles, d'ailleurs, des impressions du climat et du sol, que les animaux qui, non vêtus et vivant toujours d'alimens non préparés, non défigurés par les apprêts, et perpétuellement les mêmes, en sont bien plutôt tributaires que l'homme.

4°. On doit sentir que toutes ces conditions, sans lesquelles il n'est pas possible de former d'élèves et de conserver de bonnes et de belles races de chevaux, exigent que nous suivions les générations, du moins en ce qui concerne celles des étalons de distinction, et que nous ne nous en tenions pas à des rôles ou à des états vagues le plus souvent rédigés

24.

d'après des rapports faux, et qui ont eu jusqu'ici
bien plus pour objet la quantité que la qualité des
productions. Il est certain, en effet, que les haras
les plus renommés des différentes parties de l'Europe
n'auraient jamais acquis la réputation dont ils jouissent, si l'on n'y eût été sévère observateur des uns
et des autres de ces points : et comment aurait-on
pu l'être, si l'on n'y eût consacré, dans des registres
exacts et fidèles, les noms ou les numéros des étalons, les haras d'où ils ont été tirés, les noms et les
qualités des pères qui leur ont donné le jour, les
poils, les marques, l'âge, la taille, la figure des
uns et des autres, le signalement et le lieu de la
naissance des cavales auxquelles ils ont été unis, le
jour ou la date de la saillie, celle du part, le sexe
de la production donnée, etc., et si ces mêmes productions nées n'avaient été l'objet continuel de l'attention la plus réfléchie pendant tout le temps de
leur développement, de leur accroissement, de leur
entière formation, etc. ?

### *Du choix des Étalons.*

Il ne suffit pas de n'apporter, dans le choix et dans
les achats des *étalons,* que les attentions que l'on
donne à l'examen des chevaux dont on ne se propose pas de tirer race. Ceux-ci peuvent être très
capables, malgré certains défauts de conformation,
d'un service utile ; mais ces défauts accroissant
toujours dans les résultats, il serait dangereux de
les passer dans les premiers. Des *étalons* doivent
être beaux, bien faits, vigoureux, de bonne race,

de bon pays, et joindre à un magnifique extérieur les bonnes qualités intérieures, telles que le courage et la docilité; les chevaux qui pécheraient essentiellement dans les proportions seraient absolument à rejeter, parce que, d'une part, les parties disproportionnées en eux le seraient encore davantage dans leurs productions, et que, de l'autre, si de tels vices ne nuisaient pas positivement aux pères, ils priveraient incontestablement les enfans de toute légèreté, de toute liberté, de toute souplesse, de tout ressort, etc. Il faut encore prendre garde à toute disposition maladive sujette à être transmise, c'est à dire ne pas prendre des chevaux atteints de la pousse, de la morve, du tic provenant de la faiblesse de l'estomac et non d'une mauvaise habitude, d'une altération des flancs, de maux d'yeux essentiels, etc. Si, par la génération, les bonnes et les mauvaises qualités naturelles ou acquises des pères et mères peuvent être communiquées aux poulains, à plus forte raison les défauts de conformation et les vices des humeurs doivent-ils se perpétuer. On ne doit pas, au surplus, croire que tous les maux qu'on a placés au rang des maux héréditaires le soient véritablement. Les courbes, les éparvins sont le plus souvent, dans l'animal, ce que nous appelons exostoses dans l'homme; ces exostoses peuvent provenir de causes internes et de causes externes : dans le premier cas, les productions peuvent en participer; dans le second, elles peuvent et doivent même en être exemptes. Il en est ainsi de presque toutes les maladies; mais la distinction de ces causes étant fort difficile, la voie la plus sûre est de ne choisir et de n'agréer que des chevaux exactement nets.

La taille des *étalons* doit être, pour les chevaux de selle, de quatre pieds huit à dix pouces, et pour les chevaux de carrosse et de tirage d'environ cinq pieds et au delà, les uns et les autres mesurés à la chaîne. Il est néanmoins plus certain que l'on aura, en mesurant à la potence, la véritable hauteur de l'animal, aussi cette manière de mesurer est-elle préférable à l'autre. La chaîne, passant sur la rondeur plus ou moins considérable du bras et de l'épaule, est toujours plus ou moins infidèle, selon la grosseur de ces parties; ce qui, dans les chevaux même les mieux faits, ajoute ordinairement deux pouces à la taille, au lieu que la potence n'a point cet inconvénient, et donne rigoureusement le degré le plus juste de l'élévation.

L'âge auquel l'*étalon* peut être de service est, quant aux chevaux fins, celui de six ans, et quant aux chevaux de carrosse et de trait, celui de quatre ans, quatre ans et demi, ceux-ci étant ordinairement plus tôt hors de service que les autres : des *étalons* trop jeunes, et qui n'auraient pas acquis leurs forces, ne donneraient que des productions faibles et mal constituées; et c'est, comme nous l'avons dit, l'omission de ce point qui a causé en partie non seulement la chute des haras dans la Normandie, mais dans presque tous les départemens où les poulains, les pouliches et les jumens sont sans cesse mêlés dans les pâturages et dans les parcours. Du reste, les chevaux bien conduits et bien ménagés, et qui n'ont pas *étalonné* avant l'âge mûr, peuvent servir long-temps. On en a vu fournir jusqu'à dix-huit ans; mais, pour ne pas souiller les haras de mauvais poulains, il faut nécessairement réformer les pères dès qu'ils commencent à déchoir (1).

Les poils qu'on adopte de préférence pour les *étalons* sont un beau noir, toutes les nuances de bai, à l'exception du bai-brun fesses lavées; le poil alezan, à l'exception de l'alezan poil de vache, et si l'on admet quelques *étalons* dont les robes sont mélangées, ce ne sont que les poils isabelle et louvet, pourvu que les crins et les extrémités soient noirs, et ceux qui ne salissent point les races, comme les gris de toute espèce, unis à des poils simples : toutes balzanes, toutes marques blanches, tout chanfrein blanc seront proscrits. Les *étalons* auront seulement l'étoile ou la pelote directement placée au milieu du front, peu étendue, dessinée par la nature et non par aucune sorte d'artifice.

Les *étalons* doivent être tenus dans l'écurie toute l'année, et être toujours nourris au sec, une nourriture molle les affaiblirait. Ils s'entretueraient dans les pâturages, ils s'énerveraient, rien ne pouvant les retenir, et ne pouvant être un obstacle assez fort

______

(1) *Aristote* rapporte qu'on a vu un étalon saillir encore à quarante ans ; il fallait l'aider à lever le devant. *Histoire des animaux* , déjà citée, tome 1, page 395. — Les Anglais ont aussi quelquefois tiré un bon parti de vieux chevaux de race , qu'ils ont fait saillir. (*É.*)

pour les empêcher de courir aux jumens, ils les couvriraient toutes indistinctement, et l'on ne pourrait disposer des races. Ils doivent pareillement être entretenus dans un exercice modéré, nécessaire à leur conservation hors du temps de la monte, exercice qu'il ne faut pas confondre avec ce qui pourrait être appelé *travail*. La nourriture qu'on leur donnera sera proportionnée à ce même exercice, sauf à les nourrir plus largement pendant la saillie; mais on doit faire attention que le foin ne doit, en aucune manière, leur être prodigué, la plupart d'entre eux devenant poussifs lorsqu'ils ont passé un certain âge, surtout quand ils mangent naturellement beaucoup.

### Du choix des Jumens.

Ce serait travailler vainement à la perfection des haras, que de laisser couvrir indifféremment, par des étalons, toutes sortes de *cavales*. Il est vrai qu'on est assez communément persuadé en France que l'étalon influe beaucoup plus que la *jument* sur la progéniture; mais, comme nous l'avons déjà dit ailleurs, une erreur, pour être générale, n'en est pas moins une erreur, et quoique celle-ci fût fondée, en apparence, sur des faits et sur de prétendues observations, on doit penser que notre préjugé, à cet égard, n'est né que de notre négligence constante dans le choix des femelles, qui, prises dans un climat froid, mal entretenues et condamnées à des travaux pénibles, ne sauraient dominer dans la génération, dès qu'elles sont accouplées avec des chevaux distingués, tirés le plus souvent des pays chauds, nourris abondamment et ménagés avec soin. Une égale attention aux *jumens* et aux étalons est donc d'une importance extrême.

Les *cavales* seront d'une taille plutôt grande que médiocre, elles auront de la beauté et de la noblesse dans l'avant-main; le poulain tenant presque toujours de la mère par les parties antérieures, elles seront bien ouvertes, et elles n'auront pas le défaut, très ordinaire en elles, d'être basses du devant; le coffre en sera vaste et le flanc large, parce qu'une *jument* plate, qui a peu de corps, ne donne jamais des poulains étoffés. Elles ne pécheront point par trop de graisse; on exclura celles qui seront mauvaises nourrices : ce vice est d'autant plus essentiel qu'un poulain allaité par une telle mère demeure toujours faible, petit et délicat, l'accroissement et la force du jeune animal dépendant de l'abondance et de la qualité du lait qu'il suce. On bannira irrévocablement toute *jument* chatouilleuse, qui rue et qui frappe son poulain au moment où il se présente pour se saisir du mamelon, à moins qu'une telle *jument* ne fût d'une beauté singulière, et qu'on pût charger quelque autre *cavale* de la nourriture de sa production.

On n'agréra encore que des *cavales* qui auront tous leurs crins; le repos et la tranquillité dans les pâturages assurent aux *jumens* une certaine quantité de lait, et l'agitation continuelle que leur occasionent les mouches, surtout quand elles ne peuvent s'en défendre, en diminue visiblement l'abondance;

on pourrait, cependant, en recevoir qui seraient dépourvues de crins, si elles étaient d'une figure distinguée, et alors on aurait la précaution de leur
mettre des fausses-queues ou queues postiches.

La stérilité bien prouvée est une nouvelle raison
de rejeter une *cavale;* mais il faut être certain que
son infécondité provient d'elle-même, et non de l'é-
talon ou des étalons qui l'ont servie. En général, les
*jumens* trop grasses, trop jeunes ou trop vieilles ne
retiennent point; il en est aussi quelques unes dont
la matrice est mal conformée; on ne peut absolument
en espérer aucun produit. Quant à celles qui sont
dépourvues de tempérament, elles ne souffrent jamais l'étalon; on a ridiculement tenté et inutilement employé mille moyens pour exciter les désirs
des *cavales,* mais le nombre des *jumens* fécondes est
assez grand, et l'entreprise de forcer la nature ne
peut être que vaine et dangereuse. Il est, enfin,
des *jumens* qui ne sauraient porter leur poulain à
terme; elles ne sont donc, en aucune manière,
propres à la saillie, et ne peuvent être destinées à
la monte.

Quoique les *jumens* soient, comme les femelles
de toutes les espèces, beaucoup plus précoces que
les mâles, on ne leur permettra l'usage de l'étalon
que lorsqu'elles auront atteint quatre ans, s'il s'agit
de *jumens* épaisses, et que lorsqu'elles en auront
atteint cinq, s'il s'agit de *jumens* fines et légères:
les premières sont formées plus tôt que celles-ci;
celles-ci portent et produisent aussi plus tard que les
autres, car elles sont encore fécondes à quatorze et

même à quinze ans, tandis que les *cavales* épaisses cessent de l'être à douze environ. Du reste, on ne peut attendre de la femelle, comme nous l'avons dit du mâle qui n'a pas encore acquis sa force, que des poulains d'une faible constitution, et l'on ne peut espérer de celle qui est hors d'âge et qui commence à déchoir, que des productions de peu de valeur; cependant j'ai vu sortir de *jumens* vieilles, par une exception à cette règle générale, de très jolis poulains qui promettaient beaucoup.

Les poils ou les robes des *jumens* doivent être conformes à celles des étalons, et elles doivent être choisies saines et non viciées de maux qui, comme nous l'avons dit et observé, peuvent passer naturellement aux productions. Si elles ont été montées avant d'être présentées au cheval, elles en sont plus faciles à la saillie et moins farouches; on en connaît, d'ailleurs, la vigueur et la force. Enfin, elles peuvent être promenées sous l'homme pendant qu'elles sont pleines, ce qui les maintient en santé et leur rend le part moins dangereux et plus aisé.

L'expérience a prouvé que les *cavales* qui mangent le vert dans le temps qu'elles sont admises à l'étalon retiennent plus facilement que celles qui sont au foin et à l'avoine dans une écurie; elle démontre encore que celle qui a toujours été nourrie au sec, et que l'on tient aux mêmes alimens après l'accouplement, ne peut, en général, fournir un poulain d'une certaine étoffe, et n'a jamais, d'ailleurs, une certaine quantité de lait. Le même inconvénient subsiste si elle est conduite dans les pâturages en suite de la saillie, soit que son estomac ait besoin d'être accoutumé à l'herbe, soit qu'il soit nécessaire qu'elle devienne peu à peu insensible aux injures des mouches et du temps, pour que son poulain profite. Les *jumens* qui donnent les meilleures productions sont donc celles qui pâturent le plus et qui sont le moins long-temps établées ; aussi ne doivent-elles être renfermées que lorsqu'il n'y a plus d'herbe, et que les pluies froides surviennent, encore ne les renferme-t-on que pendant la nuit ; on les sort pendant le jour, pourvu qu'il ne pleuve pas ; et quoique les pâturages soient alors très peu nourrissans, ils conviennent néanmoins à des bêtes accoutumées à être dehors, d'autant plus que, dans l'écurie, on supplée au défaut de l'herbe par les alimens secs. On ne doit pas cependant oublier que la gelée des rosées leur est funeste, et que la pâture de l'herbe qui en est blanchie, cette gelée n'étant point fondue et dissipée, est une des causes de l'avortement.

### De la Monte.

Le temps de la *monte*, c'est à dire le temps où l'on doit faire *monter*, ou *couvrir*, ou *saillir*, ou *sauter*, ou *servir* les jumens en chaleur, est depuis le commencement d'avril jusqu'à la fin de juin. Ce n'est pas que plusieurs cavales ne deviennent en chaleur plus tôt ou plus tard, mais si les premières étaient couvertes, les poulains qu'elles donneraient, naissant en hiver et avant que les herbes eussent poussé, pourraient dépérir, vu la rigueur de la saison et l'impossibilité de procurer aux mères une nourriture capable de fournir un bon lait; et quant aux dernières, elles produiraient dans la chaleur, et par conséquent dans un temps où les poulains, dès l'âge le plus tendre, seraient excessivement tourmentés par les mouches, et n'auraient pas celui d'acquérir toutes les forces nécessaires pour résister aux assauts de l'hiver qui suivrait.

Pendant le temps de la *monte*, on augmentera l'avoine aux étalons; il sera même à propos de leur donner une jointée d'orge très bonne et très nette, avant qu'ils couvrent et après qu'ils auront couvert. Dans le cas où ils refuseraient de la manger, on la mêlerait avec leur avoine; on observera encore de ne les jamais abreuver, soit le matin ou le soir, avant la *saillie,* et on en usera de même à l'égard des jumens.

On ne doit faire *saillir* les jumens que dans le plus frais de la journée; quand même l'étalon aurait de la vigueur, on ne lui demande qu'un *saut* par jour. S'il en a un peu moins, on le laisse reposer le quatrième, et s'il pèche du côté de la force et même de l'âge, il ne *couvrira* qu'une fois tous les deux jours; il dissipera moins et produira davantage. Ainsi le nombre des jumens à faire *servir* varie et diffère d'après ces considérations, et il est certain que celui de trente-cinq jumens, fixé pour chaque étalon par les réglemens des haras (1), est excessif, et ne pourrait qu'énerver les chevaux.

---

(1) *Règlement du Roi et Instructions touchant l'adminis-*

On choisit, pour le lieu de la *saillie*, un endroit garni de verdure, éloigné d'environ cent pas de l'écurie, et dont le terrain est uni, sec et solide, autrement le cheval et la cavale n'étant point fermes dans leur action, la *monte* pourrait être inutile ; on plante un ou deux piliers dans ce même lieu, pour y attacher solidement la jument avec un licou de cuir ou de corde, ou, ce qui est beaucoup mieux, avec un caveçon, dans les anneaux duquel passent les longes qui, de chaque côté, partent des piliers. Une partie de ce terrain doit être encore inégale à l'effet de faciliter le *saut* à l'étalon ; et si la jument est plus haute que lui, on le place dans l'endroit le plus élevé, et il profite de cet avantage ; si elle est d'une plus petite taille, on la range sur la hauteur par la même raison. Nombre de personnes font néanmoins *saillir* les jumens sans les attacher à des piliers, et en les faisant simplement tenir par le licou.

Il est d'une importance extrême de faire *servir* plus d'une fois celles qui ont un désir réel de s'accoupler, comme de ne pas admettre indifféremment les cavales en qui ce désir est faible, ou n'est qu'apparent : sans cette attention, on emploierait très inutilement les forces des étalons.

Les signes de chaleur de la jument se tirent de son hennissement continuel, du désir qu'elle a de s'approcher du premier cheval qu'elle aperçoit, du gon-

---

*tration des haras du royaume. Paris, Imprimerie royale,* 1724, in-4°, titre II, art. XIV, page 12.

flement de la partie inférieure de la vulve, de l'é-
mission ou de la stillation d'une liqueur gluante et
blanchâtre, que l'on appelle *les chaleurs*, et que
les anciens ont nommée *hippomanes* (1).

Les jumens qu'on amène à l'étalon étant ferrées
du derrière comme du devant, on les entravera
dans la crainte qu'elles ne ruent et qu'elles ne
blessent le cheval ; ce qui arriverait si elles n'étaient
pas parfaitement en chaleur, et ce qui arrive quelquefois, quoique leur chaleur soit à son terme, lorsqu'elles sont chatouilleuses : on leur met, à cet
effet, des entravons à chaque paturon des extrémités postérieures; des longes qui prennent dans
l'anneau de chacun de ces entravons viennent se
croiser sous le ventre et passer entre les deux jambes de devant, pour être arrêtées autour de l'encolure au moyen d'un nœud coulant, qui peut être
facilement défait en cas d'accident.

Il est une autre manière plus sûre et moins em-
barrassante; on emploie une sorte de bricole qu'on
met à la jument, cette bricole a de chaque côté un
anneau de fer, dans lequel on fixe, par un nœud
coulant, chaque longe venant des entravons; ces
longes ne sont point alors croisées, elles marchent
directement à l'anneau du même côté, et l'on ne

---

(1) On peut lire, pour tout ce qui concerne les différentes
espèces d'*hippomanes*, *Daubenton, Mémoires de l'Académie
royale des Sciences*, année 1751, page 293; et 1752,
page 392, in-4°. — *Histoire naturelle de Buffon*, déjà
citée, in-4°, tome IV, page 429. — *Hartmann, Traité des
haras*, déjà cité, page 111 et suivantes. (*É.*)

gêne dès lors nullement l'encolure de la jument ,
qui peut être portée en avant, ou reculer, selon le
besoin, plus facilement et sans risques. Outre ces
précautions, soit que la jument se trouve attachée
à des piliers, soit qu'on la tienne simplement par
la tête, si, par son inquiétude et son agitation, elle
trouble et dérange l'étalon, on lui parlera, on la
flattera ; on l'assujettira davantage en lui mettant
un tors-nez ou des morailles, en cas de besoin,
sauf à l'en délivrer dès que le cheval sera à l'œuvre.
Il est essentiel encore de s'assurer de sa queue, qui
pourrait être un obstacle à l'introduction ; on l'at-
tachera par le tronçon avec une bonne corde qui répondra pareillement à un anneau placé, à cet effet,
dans la partie de la bricole qui avoisine le garrot
et qui y sera fermement fixée.

La jument ainsi préparée et dans l'attente, on
conduira l'étalon, coiffé d'un caveçon, de l'espèce
de ceux que l'on pratique à trois anneaux, et qui
sera garni de sa sous-gorge ; deux longes de corde
seront attachées aux anneaux de côté, et tenues par
deux hommes qui meneront l'animal et qui lui feront décrire un ou plusieurs cercles autour de la cavale ; lorsqu'il sera en état, on l'admettra à l'action,
et on la lui facilitera en dirigeant adroitement son
membre, et en le tenant, le plus ferme qu'il sera
possible, par les deux pieds de devant. Les mouvemens redoublés et précipités de sa croupe, ainsi que
du tronçon de sa queue, les efforts qu'il fera pour
s'introduire plus avant, sont des signes d'éjacula-
tion de sa part, auxquels on doit être très attentif,

plusieurs étalons sortant souvent de dessus la jument
sans l'avoir couverte de manière à produire. On doit,
au surplus, à l'égard de ceux qui n'ont jamais sailli,
choisir pour leur première *monte*, et pour leur premier saut, des jumens douces, faciles, et ayant
déjà pouliné. J'observerai encore que nombre de
chevaux sont distraits et troublés par une trop grande
multitude de témoins, et qu'il est prudent de n'admettre au congrès que ceux qui peuvent y être nécessaires.

On doit faire très attention qu'il y a des chevaux
trop vigoureux, qui opèrent avec tant d'action qu'ils
enfilent le rectum au lieu de la vulve, et que ces
sortes de coups sont toujours mortels, du moins si
je m'en dois rapporter à un assez grand nombre de
personnes qui m'ont assuré l'avoir vu, et à ce que
j'en ai vu moi-même. Le 2 juin 1768, une jument,
appartenante à M. le C. D...., fut servie par un petit
étalon danois très vigoureux, qui enfila, comme je
l'ai dit, le rectum. La bête fut saillie le lendemain
par la vulve; elle n'avait témoigné aucun état maladif, mais le lendemain elle mourut, c'est à dire
le troisième jour de l'événement; on lui a trouvé la
membrane interne de l'intestin déchirée, emportée
et gangrenée.

La promptitude de l'étalon, la tranquillité de la
jument sont un présage de la perfection de l'œuvre
de la génération. Il est des étalons qui se fatiguent
et se harassent en montant inutilement plusieurs
fois sur la cavale; on leur met des lunettes, ils se
tourmentent moins. On doit en user de même à l'é-

gard de ceux qui se jettent avec fureur sur elle. Il en est d'autres qui s'élèvent du devant, qui font des pointes, de manière qu'ils sont prêts à se renverser; dans ce moment, les hommes ou les palefreniers qui tiennent les longes du caveçon les tireront avec assez de force pour ramener le devant de ces animaux en devant et en bas. Ils en useront de même, eu égard aux chevaux qui, dès le moment qu'ils aperçoivent la cavale, se portent de loin sur les deux pieds de derrière pour aller à elle; on applaudit le plus souvent à cette marque de vigueur; on permet au cheval de s'y livrer, et en une *monte* ses jarrets sont perdus. Quant aux étalons qui sont lents et qui demeurent un certain temps tranquilles auprès de la jument, on les en éloigne, on les promène autour d'elle, on les en rapproche ensuite peu à peu, et ils parviennent ensuite à la saillir. Enfin, à l'égard de ceux qui ont trop de feu et de vivacité, qui se mettent en nage, et qui, par cette raison, ne peuvent couvrir, il est bon de les remettre à l'écurie, et de tenter de nouveau quelques momens après.

On ne doit jamais retirer de force l'étalon de dessus la jument. Ce point, auquel on fait trop peu d'attention, doit être considéré comme l'unique moyen de conserver long-temps les jarrets de l'animal sains et nets. Presque tous les palefreniers employés pour conduire l'étalon à la *saillie* le portent et le tirent en arrière pour le faire descendre de dessus la cavale; dès lors ils obligent les jarrets, déjà fortement travaillés dans le moment du saut, à de nouveaux efforts, sous lesquels bientôt ils succombent. De là la ruine subite de la plupart des chevaux envoyés ou approuvés dans les départemens. Lorsque le saut est terminé, il faut, bien loin de rejeter le cheval en arrière, porter la jument en avant ; ce qui est facile si le saut se fait à la main, c'est à dire si la jument n'est tenue que par le licou. Si la longe de ce licou n'est attachée qu'à un pilier, comme elle ne doit l'être que par un nœud coulant, la chose n'est pas moins aisée. Enfin, si elle est placée entre deux piliers, et qu'elle y soit fixée par des longes répondantes au caveçon qui la coiffe, ces longes devant tenir aux anneaux de ce même caveçon par de forts porte-mousqueton, il ne sera pas difficile de les détacher, et elles le seront par un homme de chaque côté, qui, d'une main, pressera sur le ressort de l'un des porte-mousque·ton, et qui, de l'autre, détachera la longe qui vient de l'entravon de son côté, et qui passait dans l'anneau de la bricole.

Lorsque la *saillie* est terminée, on étable l'étalon ; on le bouchonne exactement, s'il a chaud ; on en abat la sueur avec le couteau de chaleur, s'il est en nage ; on lui remet sa couverture et on le laisse seul et tranquille. Il est, en effet, très à propos de ne point aller dans son écurie pendant quelque temps. Cette observation indique, par conséquent, la nécessité de le panser avant de le mettre en action. On ne lui donne du fourrage, sa boisson et son avoine, avec la jointée d'orge, que trois heures après qu'il a accouplé ; quelques uns lui donnent l'avoine et l'orge sur-le-champ.

25.

Il serait à souhaiter, pour la conservation de l'é-
talon, dont on ne doit employer que très utilement
les forces, que l'on eût, pour éprouver si la jument
est en chaleur ou pour l'exciter, un petit cheval entier de bas prix, que l'on nomme *boute-en-train*, et
auquel on substituerait ensuite le véritable étalon.
Au surplus, on peut se contenter d'avoir fait couvrir, avec toutes ces précautions, la jument, une
seule fois, ou bien on la fera couvrir encore le lendemain matin; on la laissera douze ou quinze jours
ensuite sans la ramener au cheval. Cet espace de
temps écoulé, on la lui présentera de nouveau : si
elle est en chaleur, elle sera couverte comme auparavant; si elle refuse l'étalon, si elle rue, on ne la
fera point saillir, ce refus étant une preuve qu'elle
a retenu : preuve cependant équivoque, car il arrive quelquefois que des jumens pleines se montrent
encore en chaleur.

Il est encore une autre manière de faire servir les
cavales : on lâche l'étalon dans un pâturage bien
fermé, avec la quantité de jumens que l'on veut
qu'il couvre. On le laisse choisir lui-même celles
qui ont besoin de lui et les satisfaire à son gré. Il
est certain que de cette façon les cavales retiennent
plus sûrement; mais l'étalon se fatigue et se ruine
mille fois plus tôt. Cette manière ne doit donc être
employée que dans le cas où on veut tirer quelques
productions d'un étalon prêt à réformer. Alors on
lui donne les jumens qui n'ont pas encore porté et
celles qui retiennent le plus difficilement.

Après la *monte* et à l'expiration de ce temps, on

remet les étalons à leur régime ordinaire ; on n'aura garde de les saigner quelque temps après, selon la pratique de plusieurs personnes, à moins que quelques maladies survenues ne l'exigent. La déperdition qu'ils ont faite est assez grande : on pourra seulement les faire boire à l'eau blanche, et leur donner un picotin de son à midi, pendant huit ou quinze jours.

### De la Gestation.

Dès que les cavales ont donné des signes qu'elles ont conçu, on doit empêcher qu'aucuns poulains ou autres petits chevaux entiers ne les approchent; ils les échauffent et les font vider, surtout dans les premiers mois de leur saut; elles en deviennent amoureuses, elles souffrent même l'accouplement, quoiqu'elles soient pleines. Il n'y a jamais cependant de superfétation; on a vu des jumens produire deux poulains à la fois, et quoique ce fait passe pour être rare, il y en a néanmoins assez d'exemples; mais elles ne conçoivent point en divers temps, et elles ne portent point de fœtus d'inégale grosseur, et qui naissent à des intervalles éloignés l'un de l'autre; on peut ajouter à ce fait une foi entière, quoiqu'il contredise *Thomas Bartholin* et *Torquemada*. Ces deux auteurs ont inconsidérément rapporté l'exemple de deux jumens ayant mis bas une mule pleine d'une autre mule (1). Une semblable allégation

_______________

(1) Il paraît qu'*Antoine de Torquemada*, moine espagnol, est le premier qui ait rapporté cette histoire dans son

doit être de même poids que celle de *Ruini*, qui juge habilement du sexe de l'animal par le côté que l'étalon a choisi pour monter la cavale (1); elle peut encore être placée avec les différentes recettes prescrites pour obliger la nature à produire des mâles préférablement à des femelles, etc.

Tous les signes auxquels on peut distinguer les jumens pleines de celles qui ne le sont pas ne sont pas également certains. On n'en a des indices qu'après un espace de cinq à six mois, encore ces indices sont-ils très faibles, du moins en ce qui concerne la forme extérieure des cavales qui portent et poulinent tous les ans, car leur ventre est constamment avalé. Quoi qu'il en soit, les marques équivoques de la plénitude sont, 1°. cet espace de temps étant écoulé, la facilité avec laquelle la jument s'engraisse dans l'hiver et le volume qu'acquiert son flanc; 2°. deux mois avant le part, la tension,

---

*Hexameron, ou six journées; contenant plusieurs doctes discours sus aucuns poincts difficiles en diverses sciences; mis en françois par Gabriel Chappuys. Lyon*, 1582, in-8°, 6°. journée, page 453. *Jean Eusebe Nieremberg*, jésuite espagnol, la reporta dans son *Historia naturæ, maximè peregrinæ, libris XVI distincta. Antuerpiæ*, 1635, in-fol., lib. VI, cap. II, page 94, sans en citer l'auteur; et *T. Bartholin*, qui ne s'aperçut pas que le second n'avait fait que copier le premier, en les citant tous deux, en fit deux histoires différentes. Voyez *De insolitis partûs humani viis Dissertatio nova. Hafniæ*, 1664, in-8°, cap. XVI, pag. 127. (*É.*)

(1) *Dell' infirmità del Cavallo. Bologna*, 1598, in-fol., lib. V, cap. IX, page 262.—*Hippiatrique du S. H. de Francini. Paris*, 1607, in-4°, livre V, chap. IX, page 374. (*É.*)

la dureté, la grosseur des mamelles, et l'avale-
ment des flancs et de la croupe.

Quant aux signes univoques, ils se tirent du
mouvement du poulain dans le ventre de la mère,
mouvement que des yeux attentifs peuvent saisir
quelquefois, surtout au septième ou huitième mois.
Il est encore plus sûr de s'en assurer par la voie du
tact. Faites trotter quelques momens la cavale, re-
mettez-la ensuite à l'écurie, présentez-lui à manger sur-le-champ, en plaçant alors votre main sous
le ventre, vous sentirez et vous reconnaîtrez le poulain, si elle est pleine (1).

C'est par un intérêt très mal entendu que presque tous les particuliers, sans aucune considération,
outrent de travail leurs jumens pleines et celles qui
allaitent, et les mettent à toutes sortes de services.
Dès qu'elles ne jouissent pas d'une pleine pâture et
du repos qui leur convient, quels fruits peut-on attendre d'elles, et quels alimens peuvent-elles fournir au poulain qui les suit? Echauffées par la fatigue
qu'elles éprouvent, l'animal qu'elles portent et celui

______

(1) Il est un moyen certain de reconnaître la plénitude
de la jument, même à trois mois, c'est de porter la main
dans le rectum, pour s'assurer par le tact de l'état de la
matrice; mais ce moyen, qui exige beaucoup de prudence et
de douceur, et une connaissance parfaite de l'anatomie des
parties de la génération de la jument, dans l'état de viduité
comme dans celui de plénitude, ne doit pas être employé inconsidérément; il ne faut y avoir recours que dans quelques
cas particuliers, comme, par exemple, lorsqu'il s'agit de
prononcer judiciairement sur l'état de plénitude ou de viduité
d'une jument. (É.)

qu'elles allaitent en souffrent également, et demeurent sans force et sans vigueur. Celui-ci même, qui
s'affaiblit en courant après elle, est souvent, attendu
la mauvaise qualité du lait dont il tire sa subsistance,
atteint de la gale et d'une infinité d'autres maux qui
annoncent en lui une dépravation de la masse. Cependant les propriétaires ne peuvent avoir en vue
que le bénéfice qu'ils se proposent de leurs poulains :
or, plus les productions seront parfaites, plus la
vente en sera considérable.

Nous ne pouvons nous empêcher de blâmer encore ici l'usage de faire saillir les cavales neuf jours
après qu'elles ont pouliné , sous le prétexte qu'elles
retiennent plus aisément, et même qu'en mettant
bas elles vident toutes leurs humeurs impures. Cet
usage est très nuisible, en effet, non seulement à
la multiplication, mais à la perfection de l'espèce.
En premier lieu, il n'est pas difficile de voir que,
dans les haras ordinaires, où cette pratique est en
vigueur, toutes les jumens qui ont été couvertes ne
produisent pas tous les ans; à peine les deux tiers
de celles qui ont été soigneusement saillies et mé-
nagées donnent-elles, dans la même année, des
poulains. En second lieu, celles qui ont été remplies neuf jours après le part ne fournissent, à
leurs poulains nés, qu'un lait trouble et séreux;
d'un autre côté, ces poulains, tétant continuellement leurs mères, enlèvent la meilleure partie de
la substance qui serait nécessaire pour donner l'accroissement à celui qu'elles ont nouvellement conçu : ainsi, du partage des forces de la jument, mère

et nourrice ensemble, et de l'impossibilité dans laquelle elle est, ayant à nourrir son poulain né et son poulain à naître, de leur donner autant que si elle n'avait que l'un ou l'autre à soutenir, il ne peut résulter que des productions misérables. D'ailleurs, la fatigue de porter et de nourrir à la fois rend nécessairement les cavales vieilles avant le temps, et leur donne beaucoup plus tôt l'exclusion des haras.

Dans les animaux, comme dans les végétaux, il est un temps de maturité limité et relatif à la durée de la vie de la plante ou de l'animal. Les cavales portent ordinairement onze mois et quelques jours. Le nombre de ces jours, anticipés sur le douzième mois, n'est pas fixé ; on a cru qu'il était en raison de celui des années de la jument : l'expérience a trop fréquemment démenti cette idée, pour qu'on ne l'abandonne pas à ceux qu'une aveugle crédulité conduit (1). Ce qui peut décider la promptitude ou l'éloignement du part est principalement le plus ou le moins de force de la circulation, la nature des

---

(1) Voyez ce qui a été dit à ce sujet, principalement par *G. S. Winter, Traité nouveau et augmenté pour faire race de chevaux. Nuremberg*, 1703, in-fol., chap. XIII, p. 113, et le tableau qui y est joint. — *Brugnone, Trattato delle razze de Cavalli. Torino*, 1781, in-8°, page 220 et suiv. — *De la Font Pouloti, Nouveau régime pour les haras*, déjà cité, page 146. — *Hartmann, Traité des haras*, déjà cité, page 107 et suiv. — *Tessier, Recherches sur la durée de la gestation dans les femelles de plusieurs quadrupèdes. Bulletin des Sciences, par la Société Philomatique*, tome I, n°. 23, page 177 ; et *Mémoires de l'Académie royale des Sciences de l'Institut de France*, année 1817, tome II, p. 1 et suiv. (*É.*)

alimens, et l'état dans lequel a été la jument mère durant la portée; conditions qui contribuent certainement plus ou moins toutes à l'entière formation du fœtus. Dès qu'il est parvenu au juste volume qu'il doit acquérir, la matrice se trouve extrêmement distendue; irritée par une sorte de divulsion que souffrent alors ses fibres, elle se contracte, et cherche, en quelque façon, à se débarrasser du corps qu'elle renferme : d'un autre côté, le poulain se trouvant contraint et gêné, attendu la plus grande compression qu'il éprouve de la part de l'utérus, comprimé lui-même toujours plus fortement par les muscles de la respiration, qui, par l'entremise des nerfs, participent violemment de l'irritation ressentie par la matrice, s'agite, se livre à divers mouvemens pour rompre les membranes qui l'environnent, et se frayer une issue hors de l'étroite cavité qui le contient. C'est ainsi que commence le travail du part, et telles en sont vraisemblablement les principales causes. Il n'est pas douteux que les efforts de la mère sont incomparablement plus vifs que ceux du fœtus, aussi est-il plus ordinaire de voir des jumens mettre bas des fœtus morts, que de voir des fœtus sortir vivans de la matrice de la jument morte.

### De l'Avortement.

Une infinité de circonstances peuvent donner lieu à la sortie du fœtus avant le terme prescrit par la nature, et ce part prématuré est ce que nous appelons *avortement*. Des maladies aiguës et chroniques, des exercices violens, des fardeaux trop lourds à tirer ou à porter; des heurts ou des coups sur les reins, sur le ventre, sur les flancs; des herbes nuisibles ou vénéneuses mêlées dans les alimens dont la jument se nourrit, la boisson d'une eau crue et indigeste; les injures du temps, surtout dans une saison rigoureuse; la gelée qui couvre les pâturages dont la cavale paît l'herbe, n'occasionent que trop fréquemment cet accident. Du reste, il est une infinité d'autres causes intérieures auxquelles il peut être attribué, et nous voyons que les jumens d'un tempérament lâche et mou sont plus sujettes à l'*avortement* que les autres.

Les signes d'un *avortement* prochain sont le gonflement de la nature et du fondement de la cavale, l'inquiétude avec laquelle elle se lève et se couche sans cesse, la position de sa tête, qui est basse et penchée, la blancheur et la sécheresse de sa langue, la tristesse, la fièvre, le frisson, une évacuation spontanée d'une liqueur séreuse par les mamelles, l'écoulement ou le suintement d'une humeur glaireuse par le vagin, ainsi que les mouvemens plus fréquens et moins forts du poulain lorsque la jument est assez avancée dans sa plénitude pour qu'ils puissent être comparés et sentis. Tous ces symptômes, au surplus, ne subsistent pas toujours; ils ne se montrent avec tout cet appareil que selon le plus ou le moins de temps qui s'est écoulé depuis la conception, et selon les causes qui produisent cet événement. D'ailleurs, il est des jumens qui avortent avec beaucoup moins d'apparence de douleur et de maladie; communément, ce sont celles en qui l'u-

térus ne saurait se dilater au point que l'accroissement journalier du poulain le demande, ou celles
en qui l'adhésion des vaisseaux du placenta avec
l'utérus n'est point assez ferme.

Quoi qu'il en soit, dès le moment où l'on redoute
le part prématuré, on doit mettre la jument dans
une écurie séparée, et qui ne soit ni trop chaude,
ni trop froide, ni trop humide. La saignée peut
prévenir cet accident, principalement dans le cas
où il est occasioné par des coups, par des exercices
trop violens, par la fièvre, etc. S'il peut être regardé comme l'effet de quelques corps vénéneux,
on a recours à des alexitères, tels que la thériaque
dissoute dans le vin, ou à des remèdes délayans,
selon la qualité chaude ou froide du poison, qualité
qu'il est, à la vérité, comme impossible de reconnaître, mais dont on peut tenter de juger, en ad-
ministrant d'abord les médicamens délayans, et en
observant attentivement ce qui en résulte ; car, dès
que la cavale paraît, au moyen de ces remèdes,
moins tourmentée et plus tranquille, il importe de
les continuer ; si, au contraire, elle s'agite davantage, et si les symptômes deviennent de plus en
plus formidables, on aura incontinent après recours
à la thériaque. C'est ainsi qu'on doit souvent interroger la nature par de légers essais, en traitant des
animaux qui sont privés de la faculté d'indiquer la
nature et le siége du mal dont ils sont atteints.

Les médicamens astringens sont d'une grande
ressource lorsque l'*avortement* que l'on craint peut
être imputé à la faiblesse d'un tempérament natu-

rellement mou et humide, ce dont on peut être assuré par le défaut de force et de vigueur dans la
jument, et par la nature de la matière qui suinte
du vagin.

Prenez : eau de Rabel (acide sulfurique dulcifié),
que vous mêlerez dans la boisson ordinaire jusqu'à une
agréable acidité ; ou bien prenez : sang-de-dragon,
terre douce de vitriol (oxide de fer rouge), de chacun un gros ; mêlez avec une once de diascordium
et suffisante quantité de miel, pour un bol, à répéter suivant le besoin. Ce remède est préférable aux
charges et aux onctions dont les anciens faisaient
usage. Du reste, les astringens seraient extrêmement nuisibles, 1°. si l'*avortement* était très prochain, et si l'on n'avait aucune espérance de le
prévenir ; 2°. s'il avait pour cause la tension et la
rigidité de l'utérus ; 3°. si le fœtus était mort. Dans
la première et dans la seconde de ces circonstances,
ils s'opposeraient à la dilatation de l'orifice de la
matrice, et ils suspendraient ou empêcheraient une
expulsion qu'il convient plutôt de hâter et de procurer, et qui est absolument nécessaire au salut de
la mère et du poulain ; dans la dernière, où l'*avortement* serait inévitable, ils ne pourraient qu'augmenter la tension excessive de la matrice : d'où l'on
voit qu'en fait de maladies, la connaissance des recettes devient meurtrière, si elle n'est jointe à celle
de l'application.

Les signes de la mort du poulain dans l'utérus
sont la cessation ou le défaut de mouvement de
sa part, en supposant néanmoins un état de plé-

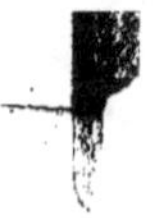

nitude avancée à un certain période ; les douleurs
que ressent et que témoigne la jument, les fris-
sons dont elle est atteinte, la puanteur de son haleine, des évacuations fétides qui découlent du vagin ; et l'on comprend que si la nature n'opère pas
elle-même la délivrance de la cavale, on doit la
favoriser par tous les secours de l'art, mais sans
s'écarter de la prudence qui doit présider toujours
à l'action de l'artiste.

La matrice est-elle réellement fermée? on est
nécessairement obligé d'attendre, plutôt que de
fatiguer la cavale par des tentatives inutiles. L'orifice commence-t-il à se dilater? il est bon de ne
pas chercher à hâter la délivrance ; cependant, si
l'on croit devoir l'aider et délivrer plutôt la mère,
il faut en venir à l'œuvre de la main. Il s'agit d'a-
bord d'oindre celle dont on doit se servir avec de
l'huile, ou quelqu'autre matière grasse et nouvelle ; on l'introduit ensuite dans le vagin jusqu'à
l'orifice de la matrice, après avoir oint de même les
parties de la jument. Lorsqu'on est parvenu jusqu'à
cet orifice, on y insère les doigts insensiblement et
peu à peu, on augmente la dilatation avec ménagement et par degrés jusqu'à l'introduction de la
main entière ; si l'on reconnaît alors que les membranes qui renferment l'animal n'ont point été entamées, ce qui peut être très aisément distingué et
senti, car, en ce cas, on imagine toucher une vessie ballonnée, on les perce avec les doigts ; on se
saisit sur-le-champ du poulain, et on le tire au dehors ;
mais cette opération, plus ou moins laborieuse

suivant l'état dans lequel la mère et le fœtus se trouvent, ne doit être tentée qu'après avoir sollicité et invité la mère par des moyens divers à des efforts qui peuvent donner lieu à l'expulsion. Telle est, par exemple, l'action de lui serrer plusieurs fois et à diverses reprises les naseaux, à l'effet de suspendre quelques momens l'expiration; telle serait l'administration des sternutatoires, et celle de lavemens plus ou moins âcres, faits avec des feuilles sèches de tabac (*nicotiana tabacum*), le vin émétique (vin antimonié), le sel commun (muriate de soude), etc.

Dans la circonstance où la jument, prête à mettre bas, serait surprise par une maladie formidable et désespérée, on pourrait ne pas abandonner le poulain à son sort et en entreprendre l'extraction. Il faut, pour cet effet, renverser la cavale avec toutes les précautions possibles, la coucher sur le dos et l'assujettir de manière à n'en pouvoir être blessé. On fait ensuite une incision cruciale à la partie moyenne et inférieure du bas-ventre; cette incision doit être d'un pied et demi environ, et se terminer aux os pubis. Si les gros intestins, poussés hors de la capacité par les efforts que susciteront les douleurs vives auxquelles la jument est en proie, se présentent, on aura soin de les écarter, et l'on apercevra bientôt l'utérus; on y pratiquera, mais avec beaucoup de circonspection, et dans la crainte de porter atteinte au fœtus, une ouverture qui répondra à la première; on ouvrira aussitôt encore les membranes qui contiennent le poulain, les

eaux qu'elles renferment s'épancheront, et l'on retirera sur-le-champ l'animal. Le succès de cette entreprise dépendra de l'attention qu'on aura à prévenir la mort de la jument mère ; plus on attendra,
plus le fœtus sera débile, et l'on a d'autant moins
de temps à perdre, que si la cavale est morte, il
est certain que le poulain ne lui survivra que de
quelques instans.

Cette opération impose nécessairement l'obligation d'en pratiquer une seconde promptement et
sans délai. Il s'agit de couper le cordon qui tient le
fœtus assujetti au placenta, et d'en faire la ligature ;
on se munit d'une suffisante quantité de gros fil,
que l'on plie en cinq ou six doubles de la longueur
d'un pied, et que l'on a eu soin d'arrêter aux deux
extrémités par un nœud fait à chacune d'elles.
Le fil ainsi préparé, on lie le cordon à quatre ou
cinq pouces environ du corps du poulain, de façon qu'il ne soit ni trop, ni trop peu serré ; la ligature étant maintenue par des doubles nœuds, répétés à mesure des entortillemens, on coupera le
cordon à trois pouces au dessous, et l'on observera
que cette section ne soit suivie d'aucune effusion
de sang ; si l'on en aperçoit, on resserre les fils, et
les trois pouces de longueur qu'on laisse en deçà
serviront à placer une seconde ligature, la première
étant insuffisante. Ce n'est que par cette raison que
nous avons fixé en quelque sorte les mesures ; car,
à quelque distance que soient faites et la ligature et
la section, la nature, sur laquelle on doit se reposer du soin d'achever et de perfectionner l'ouvrage,

opère toujours la séparation du cordon à sa sortie
de l'anneau ombilical et au niveau du tégument;
cette séparation a lieu en huit ou dix jours, plus
ou moins; on doit graisser l'excédant du cordon
avec du beurre frais, du saindoux, etc. On conçoit,
au surplus, qu'il n'est question ensuite que de procurer au poulain les moyens de s'allaiter pour entretenir une vie que l'on vient, en quelque façon,
de lui rendre.

L'*avortement* n'est pas toujours funeste à la cavale, il n'est pas même communément suivi de
grands accidens; il importe cependant d'user de
précautions envers toute jument qui vient d'avorter; on la tiendra chaudement et bien couverte,
dans l'intention de favoriser la transpiration, et on
lui fera observer pendant quelque temps un régime
austère; on ne lui donnera que très peu d'alimens,
et l'on préférera les plus légers; elle sera abreuvée
d'eau blanche, et si elle abonde en lait, il faudra
nécessairement la traire, dans la crainte que ce
même lait, porté aux mamelles, ne soit refoulé
dans la masse, et ne cause les plus grands désordres; au surplus, on a vu des jumens être très
long-temps infécondes après l'*avortement,* et quelques unes l'être toujours. Ce dernier fait avait, sans
doute, pour cause l'énorme dilacération qu'avait
soufferte l'utérus lors de la séparation du placenta (1).

______

(1) Voyez tout ce qui est relatif à l'*avortement*, par
*Flandrin*, dans les *Instructions et Observations sur les maladies des animaux domestiques,* déjà citées, tome VI,
deuxième partie. (*É.*)

## Du Part.

Quand le terme de *pouliner* approche, et que la délivrance de la jument s'annonce par le grand affaissement du ventre, par le rétrécissement des côtes, ou plutôt des flancs, par sa pesanteur, par sa difficulté à marcher, etc., elle doit être placée seule, s'il est possible, dans une écurie sans y être attachée, et on doit lui faire une bonne litière. Du reste, on peut, relativement à la jument et aux femelles des animaux, distinguer, comme dans la femme, trois espèces de *parts*, le naturel, le difficile et le contre-nature. Le *part naturel* est celui dans lequel le poulain se présente dans la position où il doit être; le *difficile* ou *laborieux* est celui dans lequel, quoiqu'il se présente bien, il a une peine extrême à sortir; enfin, dans le *part contre-nature*, le poulain présente mal la partie qui doit s'offrir à l'ouverture de l'utérus, ou en présente toute autre. La position du fœtus dans la matrice de la cavale paraît donc pouvoir éprouver les mêmes variations que celle du fœtus dans la matrice de la femme. Cependant, on pourrait établir ici anatomiquement et physiologiquement des différences sensibles, connues aux élèves qui sortent des Écoles vétérinaires, et qui prouvent que, quelque peu fréquens que soient, en général, les accouchemens contre-nature dans la femme, le *part* de cette espèce est infiniment plus rare encore dans la cavale. La plus grande facilité du fœtus humain à prendre diverses positions, la situation perpendiculaire de

sa mère, la sienne même, le saut auquel il est contraint, les mouvemens différens et multipliés de la
femme couchée, assise ou debout, la conformation
de sa matrice, le mauvais régime qu'elle suit, le
peu d'exercice qu'elle fait, la mobilité du genre
nerveux en elle, ses passions, les diverses agita-
tions de son ame, l'usage fréquent du mâle, dont
les approches continuelles occasionent, selon qu'elle
est plus ou moins sensible et d'un tempérament
plus ou moins ardent, des secousses plus ou moins
vives à l'utérus, ne permettent aucune comparaison, et lavent la chirurgie du reproche inconsidéré
qu'on lui fait en niant la nécessité de son aide, sur
le fondement de l'aisance avec laquelle les femelles
des animaux mettent bas sans le moindre secours.

Le *part naturel* n'en demande aucun; mais on
doit faire attention que nombre de cavales, dans
cette circonstance, sont, en quelque façon, distraites
par la présence des personnes qui peuvent se tenir dans l'écurie, où elles doivent avoir été laissées
en liberté.

Le *part laborieux* et *difficile* peut être tel par le
volume du poulain, ou par la débilité de la mère,
quelquefois par l'une et l'autre de ces causes; la
débilité de la mère s'annonce par des signes faciles
à saisir; on ne saurait y être trompé si la vulve
étant entr'ouverte, et l'écoulement de sérosités
ayant lieu, elle ne souffre que des épreintes légères,
qui prouvent évidemment la faiblesse de la contraction de l'utérus; on aura recours alors à des remèdes confortatifs. Dans le cas du volume dispro-

portionné du poulain, la mère est infiniment plus malade, elle est en proie à de vives douleurs ; les efforts violens qu'elle fait sont impuissans et ne peuvent hâter sa délivrance. Les lavemens émolliens, qui dégagent le rectum des excrémens qui pourraient gêner le passage ; des onctions d'huile douce faites au vagin et à l'orifice utérin doivent d'abord être employés ; et s'il faut en venir à l'introduction de la main, ou à celle de quelqu'instrument pour l'extraction, la circonspection et les lumières qu'on doit apporter à cette opération sont trop peu communes pour qu'on puisse s'en rapporter au premier téméraire qui se présente. L'homme consommé dans l'étude de l'art est le seul qui mérite quelque confiance. Du reste, on ne doit agir qu'autant que l'on voit l'insuffisance des efforts de la jument ; et le temps de l'introduction de la main et des instrumens est toujours celui de l'intermission des épreintes, comme celui de manœuvrer à l'effet d'extraire le poulain est constamment le temps auquel les douleurs se renouvellent. En ce qui concerne l'extraction du poulain mort, et l'action de retourner le fœtus dont la position dans l'antre utérin est vicieuse, on ne pourrait s'en rapporter de même qu'à des vétérinaires parfaitement instruits et éclairés.

Quelques personnes ont pensé que, dès que la jument a mis bas, on doit en éloigner le poulain, au moins pendant dix à douze heures, de crainte qu'en la tétant aussitôt qu'il est né, il ne se nourrisse d'un lait séreux et mauvais, dont on a même cru qu'il importait de décharger la cavale, en la trayant comme on fait des vaches. Nous ne saurions nous persuader que, d'un côté, la nature ait donné au poulain, dès l'instant où il voit, pour ainsi dire, le jour, l'instinct de se saisir du mamelon, et que, de l'autre, il ne puisse en tirer qu'une nourriture nuisible. Cette mère commune ne tombe point dans de pareilles erreurs, et il est à présumer, au contraire, qu'elle n'offre au jeune animal ce lait clair et séreux que pour le purger de la matière dont ses intestins sont remplis, et qui, semblable par sa couleur au suc de pavot, a été appelée, par cette raison, *meconium*.

La cavale ayant mis bas, il est important de la tenir huit ou dix jours dans l'écurie; on l'y nourrira abondamment; on lui donnera le meilleur foin, du son de froment, de l'orge grossièrement moulue, et sa boisson sera de l'eau blanche légèrement tiède; lorsque cet espace de temps sera écoulé, on pourra la conduire à l'herbe avec son petit. Il est à souhaiter que les pâturages ne soient pas d'abord trop éloignés; pour peu que la distance fût longue, le poulain serait fatigué, et il pourrait arriver qu'insensiblement il se situerait mal sur son devant, et que ses pieds se tourneraient en dedans ou en dehors; on doit encore avoir attention de ne le point exposer aux vents froids et à la pluie.

### Des Poulains.

Le temps de sevrer les *poulains* n'a pas encore été uniformément déterminé: les uns le fixent à trois mois, d'autres à cinq, à six, ou à sept pour le plus

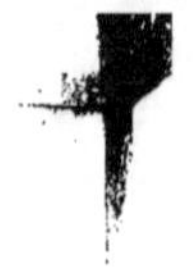

tard, et d'autres encore à onze ou douze. La première opinion n'est fondée sur aucun raisonnement;
les partisans des deux autres sentimens attestent
chacun l'expérience. Ceux qui ont embrassé le premier et qui permettent de laisser téter le *poulain*
jusqu'en février, si la monte de la jument dont il
est une production n'a pas été hâtive, avancent que
l'animal qui a été allaité aussi long-temps ne vaut
jamais autant que celui qui a été sevré plus **tôt,**
quoiqu'il prenne ordinairement plus de chair et
plus de corps. Les derniers soutiennent, au contraire, que la plupart des chevaux ne sont aussi tar-
difs que par rapport à la trop prompte privation du
lait; et ils ajoutent que, s'ils tètent jusqu'aux
herbes, ils sont aussi forts et aussi capables de service dès l'âge de quatre ou cinq ans, qu'ils le sont
lorsqu'ils ont atteint celui de huit années. Voilà des
questions de faits sur lesquels de nouveaux essais
peuvent éclairer. Nous ne céderons point, en atten-
dant, à l'idée que l'on voudrait nous donner sur la
formation accélérée du cheval, dans le cas où il n'a-
bandonne le mamelon que onze ou douze mois
après sa naissance; nous savons qu'elle dépend essentiellement du climat, de l'air, des alimens, du
terrain, ainsi que de la race; car des chevaux
épais acquièrent, ainsi que nous l'avons déjà dit,
plus tôt leurs forces que des chevaux fins et légers;
on peut croire aussi que, dans certains pays, des
*poulains* sevrés à l'entrée de l'hiver et mis à une
nourriture dure et sèche en recevront un notable
dommage; si leur bouche, encore trop tendre, ne

peut broyer le foin, ils n'en mangeront que très peu et maigriront inévitablement, de manière que, l'été suivant, à peine pourront-ils se remettre.

Quoi qu'il en soit, en consultant la nature, et abstraction faite de la domesticité de ces animaux, il n'est pas douteux que le petit, errant avec sa mère dans les champs ou dans les forêts, ne renoncerait à la mamelle que lorsque la jument ne voudrait plus l'admettre à la succion; mais si, parce que l'homme a su les mettre l'un et l'autre sous son entière dépendance, il a le droit de les gouverner à son gré, il n'en doit pas moins considérer qu'il importe de ne ravir à l'animal un aliment proportionné à la faiblesse de son estomac, que lorsque ce viscère a acquis une sorte d'habitude, et est devenu capable d'en digérer de plus solides. On examinera donc attentivement l'état du *poulain*, et selon qu'il sera faible ou robuste, il sera sevré plus tard ou plus tôt. Du reste, le terme de trois mois ne saurait suffire dans aucun cas, le terme de six mois est le délai le plus court qu'il soit possible de fixer; peut-être que ce même délai, communément adopté parmi nous, n'a obtenu la préférence que relativement au mauvais usage dans lequel nous sommes de faire saillir les jumens toutes les années, et à l'attention que, dès lors, nous croyons être obligés d'avoir de ne pas les laisser allaiter sans interruption durant tout le cours de leur portée.

Il est des *poulains* au dessus de six mois, qui, malgré l'abondance du lait de la mère, dépérissent chaque jour. Cet événement peut être attribué à

différentes causes qui résultent des *poulains* mêmes,
ou des jumens auxquelles ils doivent le jour. Eu
égard aux premiers, la source en est souvent dans
une constitution naturellement faible, dans un estomac naturellement débile, dans une disposition héréditaire, d'où naissent des vices que l'art et le savoir le plus profond ne sauraient corriger; un état
réellement maladif, un lait gluant et grossier, et
de telle qualité qu'il ne pourra que s'épaissir, ou un
lait qui ne présentera qu'une sérosité blanchâtre,
dans laquelle nageront les parties caséeuses, tel que
celui que peut fournir une jument pleine, seront,
en général, de la part des nourrices, autant de circonstances nuisibles aux petits; on ne peut tracer,
à cet égard, de règles invariables; nous dirons, en
général, que plus l'estomac du *poulain* a de peine
à digérer, plus on doit s'efforcer d'entretenir le lait
dont le jeune animal se nourrit dans les conditions
et dans la consistance requises. Si les sucs digestifs
sont viciés en lui, on emploiera les plus légers pur-
gatifs, et on préviendra ensuite la coagulation, qui
n'est que trop ordinaire en pareil cas, en lui admi-
nistrant de temps en temps, à jeun, une poudre faite
de craie de Briançon, de bol d'Arménie, et d'os de
moutons calcinés, de chaque deux gros; si on le
veut, on peut incorporer cette poudre dans du miel.
Quant à la jument, on doit se conduire selon les
indications que l'on peut saisir; s'il ne s'agit que de
rendre à son lait, d'ailleurs abondant, une fluidité
convenable, et d'adoucir en elle le sang et les humeurs, on lui donnera, tous les matins, à jeun, une

once de poudre de racine de vipérine (*echium vul-
gare*), de réglisse (*glycyrrhiza glabra*) et de semence
de fenouil (*anethum fœniculum*), dans une jointée
de son légèrement humecté.

Sevrer un *poulain*, c'est, comme on le sait, le séparer de sa mère, et substituer des alimens solides
à la nourriture fluide à laquelle la nature l'a d'a-
bord habitué. Ce changement subit occasionerait
inévitablement une révolution, s'il ne se faisait
avec précaution et avec prudence. On place donc
l'animal que l'on sèvre dans une écurie différente
de celle qu'habite la cavale qui l'a produit; on observe que ce lieu ne soit ni trop renfermé ni trop
chaud, parce que le *poulain* pourrait devenir ensuite
trop sensible aux moindres impressions de l'air;
l'auge et le râtelier ne doivent point être trop élevés, il est même plus à propos de n'en faire aucun
usage dans la distribution des alimens que de né-
cessiter l'animal à lever considérablement la tête;
ce qui peut donner lieu à la difformité de son encolure. On lui donne d'abord du son deux fois par
jour et une très petite quantité de foin fin et choisi,
sauf à l'augmenter à mesure qu'il acquiert de
l'âge; du reste, on ne l'attache point; son écurie
doit être garnie d'une bonne litière, que l'on
renouvelle souvent; on ne le panse point, et on
ne lui permet pas de sortir, à moins qu'il ne témoigne aucune inquiétude et aucun désir de re-
trouver et de rejoindre sa mère : alors, et seulement
dans le beau temps, on peut le conduire aux pâturages, mais il est absolument essentiel de ne jamais

le laisser paître à jeun ; si on ne lui donne le son et si on ne le fait boire une heure au moins avant de le mettre à l'herbe, il sera atteint de tranchées violentes, et c'est ainsi que, dans plusieurs départemens, on perd chaque jour des élèves.

Non seulement les *poulains* forts d'une année peuvent être abandonnés tous les jours dans les prairies, mais il serait bon de les y laisser coucher, s'il était possible, durant l'été et jusqu'à la fin d'octobre. L'expérience et la raison nous apprennent que les chevaux élevés et exposés ainsi à l'air sont plus vigoureux et plus durs au travail et à la peine. Il faut encore avoir attention de ne pas leur laisser paître le regain ; cette herbe, trop fine et trop délicate, leur donnerait un dégoût pour le foin, qui doit être dans la suite, et dès le second hiver, leur principal aliment.

Il est des *poulains* extrêmement hauts sur jambes et qui se les ruinent en quelque manière, ou qui sont contraints de tourner leurs pieds en dehors pour pouvoir atteindre à l'herbe, et pour paître avec plus de facilité. Ils y sont surtout obligés lorsque ce défaut est joint à celui d'avoir l'encolure trop courte. Il n'est d'autre moyen de parer à cet inconvénient que celui de leur fournir le vert dans l'écurie, pourvu, toutefois, qu'ils soient d'une certaine race, et qu'on puisse en concevoir d'heureuses espérances.

Selon que les élèves ont profité, ils s'échauffent plus tôt ou plus tard auprès des pouliches et des jumens : les uns commencent à se fatiguer dès l'âge d'un an, les autres à deux ans, deux ans et demi ;

dès que l'on s'en aperçoit, il faut nécessairement les
en éloigner; sans cette précaution, ils s'énerveraient
pour toujours. Les prohibitions renfermées dans les
réglemens des haras (1), concernant leur mélange
dans les pâturages avec les pouliches, les jumens,
les ânesses, etc., seraient certainement inutiles à
qui connaîtrait les avantages que des *poulains* exactement soignés rendraient infailliblement dans le
commerce qu'on en peut faire.

Rien ne contribue plus à la beauté de la queue
que l'action de la tondre dès que l'animal a atteint
environ dix-huit mois. Cette opération, répétée
plusieurs fois, est un moyen sûr de la garnir de
crins, de l'épaissir et de la fortifier, de manière
qu'ensuite elle résiste beaucoup mieux au peigne.

Le *poulain*, parvenu à son second hiver, sera rappelé dans l'écurie; on l'y nourrira de foin, de son
et d'avoine moulue. Quoique le grain ne doive lui
être donné qu'en petite quantité, il deviendra plus
large et plus étoffé que s'il n'était entretenu qu'avec
du foin seulement, et il en aura beaucoup plus de
vigueur; ce n'est pas qu'il ne doive être conduit le
jour dans les pâturages, mais l'herbe qu'il peut
paître dans cette saison ne saurait lui suffire. On ne
doit point, au surplus, l'exposer au grand froid et
à de fortes pluies; il faut ne le faire sortir que tard
le matin, et le faire rentrer le soir de bonne heure.

Si l'on s'en rapporte aux idées de quelques per-

---

(1) *Réglement* cité, titre V, article XII; pages 30 et 31;
et *Mémoire du Conseil*, article XX, page 119.

( 412 )

sonnes, le *poulain* doit être hongré à l'âge de trois
mois, et même à deux mois et demi; mais malheureusement pour elles, les testicules, dans ce temps,
ne sont point aperçus et sont encore logés dans l'abdomen, à l'endroit même de l'anneau du muscle
grand oblique (1); ce n'est que peu à peu qu'ils
traversent cet anneau et qu'ils descendent plus tôt
ou plus tard. Quoi qu'il en soit, on ne doit pas se
hâter de pratiquer cette opération, qui, d'ailleurs,
ne doit être faite qu'aux *poulains* sur lesquels on n'a
aucune vue pour en tirer race. On ne doit les couper qu'à deux ans ou deux ans et demi, parce qu'a-
lors ils auront acquis la force nécessaire pour souffrir cette amputation. Il faut aussi observer que le
jeune animal ayant la croupe assez fournie, mais
l'encolure effilée, doit être hongré plus tard que
celui dont l'encolure sera forte et la croupe mince,
le corps s'épaississant toujours de plus en plus dans
les *poulains* qui n'ont point été opérés.

L'opération de couper les pouliches a, dit-on, été
pratiquée, elle est même prohibée par le réglement
des haras (2); mais je ne vois pas qu'on ait jamais
été d'accord sur la partie qu'on enlève à la femelle
à qui l'on veut ravir la faculté de désirer le coït et
d'engendrer. Plusieurs auteurs, entr'autres *Aristote, Verheyen* et *Barbette*, prétendent qu'on lui
coupe quelque chose de l'utérus; *T. Bartholin,*

______

(1) Voyez le *Précis anatomique du corps du cheval*, déjà
cité, tome II, page 116.

(2) Titre V, art. XI, page 30.

*Peyer* et *Schurigius* soutiennent qu'on lui ampute les ovaires, ce qui serait assez difficile. *Wierus* avance néanmoins qu'un châtreur crut devoir priver sa propre fille de ces parties (1).

Jusqu'à ce que le *poulain* ait acquis trois ans et demi ou quatre ans, on doit suivre ce qui vient

---

(1) Les ovaires, n'étant attachés à l'utérus que par une sorte de pédoncule, sont, de toutes les parties de ce viscère, celles qu'il est le plus facile d'amputer ; et quoique *Bourgelat* regarde cette opération comme assez difficile, ce sont toujours les ovaires qu'on ampute, avec assez de facilité, aux jumens, aux vaches et aux brebis qu'on veut rendre infécondes ou engraisser : la jument ne présente pas, à cet égard, plus de difficultés que les autres femelles. Voici le texte de *Bartholin* : « *Nostri rustici…. in equabus castrandis. Ex dissecto inguine sinistro manu utrumque testiculum cum utero eximunt, sed avulso tantum testiculo utroque uterum suo loco reponunt, et sine alio apparatu vulnus consuunt.* Lorsque nos campagnards châtrent les jumens, après avoir incisé le flanc gauche, ils retirent, avec la main, les ovaires et la matrice ; mais, après avoir arraché seulement l'un et l'autre ovaire, ils remettent la matrice à sa place, et, sans autre appareil, ils recousent la plaie. » *Th. Bartholini Epistolarum medicinalium. Hagæ Comitum,* 1740, in-8° ; *Centuria III, Epist. LXIV, page* 259. — Voyez encore *Schurigius, Parthenologia. Dresdæ,* 1729, in-4°, page 371 et suiv. —*Wierus, De Præstigiis. Basileæ,* 1583, in-4°, *lib. IIII, cap. XX, pag.* 459, etc.

Dans les femelles des espèces plus petites, comme la truie, la chienne, la chatte, la lapine, on emporte aussi les ovaires, mais souvent encore une partie du corps de l'uterus, ainsi que je l'ai vu pratiquer aux châtreurs de profession, et que je l'ai pratiqué moi-même sur des truies sans le moindre inconvénient. (*É.*)

d'être prescrit eu égard à son entretien et aux soins qu'il exige. On le laisse pâturer la nuit et le jour pendant l'été dans les haras parqués, et le jour seulement, pendant l'hiver, dans les autres haras. On ne laisse pas pâturer pendant la nuit, attendu une foule d'inconvéniens et la difficulté de le garder, et dans tous les temps on doit éviter de le conduire dans des pâturages où l'on pourrait rencontrer des chevaux, jumens, *poulains* ou pouliches galeux, ou atteints de maux dont la contagion est à craindre.

Lorsqu'on retirera les *poulains* de l'herbe pour les tenir constamment à une nourriture sèche, on observera que ce changement d'alimens peut causer de funestes révolutions. On ne leur donnera pendant quelques jours que de la paille de froment très fine et du son, et on les mettra insensiblement ensuite au foin et à l'avoine. Il est bon, surtout dans les commencemens, que le grain ait été mouillé avant de le leur faire manger. On ne les pansera point d'abord, on se contentera de les bouchonner, et quand on aura, par ce moyen, enlevé la crasse la plus grossière, on pourra se servir légèrement de l'étrille et de la brosse. Si l'animal a des poux (1),

---

(1) L'histoire et la description des *poux* et des autres insectes nuisibles aux animaux domestiques sont encore à faire, malgré les ouvrages d'*Amoreux* et de *Buch'oz* sur ce sujet : aucun naturaliste, que je sache, ne s'en est occupé sous les rapports qui conviennent à nos élèves. *Redi* a donné la figure d'un grand nombre de ces insectes, le *pou* du cheval n'y est point ; *Geoffroy* a dit un mot de ceux du bœuf ; *de Geer* de celui du buffle ; *Lyonet* a donné une anatomie

ce qui arrive assez fréquemment, on pourra le laver
avec de l'eau tiède dans laquelle on aura fait bouil-
lir de la semence de staphysaigre (*delphinium sta-
physagria*), de l'absinthe (*artemisia absinthium*), ou
de la centaurée (*centaurea centaurium*); une décoction, ou une infusion de ces plantes dans l'urine est
encore très efficace contre cette maladie pédiculaire,
et dans le cas où l'on apercevrait une gale légère,
on userait d'une décoction de fruit de fusain (*evoni-
mus europæus*).

C'est dans ce même temps qu'on doit accoutumer
les *poulains* à la docilité et à l'obéissance, on y parviendra par la patience, les caresses et la douceur;
on les aborde fréquemment en leur parlant et en
les flattant; on prend le moment de la distribution
du fourrage ou de l'avoine pour leur mettre une
selle légère. qu'on leur laissera trois ou quatre
heures par jour; on se souviendra de ne point rendre
cette épreuve difficile et incommode en sanglant
inconsidérément l'animal; peu à peu on l'habituera
à recevoir un bridon dans la bouche et à souffrir

---

très détaillée de celui du mouton; *Linné, Fabricius, La-
treille*, etc., se sont bornés à les indiquer par leurs caractères
généraux; d'autres les ont confondus avec les *tiques*, qui
infestent aussi un grand nombre d'animaux, et dont l'histoire
n'est guère plus avancée. Les poux de l'homme ont été l'objet
d'une foule d'observations microscopiques, et sont décrits et
figurés dans un grand nombre d'ouvrages; *Winterschmidt*
s'est occupé de celui de la mouche : c'est aux Écoles vétérinaires à remplir ce vide dans l'histoire naturelle et économique de nos animaux domestiques. (*É.*)

qu'on lui lève les pieds. Ce dernier point est d'autant plus important, qu'outre le désagrément d'avoir un cheval qui se refuse à la ferrure, les efforts qu'il fait pour s'y soustraire sont suivis, surtout dans les parties de derrière, d'une foule de maux, sans parler de la difficulté que trouve le maréchal, dès lors, à parer le pied convenablement, et à lui ajuster un fer comme il faut. On doit donc manier très fréquemment les jambes du *poulain*, lui lever les pieds, les conduire insensiblement à une certaine hauteur, et frapper ensuite dessous comme si l'on y brochait un clou, et comme l'ouvrier frappera avec le brochoir lorsqu'il s'agira de le ferrer réellement ; on se comportera de même eu égard aux *poulains* destinés au carrosse et au trait, on leur mettra les harnais ainsi qu'on doit mettre la selle aux autres.

Les caresses, si nécessaires pour rendre le jeune animal paisible et familier, lui donnent souvent des habitudes vicieuses ; celle de mordre en est une qu'il contracte d'autant plus aisément qu'à cet âge il est extrêmement enclin à badiner ; il est donc essentiel de ne pas lui en fournir l'occasion en présentant souvent la main à sa bouche, en lui prenant les lèvres, les naseaux et les autres parties qui l'avoisinent, ces différentes actions ne pouvant que l'y inciter ; et si, quoiqu'on s'en abstienne, il témoigne un penchant véritable à ce défaut, on ne pourra se dispenser de l'en détourner par des châtimens légers et donnés avec prudence. Ces châtimens seront encore mis en usage pour s'opposer à

ce qu'il prenne d'autres vices, tels que celui de se
bercer de côté et d'autre comme les ours; d'être
toujours mal situé sur ses jambes ou sur ses pieds;
d'appuyer ses dents sur le râtelier, sur la mangeoire; de mettre ses pieds de devant dans
l'auge, etc.; quelques coups ou quelques menaces
de la gaule, joints avec celles de la voix, pourront
l'en corriger.

Les premières ferrures des *poulains* exigent la
plus sérieuse attention. On ne voit une infinité de
pieds difformes, de jambes de veau, de chevaux
panards, cagneux, brassicourts, serrés du devant
ou du derrière, qu'eu égard à la négligence et à
l'incapacité des maréchaux, qui, plus instruits des
principes qui devraient leur être présens, pourraient
réformer souvent la nature par cette opération, bien
loin de l'altérer et de lui porter atteinte (1). Nous
ne nous sommes étendus si fort sur ce sujet dans la
seconde partie, que pour mettre les inspecteurs des
haras en état d'éclairer et de conduire des praticiens
qui n'agissent que d'après la routine la plus grossière et la plus aveugle.

On peut commencer, dès que le *poulain* a acquis
l'âge de quatre ans, à le monter, pour l'acheminer
seulement et non pour le travailler; il sera facile
et non rebelle au montoir, si on l'y a insensiblement habitué dans l'écurie, au moment de la distribution de l'avoine et du foin. Il faut bien, au

______

(1) Voyez *Essai théorique et pratique sur la ferrure*, déjà
cité, art. **XV, XVI** et **XVII.**

surplus, se garder de suivre la coutume pernicieuse de le mettre à toutes sortes d'usages, de l'excéder de fatigue et de travail, sans égard à sa faiblesse ; de quelque côté et sous quelque face qu'on la considère, elle paraît également étrange, et l'on ne peut se déguiser qu'elle est l'effet d'un aveuglement incompréhensible. Dans tous les cas, elle blesse l'intérêt du propriétaire : s'il destine l'animal à son propre service, il s'ôte les moyens d'en jouir, puisqu'il le ruine avant qu'il soit formé ; s'il se propose de le mettre dans le commerce, en l'avilissant et en l'énervant de bonne heure, il en diminue considérablement la valeur, et s'expose à ne pas trouver, dans le prix de la vente qu'il en fera, de quoi se dédommager de ce que le soin qu'il a pris de l'élever lui coûte.

Dans les premiers jours où les *poulains* sont mis au sec et absolument retirés dans les écuries, leurs jambes enflent quelquefois, alors on doit faire sur ces parties des lotions spiritueuses, et même leur tirer une légère quantité de sang s'il en est besoin ; on les promènera encore plusieurs fois le jour en main , l'exercice étant très propre au rétablissement de leurs jambes.

Quant à la gourme, nous assignerons ici les moyens d'obvier à ses suites dans le *poulain*. Lorsque le flux a lieu par les naseaux, elle ne présente rien de dangereux ; on tiendra l'animal au son et à l'eau blanche légèrement tiède ; on oindra la ganache et la portion de l'encolure qui en avoisine les angles avec parties égales d'huile de laurier et

d'onguent d'althæa , on la revêtira d'une peau d'a-
gneau dont la laine la touchera immédiatement (1) ;
on jettera une suffisante quantité de miel dans sa
boisson, et l'on en garnira des billots, qu'on lui
mettra plusieurs fois le jour dans la bouche. On
doit rejeter absolument la pratique des bâtons ou
nerfs de bœufs, dont on se sert communément sous
le nom d'*armands,* pour porter à grands risques cette
matière dans le fond de la gorge. Si la membrane
pituitaire est fortement enflammée, on injectera
dans les naseaux de la décoction d'orge miellée. Il
arrive aussi quelquefois que l'humeur morbifique
ne peut se faire jour par les voies ordinaires, ce qui
précipite le *poulain* dans un danger, qui devient
pressant, si l'on n'y remédie pas promptement. On se
conduira selon l'énormité des symptômes, suivant
l'ardeur de la fièvre et l'embarras des organes de la
respiration ; on saignera l'animal, on lui donnera
des lavemens émolliens : insensiblement les accès
diminueront, et l'humeur prendra le cours qu'elle
doit suivre. Il faut, au surplus, ne pas imiter les maréchaux en donnant des cordiaux, qu'on doit nécessairement bannir, ainsi que tous remèdes capables

---

(1) Pour que l'emploi des moyens prescrits relativement à
la ganache soit indiqué, il faut supposer, ce qui arrive assez
fréquemment dans la gourme, que les glandes logées dans
cette partie sont engorgées, tuméfiées et disposées à s'abcéder ;
ce qui est une des terminaisons heureuses de cette maladie.
Lorsqu'il n'y a rien sous la ganache, ces moyens sont inutiles ; il faut se borner aux autres , et mettre surtout en usage
les fumigations émollientes. (*É.*)

27.

de donner encore plus d'action à une matière déjà trop âcre, et qui produit dès lors les plus formidables ravages.

## Des Mulets.

Le *mulet* et la *mule* sont le produit d'un âne et d'une jument, ou d'un cheval et d'une ânesse ; on distingue le premier de ces produits en ce qu'il brait, tandis que le second hennit : voilà le caractère particulier qui, selon les anciens, en fait la différence. L'Espagne, l'île de Malte ; en France, le Poitou, le Mirebalais, l'Auvergne, etc., en fournissent de très beaux et de très bons. Ceux du Bugey et du Dauphiné ne sauraient leur être comparés ; partout ailleurs, c'est à dire dans la plupart des autres départemens, on ne voit que de la *mulasse*.

Dans la monte pour la production du *mulet*, on présente communément à l'âne une ânesse, on substitue à l'ânesse une jument bien en chaleur, et ainsi de même dans toutes les circonstances d'accouplement non naturel : on substitue toujours à la femelle de l'espèce une femelle d'une autre espèce de celle dont on veut tirer le fruit.

Quoique tous les principes que nous venons de développer comme autant de règles indispensables à suivre et à faire observer paraissent fondés sur la plus saine physique, et soient assez généralement avoués par les personnes les mieux instruites, nous sommes convaincus, néanmoins, qu'on est encore bien éloigné de la connaissance des procédés géné-

raux et particuliers de la nature dans la production
et dans la conservation de l'espèce des chevaux, des
ânes, des mulets, etc. Le champ qui serait le plus
vaste et le plus fécond demeure inculte et stérile
dans de certaines mains, et la nature constamment
cachée à de certains yeux. Ce n'est qu'au moyen
d'un ensemble de faits acquis à force de recherches
et d'observations répétées et réfléchies qu'il est possible de déchirer le voile qui nous dérobe sa marche ;
mais ces observations et ces recherches demandent
de la part de ceux qui doivent s'y consacrer non
seulement un désir ardent de connaître, mais un
commencement de lumières et le talent de voir.

On peut dire que jusqu'ici nous n'avons fait aucun
pas qui puisse nous conduire à la révélation des
points qu'il serait indispensable de bien constater
dans toute l'étendue du royaume, pour former ensuite un système raisonné sur la partie importante
d'administration qui nous occupe. On a généralisé
des remarques isolées, que quelques personnes, curieuses en apparence, et qui se croyaient plus éclairées que si elles l'avaient été véritablement, ont
faites à l'écart et dans l'obscurité, à peine ont-elles
eu quelque cours, qu'elles ont peut-être été défigu-
rées à peu près comme ces vains bruits qui passent
de bouche en bouche, et dont le sens est tellement
interverti dans la dernière, qu'on ne saurait y re-
trouver le moindre vestige de celui qu'ils avaient
dans leur principe ; bientôt elles ont été adoptées et
prises pour des vérités incontestables, tandis que,
si on avait daigné les vérifier, souvent elles n'au-

raient pas mérité, à leur source même, la foi la plus légère. L'autorité de quelques particuliers dispersés çà et là, et qu'une étude sérieuse n'a point arrachés à la force des préjugés, ne saurait être pour nous de quelque poids. On ne peut attendre de découvertes et la confirmation de ce qu'on se flatte d'avoir aperçu, que des inspecteurs dont le devoir fixe perpétuellement les regards sur des départemens entiers, et qu'un zèle constant sollicitera à remplir par de vrais efforts les vues supérieures du Gouvernement. Notre but est de les leur faciliter dans la suite de cette instruction. Abstraction totale et absolue faite de ce qu'on se persuade de savoir et des idées que nous leur avons communiquées, nous leur proposerons de reprendre l'édifice dès le fondement, et nous les placerons, en quelque sorte, à la porte des connaissances, supposant, et avec raison, que nous n'en avons aucune de certaine. Tout ce qui, jusqu'à présent, en cette partie, a été l'objet de notre croyance sera converti en doutes. Ces doutes seront la matière d'autant de questions, que nous accompagnerons de notes ou de remarques, pour leur indiquer peut-être des erreurs sur lesquelles ils nous rectifieront en bien observant, et pour les mettre à portée de peser, de comparer, de mieux juger, et de nous instruire nous-mêmes.

---

# DOUTES ET QUESTIONS

### RELATIVES

## AUX HARAS.

---

### CLIMAT, SOL, PATURAGES, EAUX.

### I.

*Tous les climats et tous les terrains sont-ils également ment propres et favorables aux chevaux?*

### REMARQUES.

Toutes les terres ne peuvent porter et produire toutes sortes de choses ; non seulement les arbres rares, mais les arbres les plus communs demandent des lieux convenables : les uns se plaisent dans des terrains secs, les autres dans des terrains humides ; ceux-ci, dans une exposition froide ; ceux-là, dans une exposition chaude, et chaque espèce d'arbres a, pour ainsi dire, son pays (1). Il paraît aussi que nous devons particulièrement la quantité de plantes dont les montagnes abondent à la diversité des terrains qu'on y remarque ; chaque éminence, chaque som-

---

(1) *Nec vero terræ ferre omnes omnia possunt.*
Virg. Georg. lib. II, v. 109.
Pour tous les plants enfin tout sol n'est pas heureux.
Delille.

met en produit de nouvelles. Les animaux n'ont pas
été vraisemblablement produits et répandus plus au
hasard sur la surface de la terre, leurs organes ont
dû être proportionnés à certain milieu, à certaine
température ; et le monde animal, bien loin de présenter un mélange bizarre et sans ordre, a, sans
doute, été réparti d'après de justes combinaisons, et
selon la convenance et l'appropriation des lieux à la
nature des espèces et des individus. « Les espèces de
chevaux manquaient au Nouveau-Monde, dit M. de
*Buffon*, l'étonnement et la frayeur des habitans du
Mexique et du Pérou, à l'aspect des chevaux et des
cavaliers, firent assez voir aux Espagnols que ces
animaux étaient inconnus dans ces climats (1). » Ils
y en transplantèrent un grand nombre, tant pour
leur service particulier que pour y propager l'espèce ; ils en lâchèrent plusieurs dans les îles et même
dans les continens, où ils se sont multipliés comme
les autres animaux sauvages. Chaque espèce ayant
donc sur ce globe des lieux différens et particuliers
qui lui ont été assignés, tous les terrains et tous les
climats ne sont et ne peuvent être également favorables à toutes. Nous ne décidons pas, au surplus,
quels sont ceux qui ont été primordialement départis aux chevaux, quels ont été sur eux les effets de
leur transplantation dans les diverses régions où on
les a fait propager. Cette question doit seulement
induire les inspecteurs à considérer, chacun dans
leur département, les qualités et les formes de ceux

---

(1) *Histoire naturelle*, déjà citée, tome IV, page 179.

qui y naissent, et à remarquer le plus exactement
qu'il leur sera possible les nuances diverses ou les
différences sensibles de ces mêmes qualités ou de ces
mêmes formes dans tels ou tels cantons de leur
inspection.

## II.

*Les climats plus chauds que froids, et surtout les
pays secs sont-ils ceux qui conviennent le mieux à
la nature des chevaux?*

### REMARQUES.

Tous les arbres communs aux montagnes et aux
plaines deviennent, selon *Théophraste* (1), plus
grands et plus beaux dans les dernières ; mais ceux
des montagnes sont meilleurs pour l'usage , tant par
rapport à la matière que par rapport aux fruits. En
serait-il de même des chevaux? Si nous consultons
les anciens, nous verrons qu'*Aristote,* qui se dément
et se contredit, à la vérité, dans plusieurs endroits
de ses ouvrages, a pensé qu'ils sont bien placés dans
des pâturages arrosés et marécageux; *Columelle* a
été du même sentiment, *Camerarius* s'est joint à
ces deux auteurs, et *Varron* s'est servi d'une expression plus tranchante, en disant que les pays secs et
montagneux étaient destinés aux chèvres et non aux
animaux dont il s'agit. Je ne sais ni sur quel raisonnement ni sur quelle expérience leur opinion a
été fondée : nous pensons assez universellement, au
contraire, que les terrains secs voient naître des

_______________

(1) *Hist. Plant.,* lib. III, cap. IV.

chevaux sobres, légers, vigoureux, dont la tête est belle, la jambe nerveuse, l'ongle très bon; tandis que les productions élevées dans des lieux humides et dans des pâturages gras sont plus grandes, plus épaisses, pèchent par le volume excessif et par la pesanteur de la tête; par les épaules, qui sont chargées; par les jambes, qu'une énorme quantité de poils défigurent; par la vue, qui est faible, grasse, mauvaise, etc. Dans l'ancienne province de Franche-Comté, Mantivien–la-Montagne fournit de forts chevaux, employés communément au service des vivres, de l'artillerie, et au transport des marchandises, et il est certain en même temps que les pays bas ou la plaine donnent des chevaux moins grossiers et bien plus fins; mais cette exception, dont les inspecteurs sont invités à rechercher la cause particulière, n'est, dans la croyance où nous sommes, qu'une dérogation à la règle générale. Cette croyance ne serait-elle qu'une erreur et un préjugé suggérés par les différentes qualités que nous avons cru apercevoir dans les chevaux étrangers, nés dans des climats plus chauds que froids et dans des pays secs? Il est intéressant pour nous de nous assurer du mérite et de la valeur de nos productions, soit dans nos départemens du midi; soit dans nos départemens du nord, soit dans les départemens tempérés, soit enfin qu'elles aient été élevées dans des pays secs, dans des pâturages succulens, ou dans des pâturages moyens. Le climat influe, dit-on, considérablement sur les hommes; d'une autre part, les alimens, altérés différemment selon les actions individuelles de chaque corps auquel ils s'assimilent et dont ils doivent réparer les pertes, influent nécessairement sur le tempérament, et contribuent dès lors au développement de la forme de chaque être. Mais quelles sont ces influences sur le cheval né dans tel ou tel canton, et même dans telle ou telle partie de tel ou tel département? Sont-elles sensibles? Sur quelles parties du corps de l'animal se manifestent-elles de préférence? Quels sont leurs effets généraux sur son caractère? C'est ce qu'il s'agit de décider, en considérant, comme nous l'avons dit dans nos remarques sur la question précédente, les formes et les qualités. Le premier point n'exige que des yeux, le corps et ses différentes parties sont constans; quant au caractère, on doit prendre garde que nous n'entendons parler ici que du naturel, caractérisé par un excès général, et non de toutes les modifications qui, au moyen des combinaisons portées à l'infini, donnent à chaque individu un caractère propre, et sont comme autant de teintes et de demi-teintes, formant une multitude de gradations et de passages. Le caractère dominant et principal des chevaux de tels ou tels départemens est ce qu'il importe de connaître et de constater; on s'égarerait inévitablement si l'on outre-passait cette vue générale pour s'engager dans les détails de variétés qui semblent dépendre du climat et des alimens, moins que des diverses propriétés des terrains et des individus mêmes, si j'ose m'exprimer ainsi : variétés qui étonnent d'autant plus qu'elles se rencontrent, non dans des chevaux rassemblés de pays différens, mais nés sous un même ciel, nourris des mêmes fourrages, respirant le même air, et le plus souvent enfans des mêmes père et mère.

### III.

*Le climat et la nourriture n'ont-ils aucune influence sur l'aptitude des chevaux à la génération, et sur la durée de cette aptitude?*

REMARQUES.

Si, chez les différens peuples, l'âge de puberté est différent; si, dans les parties méridionales de l'Europe, l'aptitude à la génération est, dans les hommes et dans les femmes, plus prompte que dans les parties du nord; si, dans les climats les plus chauds, on voit des filles pubères dès l'âge de neuf à dix ans; si, enfin, dans certaines parties de la France, la population est constamment plus considérable, ces variétés donneraient lieu de penser qu'il y a influence du climat et de la qualité des alimens et qu'elles en dépendent en partie : de pareils effets pourraient bien exister dans les animaux, et dès lors non seulement il y aurait dans certains départemens des chevaux plus précoces, mais des chevaux plus vigoureux et plus chauds. Quant à la durée de cette vigueur et du pouvoir prolifique, on n'en pourrait juger qu'autant qu'on n'aurait pas abusé des forces de ces mêmes chevaux, soit en les livrant trop tôt au service des jumens, soit en leur en donnant trop à servir.

Pour mieux éclaircir le fait de la puissance du climat et de la nature, il s'agirait, après s'être assuré de ceux qui paraissaient les plus ardens et les plus capables de produire, de les transplanter dans un autre lieu, et même par préférence dans un canton où ces sortes d'animaux sembleraient les moins disposés à donner de leur race, et l'on verrait si la vigueur de l'animal, à cet égard, en souffrirait ou serait éteinte. J'ai, au surplus, un fait à citer ici. Un étalon placé dans la paroisse de Marcilly-d'Azergues, appareillé deux années de suite avec un nombre médiocre de jumens, ne donnait aucune production; un autre étalon, placé dans la paroisse de la Grolle, se trouvait pareillement infécond et stérile, j'en changeai le placement; je fis conduire celui qui était dans la première de ces paroisses dans la seconde, et celui qui était dans la seconde fut conduit dans la première : l'année suivante, l'un produisit dix poulains et sept pouliches, et l'autre donna onze pouliches et sept poulains; cependant ces deux paroisses, situées dans les environs de Lyon, l'une en plaine et l'autre dans la montagne, ne sont distantes que de trois lieues. Cette observation m'aurait échappé, si je n'eusse pas été le maître de disposer de ces chevaux, et si les gardes en avaient été les propriétaires incommutables ; car, alors, je me serais vu contraint de les réformer, et cette circonstance n'est pas la seule dans laquelle j'aie senti la nécessité d'une forme d'administration qui laisse et facilite à l'inspecteur les moyens d'interroger la nature.

## IV.

*Quelles seraient les influences du climat et de la nourriture sur un poulain né dans un pays sec, et transplanté très jeune encore dans un pays succulent et gras?*

### REMARQUES.

On peut supposer qu'il est ici question d'un poulain navarrin, ou de quelqu'autre partie de la France produisant des chevaux à peu près de cette race, et qui aurait été conduit pour être élevé, dans un âge tendre, en Franche-Comté, ou dans le Poitou, ou dans le Nivernais, ou dans le Calaisis, etc. On demande si, à l'âge de quatre ou cinq ans, ce même poulain aurait conservé la teinture du climat où il aurait pris naissance, ou si, dans son développement et dans son accroissement, sa forme aurait été tellement altérée, ainsi que ses proportions, qu'elles seraient changées, pour ainsi dire, en celles des chevaux du pays où il aurait été nourri et élevé?

La nutrition est la réparation des pertes continuellement occasionées par les propres mouvemens des parties de la machine; elle est opérée par les substances que mangent et que boivent les animaux, et par l'assimilation qui s'en fait, au moyen des actions naturelles du corps même dont elles sollicitent la perfection, s'il ne l'a pas acquise et dont elles empêchent encore la destruction.

Dans l'hypothèse actuelle, l'animal ne serait pas

parvenu à son accroissement, c'est à dire que ses
différentes parties n'auraient reçu ni l'extension
qu'elles doivent avoir, soit en longueur, soit en largeur, soit en épaisseur, ni la solidité dont elles seront pourvues dans la suite ; d'une autre part, il est
des conditions sans lesquelles cette extension ne
peut avoir lieu : 1°. le suc nourricier doit pénétrer
dans les pores les plus ténus pour s'attacher aux
fibres ; 2°. il ne peut y pénétrer qu'autant qu'il est
extrêmement délié et divisé en molécules très petites ; 3°. il y doit être poussé par un mouvement
d'impulsion ; et telle est la force expansive que les
racines des arbres écartent, éloignent et renversent
des pierres d'un volume énorme ; 4°. la partie qui
doit être nourrie doit avoir elle-même la force nécessaire pour recevoir le suc dont elle a besoin.
Est-elle trop serrée ? elle lui refuse une libre entrée. Est-elle dans le relâchement ? elle laisse passer des particules trop épaisses : de là, la facilité de
la nutrition dans des corps jeunes, dont les pores
sont larges et les fibres flexibles, et la difficulté du
soutien d'une machine épuisée par les années, dont
les fibres sont raides, racornies, et les pores extrêmement petits. Or, d'après l'explication de ce mécanisme, non moins applicable au corps de l'animal qu'au corps humain, qu'est-il naturel de présumer du sort de notre poulain transplanté ? Des
herbes succulentes, c'est à dire douées d'une infinité plus considérable de particules nutritives que
celle qu'il aurait pu paître dans le lieu de sa naissance, deviennent son aliment ; d'une autre part,

sa disposition est telle que ceux des sucs qui, extraits par ses organes digestifs, seront la véritable matière de la nutrition, pourront enfiler avec aisance des pores assez ouverts pour admettre non seulement les molécules les plus ténues, mais celles qui ne seraient pas aussi déliées; ils ne rencontreront encore, lors de leur impulsion, que des parties qui, vu leur flexibilité et leur mollesse, ne leur opposeront qu'une faible résistance, et céderont toujours à la force qui les heurte et qui les pousse. Or, il paraît dès lors raisonnable de croire que le développement et l'accroissement de cet animal seront en raison du développement et de l'accroissement ordinaires des chevaux du pays nouveau qu'il habite, et que ce qu'il aura conservé du père et de la mère, ou du climat dans lequel il est né, ne servira qu'à rendre plus sensibles les disproportions résultantes des effets des alimens étrangers qu'il aura pris.

Il en serait vraisemblablement de même d'un poulain franc-comtois transporté dans la Navarre. Des herbes trop peu substantielles ne suffiraient point au degré d'extension auquel il doit parvenir. L'extension de celles des parties de son corps qui auront déjà pris un certain accroissement se trouvera presque arrêtée et suspendue; les autres, dont la formation est plus lente, ne feront que de très légers progrès, leur force ne répondra, par conséquent, jamais à celle des premières, et la totalité de cette machine véritablement décousue souffrira tellement que l'animal sera un cheval absolument manqué, qui n'aura plus rien, ni du pays où il a reçu l'être, ni de celui dans lequel il aura été élevé.

Au surplus, tout ce que nous avons dit ici prouverait encore deux choses : la première, que, s'il est des pays si gras que la vue des chevaux en soit endommagée dès l'âge de trois ou quatre ans, on aurait tort, pour prévenir en eux la cécité, de les porter de ces mêmes pays gras dans des pays vraiment secs ; il faudrait les jeter dans des pâturages moyens dont la qualité ne différera pas autant. La seconde, que le placement des étalons, tant étrangers que nationaux, demande une exacte attention aux climats et aux terrains dans lesquels ils auront vécu, afin de s'y conformer le plus qu'il sera possible, en les mettant dans des pays analogues ; car, sans cette précaution, quoique ces animaux soient censés entièrement formés, le plus ou le moins de qualités des fourrages leur serait toujours nuisible en ce qu'il gênerait la nutrition, et par conséquent leur vigueur.

V.

*Quelles sont les plantes qui forment les meilleurs pâturages ?*

REMARQUES.

Nous avons indiqué, dans la seconde partie, celles qui nous ont paru propres à bonifier les prés, celles qui peuvent en rendre la qualité inférieure, et celles qui peuvent être malfaisantes et mortelles au cheval. Nous ne prétendons pas néanmoins que notre opinion soit généralement et aveuglément reçue : on sait, en premier lieu, qu'il en est de particulières et de propres dans certains pays, qui sont très rares et qu'on ne voit pas dans les autres. Secondement, les mêmes plantes ont plus ou moins d'efficacité selon le climat et la nature du sol, et elles doivent ou peuvent être différentes, et d'une toute autre qualité selon les prairies. On demande donc quelles sont les meilleures plantes relativement aux prairies flottantes, et dont l'irrigation est connue ; aux prairies placées dans des terrains naturellement gras et humides ; aux prés secs, aux prés bas, aux prés hauts, aux prés salés, ou qui sont exposés au flux de la mer, aux pacages, c'est à dire aux pâturages humides dont on ne fauche point l'herbe ; aux pâtis, c'est à dire aux pâturages secs.

A l'égard des prés cultivés, ou des prairies artificielles, il serait à souhaiter qu'on pût être parfaitement assuré des effets du trèfle, du sainfoin et de la luzerne sur les chevaux et sur les autres animaux herbivores. On a vu des provinces entières de la Grande-Bretagne, hors d'état, en apparence, de subvenir à la nourriture des bestiaux, se procurer néanmoins cet avantage que semblait leur refuser la nature, en employant en pâturages artificiels une petite quantité de fonds devenus d'un rapport considérable et d'une fécondité singulière, au moyen d'une culture assidue et éclairée. Nous avons commencé à suivre leur exemple, on s'occupe du défrichement des landes ; mais nous n'aurions peut-être pas plus mal fait de nous occuper de l'anéantissement des droits des communes, dont l'effet le plus réel semble être de conserver de vastes terres en friches. Quoi qu'il en soit, le produit du sainfoin est infiniment supérieur à celui de tous nos prés communs; mais cette herbe, qui s'accommode de toutes sortes de terres, si ce n'est des marécageuses, est-elle aussi salutaire aux chevaux qu'on le croit, soit qu'on la leur fasse manger pure, soit qu'on la leur fasse manger mêlée avec d'autres fourrages? La culture de la luzerne donne des récoltes prodigieuses; on fauche cette herbe quatre ou cinq fois dans une année, et le produit des terres, en ce genre, est, dit-on, sextuple de celui des prés naturels. On a, de plus, prétendu qu'en leur en donnant alternativement avec le foin ordinaire, on formait une nourriture plus succulente et plus salubre que celle produite par ce dernier fourrage donné seul. Il faudrait constater de nouveau, par des expériences suivies, ce que de tels alimens peuvent produire; mais ces expériences exigeraient, dans ceux qui en seraient chargés, des lumières qui ne sont pas communes.

## VI.

*Combien faut-il d'arpens de terre pour la nourriture d'une cavale et de son poulain?*

### REMARQUES.

L'arpent de Paris est de 100 perches carrées, la perche ayant 20 pieds de 12 pouces de long (1), fai-

---

(1) La perche de Paris n'a que 18 pieds. (*É.*)

sant 400 pieds carrés; il s'agira, pour se rendre plus intelligible à la réponse de cette question, si elle est vraiment possible, de réduire à cet arpent toutes les différentes mesures malheureusement en usage dans les différens cantons. Ainsi, par exemple, je vois que l'arpent de Paris contient toujours 40,000 pieds de roi, qui font $38{,}019\frac{81}{101}$ pieds de la ville de Lyon; je sais que la bicherée lyonnaise plus $\frac{6659}{14847}$ font un arpent de Paris; la seterée, dans le Limousin, est de 24,200 pieds de superficie: elle fait donc, à peu de chose près, les trois cinquièmes de l'arpent, et en effet les trois cinquièmes de 40,000 donnent 24,000, etc. De semblables calculs seraient, au surplus, la moindre des difficultés que l'on aurait à vaincre (1).

1°. Il serait de toute nécessité de faire attention à la différence des prés propres à la nourriture des chevaux. Ceux dont le terrain serait extrêmement bon, qui recevraient de l'eau en abondance, surtout des égouts des villes, ou, tout au moins, des bourgs et des gros villages, ainsi que des fumiers, donneraient, en effet, plus d'herbe première et seconde que ceux dont le terrain serait également précieux, et qui seraient arrosés de bonne eau; ces derniers produiraient plus qu'un terrain inférieur

---

(1) L'arpent est un demi-hectare environ, ou cinquante ares, et la perche est d'environ deux ares. L'adoption du système métrique ou décimal, en réduisant toutes les mesures à une seule et unique pour tous les pays, remédie aux inconvéniens dont se plaint ici *Bourgelat*, et rend inutiles tous ces calculs de comparaison. (*É.*)

qui jouirait également des avantages de l'irrigation : enfin, des prés ordinaires de bons pays, qui seront passablement arrosés, fourniront moins que les précédens, et bien au delà de ceux dont le terrain sera maigre, ou tellement mauvais qu'il ne pourra servir que de pacage, etc. : or, tous ces produits n'étant pas les mêmes, on comprend que, si l'on ne désignait pas les pâturages dont on parle, dans la fixation du nombre des arpens que consommeront, en pâturant, dans l'année, l'enfant et la mère, la solution de notre question serait très imparfaite.

2°. Il faut être attentif à la différence des prés, non seulement relativement à l'abondance de l'herbe, mais relativement à sa qualité.

La nature a donné aux animaux une intelligence ou un instinct, au moyen duquel ils veillent sans cesse à leur conservation. Cet instinct les dirige vers les plantes qui leur sont propres, et les détourne de celles qui leur seraient moins bienfaisantes ou nuisibles. Dans l'état de domesticité, le cheval, pressé par la faim et par le besoin, ne peut manger que ce que contient le fourrage qu'on lui présente, sans distinction des herbes pernicieuses, corrompues ou altérées, qui se trouvent le plus souvent brisées, desséchées et confondues avec un très petit nombre de celles qui lui seraient salutaires. Moins esclave dans les pâturages et dans les prairies, il se voit, pour ainsi dire, rappelé à cet état de nature, où la liberté du choix ne lui est point ravie, et où il peut faire usage du sentiment qui lui a été départi. Mais si ces herbages ne lui offrent, d'une part, qu'une

abondance de plantes auxquelles il répugne et dont
son instinct l'éloigne, et de l'autre qu'une très petite quantité de celles vers lesquelles il le porte, on
ne pourra se dispenser de distraire de chaque arpent
au moins à peu près le contenu du terrain herbeux
auquel il ne touchera pas; en sorte que, si ce
contenu ou cette mesure, assez difficile à évaluer,
se trouvait être la moitié de l'arpent, il s'ensuivrait
qu'en supposant que quatre arpens destinés à la jument et au poulain soient absolument nécessaires à
leur entretien, cette moitié retranchée de chacun
d'eux, il en faudrait huit au lieu de quatre. On
doit sentir aussi que tel arpent peut n'offrir qu'un
quart, qu'un tiers, qu'un demi-quart, qu'un demi-
tiers, plus ou moins, à déduire pour cet objet, et
c'est ce qui compliquerait encore l'évaluation de-
mandée; car, à moins d'avoir une donnée certaine,
il est impossible d'asseoir un juste calcul à cet égard.

3°. Nous avons parlé du dommage que les chevaux peuvent causer aux prairies, et de la nécessité
d'y remédier en y plaçant et en y jetant des bœufs.
M. *de Garsault* prétend (1) que la ruine des fonds
par les premiers de ces animaux est si redoutée dans
la Basse-Normandie, que les propriétaires des terrains les plus précieux stipulent expressément, en
les donnant à bail, la défense de nourrir dans un
herbage de cent bœufs au delà de deux ou trois chevaux. Il avoue, à la vérité, que cette crainte est en

---

(1) *Nouveau Parfait Maréchal.* Paris, 1741, in-4°.
*Traité du haras*, chapitre II, page 63.

quelque sorte puérile, puisque ces bons fonds pourraient supporter, sans un grand déchet, dix chevaux
par cent bœufs, et il ajoute qu'on peut maintenir
les fonds d'un haras dans leur bonté en mettant, dans
celui qui est maigre, quatre vaches et deux bœufs
par cheval, dans un fonds médiocre deux petites
vaches ou un bœuf aussi par cheval, et dans un fonds
excellent un bœuf pour deux chevaux. D'où l'on
voit qu'il est ici diverses assertions : la première,
que les meilleurs fonds de la Basse-Normandie ne
seraient point détériorés en mettant un cheval par
dix bœufs, puisque l'auteur croit que l'on peut y
placer sans déchet cent bœufs pour dix chevaux; la
seconde, qui contredit la première, est que le fonds
excellent d'un haras se conservera tel en y mettant par deux chevaux un bon bœuf, ce qui ferait
deux cents chevaux pour cent bœufs; enfin, la troisième, que le bœuf mange et consomme toujours
autant que deux vaches, ce qui n'est pas d'une évidence réelle. Quoi qu'il en soit, et en quelque
nombre que soient jetées, proportionnément à celui
des élèves et des mères, les bêtes à cornes dans les
pâtures, on ne peut pas imaginer qu'elles ne con-
somment rien au préjudice des chevaux, et cette
nouvelle défalcation de l'herbe flottante mangée par
ceux-ci ne semblerait pas plus aisée que celle de
l'herbe délaissée par la mère et par le poulain, etc.

On peut donc regarder la question que nous avons
faite, comme une de ces questions qu'il ne faut tenter de résoudre ni rigoureusement ni autrement.
Ces diverses considérations et une infinité d'autres

( 440 )

auxquelles il serait superflu de nous arrêter démontrent aussi que, quand il aurait été possible aux inspecteurs de dresser, chacun dans l'étendue de leur département, suivant le vœu du réglement de 1777 (1), des dénombremens qui n'auraient pas manqué d'offusquer et d'effrayer les propriétaires des prairies, des pacages et des pâturages, on n'en aurait tiré aucune connaissance utile à la connaissance exacte de la quantité de chevaux que ces terrains dénombrés auraient dû nourrir. Au reste, si l'on nous reprochait d'avoir proposé ici une question insoluble, nous répondrions que nous avons cherché à donner lieu à ces réflexions, et à mettre les inspecteurs dans l'obligation de les apprécier; à leur imposer celle de vérifier le nombre des bœufs accessoires, pour réparer le préjudice que peuvent faire les chevaux qui paissent dans des fonds maigres, dans des pâturages moyens et dans des pâturages gras et succulens; à les engager à l'examen de la qualité de la nourriture qu'exige le bœuf proportionnément à la vache; enfin, ce qui nous intéresse encore davantage, à apprendre d'eux s'il est vrai, comme plusieurs le prétendent, 1º. que les poulains et les cavales errent sans cesse de côté et d'autre dans les pâtures, en faisant choix des plantes dont leur instinct leur suggère la différence; 2º. que ces mêmes chevaux, dans une vaste étendue de terrain, ne broutent et ne mangent, par conséquent,

_______________

(1) *Réglement des haras*, déjà cité, titre II, article I, page 7.

qu'une très modique portion de l'herbe que l'on y voit; 3°. que ceux qui sont les moins attentifs à ce choix ne sont jamais, ni par leurs qualités ni par leurs formes, comparables à ceux en qui l'on remarque cette délicatesse ou cette attention ; 4°. que, si ces derniers, resserrés et limités dans des herbages d'un médiocre contenu, se trouvent forcés de manger tout ce qu'ils rencontrent, ou d'en revenir à l'herbe qu'ils avaient dédaignée, ils ne seront jamais ce qu'ils auraient dû être et ce qu'ils auraient été. Ces faits à éclaircir et à confirmer sont, ainsi qu'on en peut juger, d'une importance extrême, et méritent certainement d'être vérifiés avec l'exactitude la plus scrupuleuse.

## VII.

*Les eaux influent-elles sur les animaux, et particulièrement sur le cheval, comme les alimens solides?*

### REMARQUES.

Il ne paraît pas douteux que les alimens liquides soient aussi nécessaires à la vie des animaux que les alimens solides ; mais le choix des eaux est-il indifférent? En est-il de plus salutaires les unes que les autres? En est-il de contraires aux mélanges des liqueurs qui entrent dans la composition de leur corps? Il s'agit ici d'approfondir la vérité de ce que nous avons dit précédemment ; si leurs effets doivent être de donner de la fluidité aux humeurs, d'extraire les parties utiles des alimens solides, d'ouvrir les vaisseaux, de dissoudre les sucs visqueux, de noyer et d'aider à l'expulsion des ex-

crémens salins, de porter enfin le suc nourricier
dans le tissu le plus intime des parties, il est certain que leur plus ou moins de pureté, de limpidité, de mobilité, d'activité, de grossièreté et
de finesse influera sur la machine, et vraisemblablement plus sur celle qui n'est pas entièrement
formée, que sur celle qui est parvenue au période
de son accroissement et de sa force : quelles seront
alors ces influences ?

### RACES, DÉGÉNÉRATIONS.

## VIII.

*Quelle est la véritable époque de l'introduction
des chevaux arabes en Angleterre* (1)?

### REMARQUES.

Il est des personnes qui, fixant cette époque au
temps des croisades, prétendent que le premier
cheval arabe qui a paru en Angleterre est un de
ces chevaux que nos croisés amenèrent en France,
et qui ont été, dit-on, la souche de notre ancienne
race limousine. Elles croient que ce cheval fut acheté,
à l'âge de plus de vingt ans, par un Anglais, qui
lui fit passer la mer. Il tenta d'en tirer race, et quoi-

---

(1) Cette suite a été imprimée dans le *Journal de l'Agriculture*, de septembre 1778, sous le titre de *Questions intéressantes*, avec la note qui suit :

« L'auteur des remarques qui accompagnent ces questions
n'a eu garde de croire qu'il est capable d'en donner une solution réservée à des personnes plus instruites et plus éclairées que lui en pareille matière. Il se propose d'y en ajouter

que, par cette tradition, à la vérité un peu suspecte, on fût obligé de hausser et de porter, en quelque sorte, cet animal sur les cavales, on en obtint des productions dont le nerf, la force et la célérité déterminèrent ensuite quelques Anglais, négocians ou autres, à en acheter ou à en faire acheter dans le pays même. Il suivrait de là que l'épreuve des faibles restes d'un cheval que nous possédions aurait été le principe et le premier fondement de la richesse actuelle de l'Angleterre à cet égard, richesse que nous nous efforçons d'accroître sans cesse à nos dépens.

Ce qui rendrait ce fait très douteux, c'est que les Anglais croisés pouvaient aussi aisément que les Français se procurer des chevaux arabes, et peut-être qu'en effet l'époque de l'introduction de ces chevaux chez eux est la même que celle de ces guerres contre les infidèles ; il faudrait convenir, en ce cas, qu'ils en ont su beaucoup mieux profiter que nous.

## IX.

*Quels étaient les chevaux anglais avant cette introduction? Dans quelle situation étaient, à cet égard, la population et le commerce? Y avait-il des*

---

successivement nombre d'autres, dans l'espérance que les réponses qu'on voudra bien y faire pourront servir à accroître nos connaissances sur la partie économique et sur la partie physique des haras. »

*Bourgelat*, étant mort peu de temps après ( le 3 janvier 1779), n'a pu continuer ce travail important. (*É.*)

*haras en forme, et une régie quelconque soumise à des réglemens et à des lois?*

### REMARQUES.

Si l'on s'en rapporte à l'opinion publique, on doit croire que la race était vile, que la population et le commerce présentaient peu d'intérêt, que les chevaux du pays ne consistaient que dans des chevaux de trait et dans quelques forts chevaux propres cependant à la selle et à la guerre. Du reste, on paraît ignorer assez généralement s'il y avait des réglemens et s'il y en a jamais eu ; en tout cas, on pense qu'ils auraient été insuffisans, comme ils le sont et le seront toujours presque partout.

## X.

*Y a-t-il eu des jumens arabes introduites en Angleterre ? Quand y ont-elles été introduites ? Est-ce avant, ou après, ou en même temps que les chevaux ?*

### REMARQUES.

On sait qu'il est assez difficile de porter les Arabes, quelque appât qu'on leur offre, à vendre à l'étranger des chevaux de race véritablement noble et jamais souillée, et qu'il est comme impossible d'obtenir d'eux des jumens de cette extraction, car ils en font encore plus de cas que des mâles. Un seigneur anglais très instruit (lord *Pembroke*) est persuadé que c'est en faisant couvrir des jumens choisies du pays par des étalons arabes, qu'on a formé la race des chevaux de course, qui se perfectionne

tous les jours. Il ajoute que les étalons ayant plus
influé, attendu leurs qualités, dans l'œuvre de la
génération, que les femelles, les productions, tant
femelles que mâles, ont participé principalement
des pères, et que les défauts des mères se sont en
quelque façon effacés dans leur progéniture. Il observe encore que l'attention exacte que l'on a à
suivre la race des pouliches nées des arabes et
de ces jumens anglaises, et à les appareiller avec
des arabes, ou avec des premières productions
arabes, est ce qui particulièrement assure et perpé-
tue l'existence de tous les chevaux de prix, d'abord
employés aux courses et ensuite à produire. D'autres personnes soutiennent que les chevaux anglais
dits *de race* ne sont que ceux qui proviennent en
ligne directe des chevaux et des jumens arabes; mais
ces jumens sont-elles d'un sang véritablement pur?
Il serait d'autant plus intéressant de vérifier ce
point, que l'on croit assez communément à l'indispensable nécessité de croiser les races, surtout lorsqu'on les transplante, et que l'on est assez généralement persuadé de la promptitude et de la rapidité
des dégénérations dans les productions nées de mâles
et de femelles d'un même pays, accouplées dans un
climat nouveau; serait-ce aussi par un privilége
singulier de la nature, que, dans la race des chevaux que l'Arabie a vus naître, elles seraient moins
sensibles et plus tardives?

## XI.

*Quelle est l'époque, quelle est la véritable origine des courses de chevaux dans ce royaume ?*

### REMARQUES.

*François Bacon*, mort en 1626, parle, dans un de ses ouvrages, de quelques réglemens qui sont relatifs aux courses. Leur origine est, dit-on, encore bien plus ancienne.

Il en est qui la font remonter au temps des croisades, et qui croient que beaucoup de chevaux arabes et persans ayant alors passé en Angleterre, comme ailleurs, la comparaison de ces chevaux et des chevaux du pays dut faire désirer d'y naturaliser cette race. Cette assertion se rapporterait à l'un des sentimens que nous avons exposés dans les remarques sur la VIII<sup>e</sup>. question, mais ne conclurait rien de positif en ce qui regarde celle-ci.

D'autres regardent comme impossible la fixation précise de l'époque de cette institution, et répondent qu'il y a eu en Angleterre des courses de temps immémorial, ce qui contrarierait l'idée qu'on s'est formée de la qualité des races anglaises avant l'arrivée et le mélange des arabes. (Voyez les remarques sur la IX<sup>e</sup>. question.)

La fondation de quelques prix réguliers pour cet objet semble moins obscure; on pense que l'établissement en est dû à *Jacques I* (1), dans quelques pro-

---

(1) Né en 1566, il monta sur le trône en 1603, et mourut en 1625.

vinces, et à *Charles II,* dans un grand nombre d'autres, où l'on voit ces prix augmentés annuellement, conséquemment à des souscriptions particulières. On ajoute que ce dernier prince fit lui-même une course, et établit, à cet égard, les lois auxquelles on se conforme encore à présent (1).

## XII.

*Quelles sont les gradations suivant lesquelles les courses se sont aussi considérablement multipliées qu'elles le sont aujourd'hui?*

### REMARQUES.

Une réponse précise à cette question ne semble pas aisée, et elle supposerait peut-être, dans celui qui la ferait, une connaissance plus parfaite que toutes celles que les Anglais eux-mêmes ont sur cet objet. On présume simplement que les récompenses accordées par le Gouvernement ont d'abord mu les esprits et fait sur eux une impression forte et vive, et il est vraisemblable que l'augmentation de ces récompenses, qui insensiblement ont été suivies de plusieurs gageures, de nombre de souscriptions, et d'une infinité d'autres avantages qui intéressent en même temps le bien général et le bien personnel et particulier, a porté ces exercices au point de vigueur où on les voit.

En 1772, il y eut dix-neuf courses royales, de

______

(1) Il naquit le 29 mai 1630, monta sur le trône en 1660 et mourut en 1685.

100 guinées chacune, distribuées en Angleterre, et neuf en Irlande. Dans cette même année, on compta que le nombre des chevaux vainqueurs était de trois cents, et parmi ces chevaux l'*Amphion*, appartenant au lord Bolingbroke, gagna huit prix, dont le montant fut de 2,440 guinées; le *Pamphlim*, appartenant à M. Foley, en gagna six, dont le montant fut de 3,400 guinées; le *Treutham*, appartenant à M. Solley, en gagna neuf, dont le montant fut de 3,960 guinées; le *Pantalon*, appartenant à M. Vernon, en gagna treize, et M. Vernon 5,840 guinées, etc. Le total des prix gagnés, cette même année, forme une somme énorme.

En 1775, un seul particulier paria, à New-Market, avec différentes personnes, 23,000 guinées; le propriétaire du cheval qui gagna, après avoir défié tout le royaume, en refusa 12,000 guinées.

## XIII.

*Quels ont été le but et les effets de ces courses ?*

REMARQUES.

On sait que des courses de cette sorte, ainsi que celles des chars, n'étaient pas la partie la moins célèbre des jeux solennels des Grecs; que par elles les Thessaliens, voisins de la Grèce et de la Macédoine, se formèrent insensiblement à l'exercice du cheval, et que les Lapithes, autre peuple de la Thessalie, se distinguèrent par leur habileté à manier ces animaux, et s'éclairèrent au point de reconnaître les premiers l'avantage de les emboucher;

qu'enfin les haras d'Épire, de Mycène et d'Argos
ne dûrent pas moins à ces sortes de combats qu'aux
victoires de *Bellérophon* la perfection singulière à
laquelle ils parvinrent. Il faut remarquer aussi que
l'on ne confiait pas à de simples palefreniers ou
valets l'honneur de la dispute; que la gloire en était
réservée non seulement à des écuyers, mais encore
aux personnes les plus recommandables, et même
à des princes et à des rois; qu'il ne s'agissait pas
seulement de piquer, de pousser, d'échapper et d'a-
longer des chevaux au point d'en travestir toutes les
formes, mais qu'il fallait savoir s'en rendre maître,
d'autant plus qu'avant d'arriver au but, les cavaliers étaient obligés de tourner autour d'une borne,
placée dans la carrière ou dans l'hippodrome. Telles
étaient encore l'importance et la pompe de ces spectacles, qu'à l'avénement de chaque roi ils attiraient
de toutes parts une foule immense de peuple; ils
souffrirent, on en ignore la raison, une interruption
fort longue; cependant on les renouvelait toujours
dans la circonstance des funérailles des princes et
des héros; et l'époque de leur rétablissement, qui fut
celle de la supputation des années par Olympiades,
fut marquée par des lois relatives à ces jeux, par
l'institution de plusieurs maîtres d'exercices, par la
création des hellanodices ou juges qui y prési-
daient, y maintenaient l'ordre, y décernaient les
prix, etc. (1).

----

(1) Voyez les *Eliaques de Pausanias,* liv. I, chap. IX;
et les *Mémoires de l'Académie des Inscriptions et Belles-
Lettres,* tomes VIII et IX, in-4°.

Il n'était pas moins naturel à un peuple aussi bel-
liqueux que le peuple romain de ne rien négliger
de ce qui pouvait donner de l'activité à la jeunesse,
fortifier le corps, l'assouplir et l'accoutumer à la
plus grande fatigue. Les combats athlétiques, les
courses à pied, les courses de chars, les courses
de chevaux étaient les spectacles ordinaires du cir-
que et des jeux funèbres. Les coursiers, élevés pour
celles-ci avec autant de soin et de dépenses que
chez les Grecs, étaient excellens et superbes; d'habiles écuyers les dressaient et formaient des jeunes
gens dans l'art de les monter et de les conduire.
Ces fêtes, très simples dans leur principe, devinrent ensuite un des plus beaux monumens de la
grandeur de la nation, soit par l'étendue, la magnificence et la décoration des lieux où on les donnait, soit par la qualité des personnes qui y avaient
des places marquées, soit par l'affluence énorme de
ceux qui y accouraient, par le nombre d'hommes
dont ces exercices firent des guerriers formidables, et que toute autre éducation aurait peut-
être efféminés. L'appareil seul de ces jeux excitait
l'émulation et inspirait le respect. On consignait
dans des registres publics les noms des combattans
et celui de leurs chevaux; leurs places, avant qu'ils
entrassent dans l'arène, étaient tirées au sort; le
juge décernait le prix aux vainqueurs. Chez les
Grecs, il consistait en une simple couronne d'olivier; un héraut les proclamait tels, et il ajoutait à
leurs noms celui de leurs pères et de la ville où ils
étaient nés. Chez les Romains, ils recevaient aussi

des couronnes; mais il paraît que l'honneur seul d'avoir vaincu ne fut pas toujours, comme dans la Grèce, conservé dans toute sa pureté, puisque l'or, l'argent, des habits et des chevaux devinrent quelquefois la récompense de la victoire. Le même juge attachait en même temps une palme, au son bruyant des trompettes, sur la tête des coursiers; leurs signalemens par noms, pays et poils étaient gravés sur des tables de marbre; on leur érigeait, d'une part, des monumens, tandis que, de l'autre, leurs exploits étaient chantés par les poëtes (1).

Il s'en faut de beaucoup que les courses de chevaux aujourd'hui en usage à Rome, dans la Toscane et à Naples présentent la plus légère idée de celles dont nous venons de parler. Selon le rapport que nous tenons d'un prince romain même, elles sont aussi dégénérées que cette nation, en raison de ce qu'elle fut autrefois. Elles s'exécutent ordinairement dans les villes mêmes. A Rome, elles ont lieu dans une rue très belle et très droite, et qui serait assez large, si elle ne se trouvait rétrécie par deux rangs de carrosses qui bordent les maisons, et par un peuple immense qui ne se range en haie, près des voitures, qu'au moment où la course commence. Trois chevaux pourraient à peine courir de front dans la carrière; rarement ont-ils quelques distinctions; ils n'appartiennent ni à des seigneurs, ni à

_______________

(1) Voyez le *Recueil historique d'Antiquités grecques et romaines*, par *Furgault. Paris*, 1768, in-8°, article *Course des chars*, page 147.

des hommes riches, mais à de simples particuliers, qui, se contentant du prix fixé pour le cheval vainqueur, sont à peine dédommagés de leur dépense par la récompense qu'ils reçoivent de la main des Juifs, obligés de la leur payer. D'ailleurs, nulle sorte d'intérêt, nulle dextérité, nulle adresse ; les chevaux courent seuls, sans être ni conduits, ni montés. On met à plusieurs d'entr'eux, le long de l'épine, de côté et d'autre, des plaques de cuir rondes, attachées quelquefois, ou collées avec de la poix ; sur ces plaques rondes sont fixées des boules de bois, garnies et parsemées de pointes de clous plus ou moins aiguës, ces boules étant soutenues par une ficelle plus longue ou plus courte, selon la circonstance ; elles sont, de plus, liées avec du fil, et posées sur les plaques de façon que l'animal n'en est piqué que lorsque, conséquemment à la force et à la véhémence de ses mouvemens, les fils se rompent, et alors chaque boule suspendue à la ficelle, en ballottant, aiguillonne l'animal. On se sert, pour d'autres, de feuilles de faux clinquant, de vessies soufflées et ballonnées, et de tout ce qui peut les effrayer : ainsi l'on voit que ces courses n'ont aucun but, et que tout leur effet se borne à un amusement puéril, que l'on pourrait comparer à celui de nos polissons quand ils attachent à la queue de quelques chiens des bouteilles garnies d'osier.

Prétendre, à l'imitation de quelques personnes, que le goût des Anglais pour les courses et pour les chevaux ne tient qu'au besoin de ce peuple, qui, naturellement triste, sombre et mélancolique, cher-

...che à se donner un mouvement et des secousses salutaires, c'est, selon nous, méconnaître l'esprit de
cette nation. Ne lui rendrait-on pas plus de justice
en la considérant comme un ensemble d'hommes
politiques, penseurs et profonds, spécialement occupés à mettre à profit toutes les occasions d'étendre
les différentes branches de commerce qui en font la
richesse et la force, et sans cesse attentifs à s'en procurer de nouvelles? En général, on ne doit pas juger
des motifs par les effets; mais lorsqu'un gouvernement est habile à étudier, à saisir et à manier, pour
ainsi dire, les circonstances, et que les plus indiffé-
rentes en apparence deviennent pour lui une source
féconde d'avantages, il semble qu'il n'est pas absolument déraisonnable de présumer que ce même
gouvernement les a prévues de loin, et que son objet, dans les encouragemens qu'il accorde, est de
les perpétuer et de les accroître.

Les prix donnés par le roi sont de 100 guinées;
ceux qui sont accordés par les villes, ou conséquemment à des souscriptions particulières (1), sont de 50
et ne peuvent être moindres par acte du parlement.
Nous ne parlons point ici des paris, qui sont libres et
à l'entière volonté de ceux qui les font, quoique
souvent une partie des sommes gagnées tourne à
l'avantage des possesseurs des chevaux : or, nous

---

(1) En 1776, les souscripteurs étaient au nombre de neuf
cent soixante-quatorze, à la tête desquels étaient douze lords-
ducs et cinquante-quatre autres lords. Le surplus était formé
d'un nombre de particuliers intéressés à la gloire et aux succès
de la nation.

avons vu, dans les remarques sur la XII<sup>e</sup>. question, qu'un même cheval peut gagner dans une année, étant conduit dans différens lieux, treize prix consécutifs, montant à la somme de 5,840 guinées : quel appât, quel bénéfice pour le maître, lors même que l'on supposerait que le cheval lui en aurait coûté 1,000 !

Les autres sommes que peut rendre un cheval vainqueur, et dont on publie l'origine et les victoires, en l'annonçant comme étalon dans les papiers publics, sont un nouvel attrait. Quoiqu'il paraisse que le prix des sauts soit arbitraire, il ne l'est point ; il est toujours en raison des qualités connues de l'animal et de sa progéniture. Les sauts de l'*Eclips*, fameux cheval qui avait gagné partout où il avait couru, furent d'abord portés à 25 guinées pour chaque jument. Ils restèrent à ce prix jusqu'à ce que ses productions furent en état de paraître ; plusieurs de ces poulains coururent et gagnèrent, le prix de ses sauts monta à 52 guinées ; il en a été de même de *Snap*, de *Chrysolite*, de *Mask*. Les sauts de *Mask* et de *Chillaby* furent mis, en 1776, à 100 guinées ; ils servirent chacun trente-deux jumens, et valurent à chacun de leurs maîtres 3,200 guinées. Nous voyons encore, par la liste de la monte projetée pour l'année 1777, que l'*Eclips* est à 22 guinées de moins, sans doute par la raison que ce cheval ne peut pas toujours être le même, et que ses productions n'ont pas soutenu leur première réputation. On conçoit, au surplus, que, quel que soit le produit des courses, il serait imprudent aux possesseurs des chevaux victorieux de les exposer et de les soumettre trop long-temps au hasard de nouvelles épreuves ; ils les réservent donc pour en tirer des productions, et dès lors il existe toujours pour eux un bénéfice réel, moindre à la vérité que le premier, mais toujours fort considérable, et d'ailleurs certain.

Voici en peu de mots ce que nous présumerions de l'effet des courses en Angleterre.

1°. Par elles, la race des chevaux a été totalement changée, et la race vile et méprisable qui avait précédé celle-ci s'est entièrement évanouie.

2°. Des chevaux précieux que des soins et un esprit d'ordre et de suite, naturels à cette nation, ont perfectionnés et perfectionnent encore chaque jour, au moyen d'une attention exacte à renouveler et à rafraîchir les races, à en consigner publiquement et authentiquement la généalogie et la filiation dans des registres, et à s'opposer constamment à toutes les souillures qui pourraient résulter des mésalliances et des mélanges, sont et ont été pour elle la base et le fondement d'un nouvel objet de commerce, qui, jusqu'alors, lui avait été absolument inconnu, et que le double attrait du bénéfice des courses et du bénéfice des sauts, joint à une entière liberté et aux lumières que donne l'expérience, soutiendra toujours.

3°. Non seulement elle est parvenue à créer et à former des productions d'un ordre supérieur, mais elle a multiplié l'espèce, au point que, quelque considérable que soit le nombre des chevaux exportés tous les ans dans diverses contrées, on peut assurer que les chevaux de cinq ans, âge où ils sont communément vendus à Londres, sont d'un prix moindre de moitié que les chevaux de trois et de quatre ans que l'on trouve chez les marchands de Paris. Ces sortes de chevaux, propres à la guerre, à la chasse, et même au trait et au carrosse, sont les résultats des races dégénérées, à raison de l'influence du climat et de leur éloignement de la première souche ; néanmoins les uns et les autres peuvent encore être considérés comme beaux, bons et très distingués dans leur genre. Nous ne connaissons, par exemple, que très légèrement en France les chevaux anglais de trait ; nous serions étonnés de leur taille, de la beauté de leurs proportions et de celles de leurs membres, de la noblesse de leur encolure, etc., et l'on peut dire encore, en parlant de chevaux plus communs, qu'il n'est aucun pays où les postes soient aussi bien servies, quoique les postillons ne soient armés que d'une faible houssine. Du reste, le saut des chevaux propres à donner ces différentes races est d'une guinée jusqu'à six.

4°. Les courses ont offert le plus sûr moyen de s'assurer de la vigueur et de la bonne organisation des chevaux, de distinguer ceux qui pourraient démentir leur origine, et de choisir, sans crainte de se tromper, parmi ceux qu'on peut regarder comme bons, les animaux qui méritent d'être préférés pour le service des cavales ; car il faut avouer que l'inspection seule ne sauvera jamais l'homme le plus profond et le plus exercé dans cette partie, du malheur de souvent errer en ce qui concerne le fond du caractère et du tempérament de l'animal, et les différentes qualités intérieures qui en constituent la force et le courage.

Cette manière de voir est bien différente de celle des pays où il semble que toute la science des haras consiste à unir la femelle et le mâle sans aucun autre soin et sans aucune autre réflexion; où l'on ne s'occupe en aucune manière du croisement des races; où l'on ne s'applique pas davantage à les suivre; et où enfin, dès l'âge de quatre, de trois, et même quelquefois de deux ans, on croit pouvoir employer des animaux qu'on ne connaît point, et qui ne sont point formés à la saillie des jumens, sauf à les consacrer ensuite à des services ordinaires, après les avoir fait épuiser dès leur enfance.

5°. Enfin, les exercices auxquels on soumet les chevaux de race pour les disposer et les préparer à la course, le temps que nécessairement on y emploie et en même temps l'intérêt des possesseurs garantissant, d'une part, qu'ils ne peuvent approcher des jumens avant l'âge compétent et requis, et, d'un autre côté, le prix considérable des sauts, ainsi que les avantages infinis qui résultent des productions pour les propriétaires des jumens devant rendre ceux-ci très difficiles sur le choix des étalons, quelle était la voie qui aurait pu conduire plus sûrement à la perfection et à la conservation des races (1) ?

_________

(1) Voyez *Notice sur les chevaux anglais et sur les courses en Angleterre*, par *Huzard* fils. *Paris*, 1817, in-8°. (*É.*)

## XIV.

*De quelle utilité pourrait être à la France, soit pour la perfection des haras, soit pour des usages ordinaires, l'importation des chevaux anglais?*

### REMARQUES.

Quiconque aurait parcouru d'un œil instruit et curieux les différens départemens du royaume, et examiné attentivement, dans la plus grande partie des cantons, la situation variée des lieux et du sol, la qualité et la quantité des prairies, des herbages et des pâturages qu'on y remarque, et tous les avantages physiques, en un mot, dont nous sommes à portée de jouir, serait tenté d'abord de prendre cette question pour une sorte de critique de l'aveugle fureur avec laquelle nous copions et nous imitons les Anglais, non en ce que le peuple peut avoir de bon, mais en ce qui regarde les vêtemens, la manière de mutiler les chevaux, de les emboucher, de les monter, de boiter en trottant, de les galoper, de les courir sur les épaules, etc., et cela au mépris de la science du manége, à laquelle il semble que nous préférions celle de leurs jockeis; tandis qu'ils venaient eux-mêmes en foule autrefois puiser des principes dans nos Écoles (1).

Ne parlons point ici de ces exercices, de ces défis

---

(1) Voyez, dans le *Dictionnaire de Médecine de l'Encyclopédie méthodique*, déjà cité, tome III, le mot *Anglomanie*. (*É.*)

et de ces ballets jadis en vigueur dans nos manéges.
Rappelons-nous la splendeur de ces fêtes, où le
Monarque, supérieur par un air majestueux et im-
posant et par son adresse, se livrait aux plaisirs de
son âge sans leur immoler le plus léger de ses de-
voirs, et se montrait lui-même dans un carrousel
à la tête d'un quadrille. Représentons-nous-le,
d'une part, remportant quatre fois le prix des jeux,
et les abandonnant aux autres chevaliers, qui se les
disputaient de nouveau; et, de l'autre, le vainqueur recevant des mains de la reine la récompense
de sa victoire. Croira-t-on que de tels spectacles,
dans lesquels Louis XIV déployait toute sa grandeur et toute sa magnificence, n'étaient pas capables
d'élever l'esprit de la nation (1); et que les foules,

---

(1) Nous invitons nos lecteurs à se rappeler les fêtes données en 1662, à Paris, dans l'emplacement qui en a conservé
le nom de *Place du Carrousel*, et à Versailles en 1665;
fêtes dont *C. Perrault* a donné une si belle description dans
l'ouvrage intitulé : *Courses de testes et de bague faittes par
le roi et par les princes et seigneurs de sa cour, en l'année
1662. Paris, Imprimerie royale*, 1670, grand in-folio, avec
figures; et que *Fléchier*, évêque de Nîmes, n'a pas dédaigné
de traduire et de chanter en beaux vers latins, sous le titre
suivant : *Festiva at capita annulumque decursio, à rege
Ludovico XIV. Principibus, summisque aulæ proceribus edita
anno 1662. Scripsit gallicè C. Perrault : latinè reddidit, et
versibus heroïcis expressit S. Fléchier. Parisiis, è Typogra-
phiâ regiâ*, 1670, également grand in-folio, avec figures.
Nous pensons, au surplus, que les réflexions qui terminent
cet article pourraient encore être appliquées avantageusement
à l'organisation de nos fêtes publiques. (*É.*`

Les courses de têtes et les courses de bague, images toujours nobles et instructives de la guerre, n'étaient pas plus propres à faire juger de la vigueur, de la force, de la souplesse des chevaux et du mérite des cavaliers, que des courses à toutes brides, destituées de tout ensemble, et exécutées sous de simples piqueurs, dont l'infidélité peut encore être nuisible à ceux-mêmes qui les gagent et qui les emploient?

Quoi qu'il en soit, comment la perfection de nos haras dépendrait-elle des chevaux que nous tiendrions d'eux?

Est-il vraisemblable qu'ils nous en livreront d'une race et d'un sang véritablement purs, lorsqu'ils sont certains que des arabes, qui leur coûtent 24 à 25,000 livres de France et plus, leur rendront quelquefois 24 ou 25,000 guinées, comme coursiers, et 10 ou 12,000 comme étalons, surtout si leurs productions remportent quelques victoires?

Se flattera-t-on encore que ces productions victorieuses nous seront vendues et cédées, et qu'il est des Anglais assez dupes pour préférer, 12, 24 et même 48,000 livres de notre monnaie, à 5 ou 6,000 guinées que ces mêmes productions leur procureront quand elles seront destinées au service des jumens? C'est assurément ce qu'il n'est pas possible d'attendre d'une nation née pour tous les genres de spéculations possibles, et qui n'envisage rien qui ne devienne en quelque façon, pour elle, un objet de lucre et de commerce. D'ailleurs, plus elle est capable de réfléchir, plus son intérêt à se ménager des acheteurs et des consommateurs doit la retenir et lui interdire de la manière la plus absolue l'exportation de ses chevaux de race : autrement elle aurait à craindre de se priver elle-même de ses avantages sur des voisins, à la vérité bien moins solidement actifs qu'elle, mais qui, malgré leur légèreté naturelle, pourraient, enfin, ouvrir les yeux, et profiter d'une facilité qui les mettrait à portée de ne plus recourir à elle pour subvenir à leurs besoins.

Nous pensons néanmoins que cette crainte serait mal fondée. On peut croire que la nature, dans un cheval arabe transplanté, doit souffrir d'abord de la nouveauté et de la différence du sol, du climat et de la nourriture, une atteinte qui, tout insensible qu'elle puisse être, influera nécessairement sur sa race, en raison du changement opéré. Dès les premières productions, en effet, on apercevra une légère altération dans la forme de quelques parties, et cette altération s'accroîtra dans la succession des individus, au point qu'on n'entreverra, à la quatrième, à la troisième, et quelquefois dès la seconde génération, aucune teinte, aucun vestige de l'empreinte originaire : de là la nécessité de recourir, ainsi que les Anglais le pratiquent, à de nouveaux chevaux arabes, à l'effet de parer aux dégénérations toujours inévitables, et d'effectuer le renouvellement des races. Supposons à présent que le même arabe qui a donné des chevaux en Angleterre soit conduit en France, et destiné à y servir des cavales, il n'est pas douteux que cette nou-

velle transplantation lui sera encore plus sensiblement nuisible que la première, et que ses premiers
résultats pourront se ressentir fortement de la double
épreuve par laquelle on l'aura fait passer. Supposons
encore que les premières productions anglaises qu'il
a données nous soient transmises, qu'en arrivera-t-il?
Certainement elles seront soumises aux mêmes effets
à leur arrivée en France que le père lors de son arrivée en Angleterre; et si l'on ajoute aux altérations
visibles et marquées, aperçues en elles dès leur
naissance, celles qu'elles éprouveront incontestablement de leur transport sous un ciel nouveau, comment se persuadera-t-on que la dégénération des
animaux qu'elles produiront ne sera pas d'une
promptitude extrême? Ainsi, quand après en avoir
tiré quelques fruits, les Anglais nous céderaient un
cheval arabe déjà frappé d'un changement chez eux,
quand même ils nous en remettraient les premières
productions, ce qu'ils n'ont fait, ne font et ne feront
jamais, leur en offrissions-nous des sommes énormes, à moins que ces productions ne soient évidemment indignes de leur origine, nous n'en recevrions
qu'un très faible secours (1). C'est donc une folie,

---

(1) J'ajouterai que non seulement nous avons peu de
secours à espérer des chevaux anglais pour l'amélioration
des nôtres, mais qu'eux-mêmes aujourd'hui paraissent ré-
trograder et être dans un état de dégénération avoué par
ceux qui jugent leur pays avec impartialité. Il est certain
que les chevaux de courses ne valent pas ce qu'ils valaient
il y a vingt ans, et que ces courses elles-mêmes, loin de con-
courir actuellement à l'amélioration, ne peuvent que s'y op-

ou, peut-être, un aveuglement volontaire, dicté
par l'intérêt, qui peut porter à se vanter d'en avoir
une race pure. Nul ne peut s'en flatter; mais il faudrait aller nous-mêmes à la source dans laquelle ils
ont puisé et puisent directement chaque jour; l'a-
rabe transporté chez nous participerait inévitablement aussi d'une impression quelconque, mais
cette impression serait celle de notre climat; et si
les productions qu'un cheval de cette sorte donne
dans les différentes provinces de l'Angleterre sont
si précieuses, que ne devrions-nous pas en espérer
dans un pays encore plus favorisé du côté de l'éducation des chevaux, qu'un pays où la nature s'est
vue, pour ainsi dire, forcée de plier sous le joug
d'une activité toujours réfléchie? Alors nous pourrions atteindre au véritable but, et nous cesserions
de répandre inutilement chez l'étranger de l'or à
pleines mains, surtout dès que le Gouvernement
daignerait donner une attention continuelle à cet
objet; dès que, bien loin d'abandonner à l'igno-

---

poser : en effet, que peut-on attendre, pour la reproduction, d'étalons et de jumens épuisés par les courses à l'âge
de deux, trois et quatre ans?

J'ai vu, aux courses de Lewes, dans le comté de Sussex,
les 5 et 6 août 1802, *Figet*, cheval au prince de Galles,
*Tromboné*, à M. Panton, *Teddy*, à M. Durand, courir à
quatre ans; *French-Horn*, à M. Panton, *Morgan-Rattler*,
à M. Durand, *Amazon*, au lord Egremont, *Informer*, à
M. Whaley, courir à trois ans; *Rosetta*, jument à M. Lad-
broke, courir à deux ans, etc.; et on m'a assuré que la même
chose avait lieu à toutes les courses en Angleterre. (*É.*)

rance des uns et à l'avidité des autres des tiges d'un prix inestimable, il ne les perdrait jamais de vue ; qu'on en suivrait exactement les races, même dans les dégénérations ; qu'en elles on étudierait la nature et jusqu'à la moindre des nuances qui peuvent en déceler la marche ; dès que les appareillemens, devenus plus coûteux, seraient faits d'après de véritables lumières, et qu'on serait plus circonspect sur le choix ; dès qu'on ne verrait plus de ces mélanges informes et bizarres, source inépuisable d'une fécondité monstrueuse, d'où naît et ne peut naître qu'une excessive disette ; dès que de bonnes instructions seraient substituées à des réglemens ; dès que les encouragemens, la protection et une liberté toujours éclairée, principes fondamentaux d'une administration sage, qui combine et réunit à la fois l'utilité particulière et l'utilité générale, prendraient la place de la contrainte, toujours destructive de toute industrie et de tout bien.

En ce qui concerne l'utilité des chevaux anglais pour nos usages ordinaires, cette partie de la dernière question suppose ou des besoins de notre part, ou un goût dominant et particulier, non pour des choses de nécessité première, mais pour des choses qui ne sont pas à notre portée.

Nous ne nous arrêterons point à la recherche peu pénible des raisons de ce dernier point ; mais relativement à nos besoins, j'observe que ce n'est, peut-être, que depuis quinze ou seize ans que la fureur effrénée de tirer des chevaux de l'Angleterre nous a saisis au point de nous faire dédaigner les nôtres :

or, avant cette époque, bien moins ancienne que celle de l'introduction d'un luxe énorme, qui a gagné tous les états et toutes les professions quelconques, étions-nous réellement à cet égard dans une urgente nécessité ? Depuis douze ou treize années que l'administration s'est sérieusement occupée de la réformation des haras et de la multiplication, ainsi que de la perfection de l'espèce, comment serait-il possible que nos besoins fussent accrus (1)? Parlons donc le langage de la vérité ; quelques princes, quelques seigneurs, sans prévoir le tort qu'ils pourraient faire à cette branche de commerce parmi nous, ont consacré des chevaux anglais à leur service, soit pour la chasse, soit pour des attelages ; bientôt des hommes de toutes les conditions ont pensé qu'il y aurait un mérite à s'en procurer et s'en sont pourvus; car la capitale fut toujours l'imitatrice servile de la cour, la province celle de la capitale, et l'homme élevé par la naissance ou par les dignités, le modèle de l'inférieur que la raison n'éclaire point. Cependant, le défaut de consommation, en ce qui regarde nos chevaux français, jette inévitablement le possesseur qui fait des élèves dans un découragement total ; et c'est ainsi que nous hâtons nous-mêmes la décadence et la ruine entière des établissemens formés (2).

----

(1) J'ai déjà dit que cet Ouvrage avait commencé à être répandu manuscrit parmi les élèves vétérinaires, vers 1770, et imprimé en 1778 ; il est bon de ne pas perdre cette date de vue, pour celle dont parle ici l'auteur. (*É.*)

(2) Ce que *Bourgelat* imprimait en 1778 est absolument

Nous terminerons ces remarques par une réflexion très simple. On ne peut que louer l'activité de la nation, eu égard à une infinité de parties très intéressantes. On la voit sans cesse occupée à multiplier ses manufactures : par elles, elle fournit à la consommation du pays ; elle établit une portion d'industrie proportionnée aux charges imposées par le Souverain ; elle se ménage les moyens de communiquer avec l'étranger, soit par des échanges qui, attirant à elle les productions qui lui manquent, lui assurent le double avantage de se débarrasser de ses productions superflues, et le prix du travail des ouvriers employés à en changer la nature, soit par des ventes qui ne tendent qu'à augmenter la masse d'un argent que l'échange de ses marchandises lui a conservé. Mais si, d'un autre côté, elle néglige de mettre à profit ce qu'elle possède et ce qu'elle peut trouver dans son sein ; si elle dédaigne une branche qui importe essentiellement à la culture de ses terres, à ses forces, à son commerce, pour porter sans cesse au dehors des richesses réelles en pure perte, sans espérance d'aucun retour, et de manière à se condamner perpétuellement elle-même à des sacrifices nouveaux, ne doit-on pas crier à l'inconséquence ? Je dis, sans espérance de retour : et, en effet, quand nous

---

de même aujourd'hui ; nous allons chercher des chevaux toujours métis en Angleterre, comme s'il n'y en avait pas de purs ailleurs ; et je ne cesserai de répéter, quoique sans doute bien inutilement : *Faisons comme les Anglais, et n'allons pas chercher des chevaux chez eux.* (É.)

tirons des soies des Toscans et des Piémontais, cette matière prise en nature chez l'étranger triple et quadruple de valeur lorsqu'elle sort de nos mains pour repasser dans les siennes ; mais que nous reste-t-il des chevaux que nos voisins nous fournissent ?

FIN DE LA TROISIÈME ET DERNIÈRE PARTIE.

# EXPLICATION

## DES PROPORTIONS GÉOMÉTRALES

### DU CHEVAL,

VU DANS SES TROIS PRINCIPAUX ASPECTS, SUIVANT LES PRINCIPES ÉTABLIS DANS LES ÉCOLES VÉTÉRINAIRES (1).

La planche ci-jointe présente, en trois figures tracées selon les lois du dessin géométral, les principaux contours d'un beau cheval, vu de face dans la première, vu latéralement dans la seconde, vu postérieurement dans la troisième. Ces figures sont traversées en divers sens, et circonscrites par une multitude de lignes droites ; parmi celles-ci il en est qui,

---

(1) J'ai déjà dit, dans la préface de cet ouvrage, que cette explication et la planche étaient dues aux talens et au zèle de feu *Vincent,* élève de l'École vétérinaire d'Alfort, de l'Académie des Sciences, Belles-Lettres et Arts de Rouen, professeur pour la fidèle représentation des animaux, tant en peinture qu'en sculpture. Cet artiste, qui a été enlevé, jeune encore, aux arts et à ses amis, a publié quelques autres ouvrages qui ne sont pas aussi connus qu'ils méritent de l'être : on en trouvera l'analyse dans la quatrième partie des *Instructions et Observations sur les maladies des animaux domestiques.* Il a aussi enrichi le cabinet de l'École d'Alfort de tableaux et de dessins d'animaux, de parties d'animaux, de maladies externes, d'accidens, etc. (*É.*)

par leur longueur relative et par leur origine , expriment les mesures qu'il faut appliquer aux parties,
pour en comparer les dimensions au tout qu'elles
forment , et démontrent les lieux et le sens qu'on
doit observer en les appliquant à celles d'un cheval
qu'on prétend comparer au modèle. Il en est d'autres qu'il faut considérer comme autant de plans vus
de profil, lesquels couperaient ces mêmes parties ou
les toucheraient seulement en leurs points les plus
saillans. Or, toutes les lignes qui expriment des mesures sont cotées d'une lettre appliquée à peu près
dans leur milieu, la même lettre désignant partout
la même ligne de cette espèce, par conséquent la
même mesure ; toutes celles qui ne sont cotées d'aucune lettre qui leur soit propre représentent les plans
dont nous venons de parler : c'est par ces dernières
que nous commençons notre explication.

La ligne qui termine inférieurement la planche
représente un sol plane et parfaitement de niveau ,
sur lequel le cheval est figuré non seulement arrêté , mais fixé dans une position régulière par une
savante main, c'est à dire selon les lois de la nature secondée conformément à ses vues. Cette position est celle d'un cheval en état d'entamer franchement et sur-le-champ l'allure qu'on peut lui de-
mander. On l'a choisie par préférence à toute autre,
parce qu'elle a des caractères distincts et faciles à
saisir, et qu'on peut y tenir l'animal pendant tout
le temps nécessaire pour mesurer les parties, dont
les dimensions varient avec la position générale du
corps.

La première horizontale qui se présente en remontant de la ligne du sol, et qui, comme elle, traverse toute la planche, est un plan qu'on suppose parfaitement de niveau comme le premier, touchant au sommet du garrot et coupant les parties supérieures des figures.

La troisième horizontale qui règne au dessus de celle dont nous venons de parler, est encore un plan parallèle aux deux premiers, lequel toucherait au sommet du toupet.

Quant aux lignes verticales, celle qui divise la première figure de face en deux moitiés semblables est la représentation d'un plan qui couperait tout le corps de l'animal, suivant son grand axe, et descendrait du plan horizontal supérieur sur le sol: c'est ce même plan que représente la ligne qui coupe en deux parties égales et semblables la troisième figure.

La verticale, qui passe par l'œil et le naseau, dans la figure de profil, est une ligne de mesure; mais celle qui la suit et qui touche la pointe du bras doit être considérée comme un plan qui coupe les premiers à angles droits, ainsi que la partie antérieure de l'avant-main, en touchant en même temps aux deux pointes du bras; les trois verticales suivantes, ainsi que celles qui touchent à la pointe de la fesse, sont de même autant de plans verticaux coupant les premiers à angles droits, surtout celui du grand axe du corps.

La petite verticale, chargée des chiffres 1, 2, 3, etc., est la longueur géométrale de la tête; elle est cotée *A* : on doit entendre que toutes les lignes de mesures qui sont cotées de cette même lettre et qu'on trouvera dans l'une des trois figures, désignent que l'intervalle ou la ligne droite tendue du point du contour où touche une de leurs extrémités, au point du même contour où touche leur autre extrémité, a la même longueur que la tête mesurée de la même manière par une ligne droite menée de son point le plus éminent à son point le plus inférieur. Ainsi :

*A* ( Fig. I et III ) nous montre que le coffre, mesuré géométralement d'un côté à l'autre, au plus saillant, a une tête de largeur. La même lettre ( Fig. II ) désigne les lieux où il faut appliquer les deux extrémités de cette mesure, en même temps qu'elle fait voir, par la partie du plan vertical qu'elle intercepte, que ce même coffre est aussi haut que large dans le lieu où il est le plus large et le plus haut ; enfin, que ce lieu est marqué par le plan vertical qui coupe le dos, passant par son milieu, qui en est le point le plus rabaissé.

Cette même lettre nous désigne encore que la hauteur entre le sommet du coude et le sommet du garrot est d'une tête, et que la longueur de l'encolure se réduit à une tête, à la mesurer par une ligne droite en forme de corde d'arc, entre le sommet du garrot et le point postérieur de la nuque, quand la tête de l'animal est bien placée.

Enfin, cette même ligne, étant aboutie trois fois entre le plan horizontal supérieur et le sol, nous dit que quand la tête de l'animal est bien placée, le sommet du toupet est élevé de trois têtes au dessus du point du sol qui lui répond verticalement ; et comme cette dernière ligne avec le plan vertical de la pointe de la fesse, avec le point horizontal supérieur et l'inférieur, ou le sol, forme un carré parfait, on voit qu'un cheval bien proportionné et bien placé a autant de longueur que de hauteur ; car le haut de l'encolure ornée de sa crinière sortirait du carré par dessus, autant que le front et le chanfrein en sortent par le côté.

*B.* Cette ligne a la valeur de deux fois et demie la ligne *A*, c'est à dire de deux têtes et demie, comme il est facile de le voir par la seconde figure, puisque du sol elle s'élève jusqu'au plan horizontal qui coupe la tête par la moitié de sa longueur, et qu'entre la partie inférieure de cette même tête et le sol il s'en trouve deux longueurs entières : or, c'est là la hauteur du cheval mesuré à la potence, du sommet du garrot à terre, et nous voyons cette même ligne tendante de la pointe du bras à celle de la fesse ; en effet, ces deux dimensions sont égales dans un cheval bien proportionné.

*C* est attribué à une ligne abaissée ( Fig. II ) du sommet de la tête jusqu'auprès de la commissure des lèvres. Cette mesure serait trop longue si elle allait jusqu'à la commissure même, à moins que la bouche ne fût très fendue : or, on trouve dans la même figure une ligne *C*, tendante de la pointe du bras à l'insertion de l'encolure dans l'auge ; une autre tendante du sommet du garrot à l'insertion de l'encolure dans le poitrail ; une troisième, tendante de la pointe supérieure de l'angle antérieur de l'os iléon , qui soutient la hanche à la tubérosité de l'ischion , qui soutient la pointe de la fesse ; trois autres semblables, l'une tendante du sommet de la croupe, marqué par un des plans verticaux au haut du grasset ; l'autre, de ce point à la partie saillante et latérale du jarret ; enfin , la troisième , de cette partie saillante et latérale au sol : d'où il faut conclure que toutes ces dimensions doivent être égales entre elles. La même ligne ( Fig. III ) annonce que le travers de la croupe du plus saillant d'une hanche au plus saillant de l'autre hanche est égal aux précédentes dimensions.

On trouve encore ( Fig. II ) une ligne marquée $C$, tendante du sommet du garrot au grasset, et une autre semblable , tendante de la pointe du coude au sommet de la croupe ; la valeur de chacune de ces lignes est deux fois celle de la ligne $C$ : d'où il suit que ces dimensions font chacune le double de la première.

$D$, parallèle voisine de la verticale $A$, chargée de chiffres, vaut, comme on le voit par ces mêmes chiffres, deux tiers de $A$, ou de la tête : or, on voit ( Fig. II ) que c'est là la largeur du poitrail mesuré d'une pointe de bras à l'autre inclusivement, ce qui en fait la plus grande largeur.

On voit (Fig. II), sur le plan horizontal du garrot, que, de l'insertion de l'encolure dans l'auge au sommet du garrot, de ce sommet à l'aplomb du milieu du dos, de cet aplomb à celui du sommet de la croupe , et enfin de ce dernier à celui de la fesse, tous points marqués par ces plans verticaux, il y a la même distance, et qu'elle est des deux tiers de la longueur de la tête.

*E*, autre parallèle voisine de *A*, et qui en est la moitié, fait voir ( Fig. II ) que l'encolure, vue latéralement, a une demi-tête de largeur dans le lieu où elle en a le moins, c'est à dire de son insertion dans l'auge à la crinière, la ligne de mesure faisant deux angles égaux avec le contour supérieur ; que la pointe du bras est à une demi-tête en avant du plan vertical qui passe par le sommet du garrot, et qu'elle n'est pas le point le plus saillant du poitrail vu de profil ; mais il s'en manque de peu, et le garrot n'est pas non plus le terme réel de la hauteur apparente du corps du cheval, ce lieu n'étant jamais dépourvu de crins ; et si l'on a égard à ce que les crins ajoutent, l'égalité entre la hauteur et la longueur du corps du cheval se trouvera rétablie.

*F*, autre parallèle à *A*, qu'on trouve dans l'angle de la planche, et qui est visiblement un tiers de cette ligne ou de la tête, se montre dans la première figure, tendante du sommet du toupet au milieu d'une horizontale qui passe par les points les plus saillans des orbites ; ce qui indique la vraie place de ces points : on voit cette même ligne en travers au dessous des yeux, parce que la tête, vue de face, a pour largeur, immédiatement sous les paupières inférieures, un tiers de sa longueur.

Cette même ligne ( Fig. II ) dit que le haut de

l'avant-bras, vu latéralement, a pour largeur, du coude au contour antérieur, un tiers de tête, ou la largeur de la tête mesurée sous les paupières inférieures.

*G*, voisine de *F*, et valant les deux tiers de cette ligne, ne surpasse que de fort peu la longueur de l'intervalle qui sépare les jambes antérieures l'une de l'autre à leur origine, autrement dit au ars ( Fig. I ).

Cette ligne ( Fig. II ) est la mesure de l'intervalle qu'on trouve entre la pointe du coude et le niveau du sternum, de celui qu'on peut mesurer entre le milieu du dos et le plan horizontal du garrot.

Elle est égale, enfin, à la largeur de l'extrémité postérieure vue latéralement, et mesurée au lieu le plus étroit de la jambe près du jarret.

*H*, voisine de la précédente, valant visiblement les trois quarts de *G*, ou la moitié de *F*, désigne ( Fig. I ) que le haut de l'avant-bras vu de face, ainsi que le genou et la couronne, ont cette largeur ; mais il faut se ressouvenir qu'elle est trop faible pour l'avant-bras, trop faible encore, mais moins pour la couronne, et trop forte pour le genou, de fort peu de chose à la vérité.

Cette même ligne ( Fig. II ) avertit que la couronne des pieds antérieurs est également large, soit qu'on la mesure d'un côté à l'autre, soit qu'on la mesure de l'arrière à l'avant, et que le boulet postérieur, vu latéralement, présente la même dimension.

Enfin , cette même ligne ( Fig. III ) instruit que le jarret vu postérieurement , et la couronne mesurée d'un côté à l'autre , et non de l'avant à l'arrière , présentent aussi cette même dimension , un peu faible , à la vérité , pour le jarret.

$I$, qu'on découvre entre $K$ et $H$, dans l'angle de la planche , et qui vaut les trois quarts de $K$, ou un quart de $F$, montre ( Fig. I et III ) la largeur des canons vus antérieurement et postérieurement, prise dans le milieu de leur longueur où ils sont le moins épais ; mais les canons de l'arrière-main ont un peu plus d'épaisseur que cette mesure n'en donnerait.

$K$, valant un tiers de $F$, ou les deux tiers de $H$, est la mesure de l'épaisseur des avant-bras vus de face, et près du genou ( Fig. I ) : celle du paturon postérieur vu latéralement ( Fig. II ).

$L$, hauteur du pli du genou au coude, comme on le voit ( Fig. II ), se montre encore de ce pli à terre , parce que deux dimensions sont égales.

On voit encore la même ligne tendante du grasset au pli du jarret, et de ce pli à la couronne ; mais il faut observer qu'elle n'est juste qu'autant que l'animal a la pince à l'aplomb du centre de mouvement de sa cuisse, le membre étant moins fléchi qu'il ne l'est dans la figure.

$M$, sixième partie de $L$, comme on le voit entre le pli du genou et le sol ( Fig. II ), est la largeur latérale des canons antérieurs, prise au même lieu que leur épaisseur, et la largeur des boulets antérieurs vus de face ( Fig. I ).

$N$, tiers de cette même ligne , comme on le voit

entre le pli du genou et le sol ( Fig. II ), donne
très peu plus que la largeur du jarret vu latéralement et mesuré de la pointe au pli.

$O$, quart de cette même ligne, comme on le
voit ( Fig. II ) entre le genou et le coude, donne la
largeur latérale du genou mesuré du contour antérieur au plus saillant du postérieur, et sa hauteur,
mesuré de l'éminence mitoyenne de l'os du canon
à celle de l'os de l'avant-bras, éminences qu'on sent
au tact et qui doivent être comprises dans cette
dimension.

$P$, intervalle des yeux d'un grand angle à l'autre,
donne la largeur latérale des membres de l'arrière-
main vus latéralement ( Fig. II ) et mesurés au
haut de la jambe, de la coupure de la fesse au point
du contour antérieur, où finit inférieurement la tubérosité antérieure de l'os, lieu que la figure indique assez bien, et qu'on sent encore aisément
par le tact.

$\frac{1}{2} P$, moitié de l'intervalle qui sépare les yeux
l'un de l'autre, est la largeur latérale du canon postérieur ( Fig. II ); celle du boulet antérieur, mais
un peu faible ( Fig. II ); enfin, la différence de la
hauteur de la croupe relativement à celle du garrot:
cette différence serait moindre d'un tiers de la ligne $K$, si le cheval avait la pince dans la direction
verticale du centre du mouvement de la cuisse, et
ne fléchissait pas un peu chaque articulation de ce
membre, comme l'exige la position dans laquelle
on l'a figuré.

*Des aplombs.*

La largeur d'une des jambes antérieures vues de face ( Fig. I ) est divisée en deux moitiés par une verticale qui s'élève du sol jusqu'au dessus du genou ; celle d'une des jambes de derrière ( Fig. III ) divisée de même par une ligne semblable : il faut considérer ces lignes comme deux plans verticaux parallèles à celui du grand axe du corps, et éloignés de lui de toute la ligne *H*, coupant, l'un, les sabots, les couronnes, les paturons, les boulets, les canons, et le bas du genou et du jarret du hors-montoir, et l'autre les mêmes parties du montoir, selon leur longueur, en deux parties égales tant par devant que par derrière, et le haut des genoux, ainsi que le bas des jambes, en deux parties presque égales, laissant aux internes un peu plus de largeur qu'aux externes, par rapport aux genoux et aux jarrets, et moins aux internes qu'aux externes, par rapport aux avant-bras et aux jambes.

Le cheval n'est d'à plomb qu'autant que ses membres sont naturellement disposés de manière que de pareils plans pourraient les couper ainsi, et que, dans les allures de l'animal par le droit, ils complètent leur action sans forcer aucunement ces plans ni d'un côté ni de l'autre ; il faut encore que ses membres antérieurs, considérés latéralement, soient disposés tellement, qu'une verticale semblable à celle qu'on voit ( Fig. II ) sous les lettres *F*, *O*, *M*, $\frac{1}{2}$ *P*, *F* partage en deux parties égales la largeur du boulet du canon, et ne laisse de celle du genou que très peu plus en avant qu'en arrière, aboutissant au haut de l'avant-bras, un peu en avant du tiers postérieur de sa largeur *F*.

La pince alors n'est qu'à une très petite distance en arrière du plan vertical de la pointe du bras ; mais le coude est un peu plus distant de celui du garrot que la pince ne l'est du premier.

Le coude, sans fausser l'aplomb, serait moins éloigné du point vertical du garrot, si l'animal n'était pas ici pris dans une sorte d'ensemble ; la pince serait plus éloignée de celui des pointes du bras, et le garrot serait un peu moins élevé sur le sol, les angles de l'épaule avec le bras et du bras avec l'avant-bras étant moins ouverts.

Quant aux extrémités postérieures considérées latéralement, l'aplomb n'en serait pas faussé dans le cas où la pince serait moins rapprochée du plan vertical de la croupe, pourvu qu'elle n'en fût pas éloignée de plus d'une longueur du pied dans l'attitude la plus familière à l'animal lors du repos ; il serait faussé, si, dans le même moment de repos, l'animal plaçait son pied en avant du plan vertical de la croupe. Il est de la régularité de l'attitude dans laquelle on l'a représenté, que la pince touche à ce plan vertical, et que le point de la jambe où finit le grasset, et où on commence à sentir l'os en la touchant antérieurement, atteigne en même temps ce même plan vertical.

Enfin, on voit ( Fig. II ) trois lignes aboutissantes au même point, au dessus et en arrière du garrot, qui partent de différens points pris dans la direction verticale de la bouche ; elles représentent les rênes dans trois directions différentes, et servent à démontrer, savoir :

La plus basse, que si la tête du cheval est trop longue, les branches du mors opèrent sur les barres l'effet des branches hardies ; ce qui a toujours lieu lorsque l'angle résultant des rênes et des branches est fort aigu.

La plus élevée, que si la tête est trop courte, les branches du mors n'auront d'effet que celui des branches flasques, l'angle étant alors plus ou moins obtus.

Celle qui tient le milieu entre les deux dont nous venons de parler montre l'excès dans la direction des deux autres.

On trouvera de plus grands détails sur ces objets dans la seconde partie. Au surplus, il ne s'agit, soit dans la planche qu'on vient d'expliquer, soit dans l'ouvrage même, que des mesures à peu près égales des parties, c'est à dire de celles que l'œil habitué peut aisément comparer ; elles sont prises plus rigoureusement, et données plus en détail dans la *Description de l'Hippomètre, ou instrument propre à mesurer les chevaux*, dans l'ouvrage intitulé : *Mémoire artificielle des principes relatifs à la fidèle représentation des animaux, tant en peinture qu'en sculpture*, et dans les *Lettres (de Vincent)* à M. Bachelier.

F I N.

# TABLE DES MATIÈRES.

## DEUXIÉME PARTIE.

### DU CHOIX DES CHEVAUX, ET DES SOINS QU'ILS EXIGENT.

( 485 )



## DOUTES ET QUESTIONS RELATIVES AUX HARAS.

### *Climat, Sol, Pâturages, Eaux.*

( 486 )



FIN DE LA TABLE.

# EXTRAIT DU CATALOGUE GÉNÉRAL

## DE LA

## LIBRAIRIE DE MADAME HUZARD.

------

### OUVRAGES DE BOURGELAT.

ÉLÉMENS D'HIPPIATRIQUE, ou nouveaux principes sur la connaissance et la médecine des chevaux. Lyon, 1750, 3 vol. in-8°, fig. . . . . . . . . . . . . . . . . . . . . . . . . . . 18 fr.

ÉLÉMENS DE L'ART VÉTÉRINAIRE. — Matière médicale raisonnée, ou Précis des médicamens considérés dans leurs effets, avec des formules médicinales. Quatrième édition, augmentée et publiée avec des notes, par *J.-B. Huzard*. Paris, 1805, 2 vol. in-8°. . . . . . . . . . . . . . . . . . . . . 10 fr.

PRÉCIS ANATOMIQUE DU CORPS DU CHEVAL, comparé avec celui du bœuf et du mouton, à l'usage des élèves des Écoles vétérinaires. Quatrième édition, augmentée par *J.-B. Huzard*. Paris, 1807, 2 vol. in-8°. . . . . . . . . . . . . . 10 fr.

TRAITÉ DE LA CONFORMATION EXTÉRIEURE DU CHEVAL; de sa beauté, de ses défauts, et des considérations auxquelles il importe de s'arrêter dans les choix qu'on doit en faire pour les différens services; des soins qu'il exige pour le conserver en santé; du choix de sa nourriture; de sa multiplication, ou des haras; à l'usage des élèves des Écoles vétérinaires. Huitième édition, publiée avec des notes, par *J.-B. Huzard*. Paris, 1832, in-8°, fig. . . . . . . 7 fr. et 9 fr.

ESSAI SUR LES APPAREILS ET SUR LES BANDAGES propres aux quadrupèdes. Nouvelle édition. Paris, 1813, in-8°, cartonné, avec 21 planches. . . . . . . . . . . . . . . . . . . . . 7 fr.

ESSAI THÉORIQUE ET PRATIQUE SUR LA FERRURE. Troisième édition. Paris, 1813, in-8°. . . 3 f. 50 c. et 4 f. 25 c.

RÉGLEMENT POUR LES ÉCOLES VÉTÉRINAIRES DE FRANCE, contenant la police et la discipline générales, l'enseignement général et particulier et la police des études. Paris, 1777, in-8°. . . . . . . . . . . . . . . . . . . . . . . . . 2 fr. et 2 fr. 75 c.

NOTICE HISTORIQUE ET RAISONNÉE SUR BOURGELAT, fondateur des Écoles vétérinaires, par *L.-F. Grognier*. Lyon, 1805, in-8°. . . . . . . . . . . . . . . . . . . . . . . . . . 2 fr. 50 c.

------

De la garantie et des vices redhibitoires dans le commerce des animaux domestiques, par *J.-B. Huzard* fils. 2e. édition. Paris, 1829, in-12.  3 f. 5o c. et 4 f. 25 c.

Instructions et observations sur les maladies des animaux domestiques, avec les moyens de les guérir, de les conserver en santé, de les multiplier, de les élever avec avantage, etc., par *Chabert, Flandrin* et *Huzard*. Paris, 1809-1824, 6 vol. in-8o, fig.................. 27 fr.

— *Chaque volume se vend séparément.*  4 f. 5o c. et 6 f.

Cinq lettres a M. Bachelier : 1°. examen du cheval écorché antique ; 2°. des proportions du taureau ; 3°. du cheval ; 4°. expression de ses passions ; 5°. la position de l'homme à cheval ; par *Vincent.* Paris, imprimerie royale, in-8°., fig....... ..................... 6 fr.

— *Chaque lettre se vend séparément* .....  1 fr. 25 c.

— *La troisième, sur le cheval.* .......... 1 fr. 5o c.

Mémoire artificielle des principes relatifs à la fidèle représentation des animaux tant en peinture qu'en sculpture ; par *Goiffon* et *Vincent.* Alfort, 1779, 3 tomes en 1 volume in-folio, avec planches............... 24 fr.

Le nouveau parfait maréchal, ou la Connaissance générale et universelle du cheval, divisé en sept traités, etc.; par *de Garsault.* In-4°, fig. .... 15 fr. et 19 fr.

Nouveau régime pour les haras, ou Exposé des moyens propres à propager et à améliorer les races de chevaux; par *Lafont-Poulotti.* Paris, 1787, in-8°, fig. 5 f. et 6 f.

Nouveau cours complet d'agriculture, théorique et pratique, contenant la petite et la grande culture, l'économie rurale et domestique, la médecine vétérinaire, etc. Nouvelle édition. Paris, 1821 à 1823. 16 vol. in-8°, fig.  120 f.

Le parfait maréchal; par *Solleysel.* Paris, 2 tomes en 1 volume in-4°, fig...................... 12 fr.

Réglement du roy, et Instructions touchant l'administration des haras du royaume. Paris, imprimerie royale, 1717-1724, in-4°.

Structure du sabot du cheval, et expériences sur les effets de la ferrure; par M. *Bracy-Clark :* trad. de l'anglais et rev. par l'aut. 2e. éd. Paris, 1829, in-8°, fig. 4 f. et 4 f. 75 c.

Traité des batimens propres à loger les animaux qui sont nécessaires à l'économie rurale, etc. Leipsick, 1802, in-folio, papier vélin, avec 5o planches.......... 6o fr.